# 40周孕育
## 完美一胎

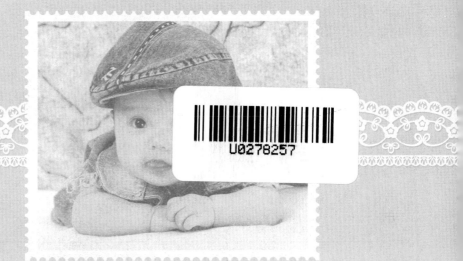

第三军医大学第一附属医院
### 妇产科教授

陈诚⊙编著

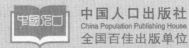
中国人口出版社
China Population Publishing House
全国百佳出版单位

图书在版编目（CIP）数据

40周孕育完美一胎 / 陈诚编著. –– 北京：中国人口出版社, 2016.1

ISBN 978-7-5101-3694-8

Ⅰ.①4… Ⅱ.①陈… Ⅲ.①妊娠期 – 妇幼保健 – 基本知识 Ⅳ.①R715.3

中国版本图书馆CIP数据核字(2015)第231119号

# 40周孕育完美一胎

陈诚 编著

| | |
|---|---|
| 出版发行： | 中国人口出版社 |
| 印　　刷： | 北京柏玉景印刷制品有限公司 |
| 开　　本： | 710毫米×1000毫米　1 / 16 |
| 印　　张： | 21 |
| 字　　数： | 280千字 |
| 版　　次： | 2016年1月第1版 |
| 印　　次： | 2016年1月第1次印刷 |
| 书　　号： | ISBN 978-7-5101-3694-8 |
| 定　　价： | 29.80元 |

| | |
|---|---|
| 社　　长： | 张晓林 |
| 网　　址： | www.rkcbs.net |
| 电子信箱： | rkcbs@126.com |
| 总编室电话： | (010)83519392 |
| 发行部电话： | (010)83514662 |
| 传　　真： | (010)83515922 |
| 地　　址： | 北京市西城区广安门南街80号中加大厦 |
| 邮　　编： | 100054 |

　　你是一名现代女性，你有不错的收入，你一直都能驾驭生活现在你想要有一个孩子，可你又害怕怀孕会改变你一贯的生活模式，你担心怀孕会使你失去这种生活的掌控力……

　　生儿育女是一项浩大工程，不能随意，更不能盲目，于是，"生还是不生？"、"现在生还是以后再生？"已经成为困扰现代女性的经典难题。有很多女性在怀孕期间依然尽力工作，也有很多女性怀孕后暂时告别工作的舞台。怀孕对一名职业女性来说，不仅是人生必经的一道门槛，甚至还会影响到自己对工作和生活的态度。因此，预约"怀孕"、"有计划"生育就显得尤为重要。

　　现代女性大多有自己的工作计划，并且按照计划一天天进步。其实，生育和工作一样，同样需要计划。在决定怀孕后，提前1年制订生育计划，可以使夫妻双方为宝宝的到来做好充分的心理准备、身体准备和物质准备。"有计划"生育可以让你有备而孕；让你成为一个有经验的孕妈妈；让你的整个孕产过程走得比别人更顺利。

编者

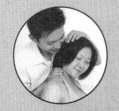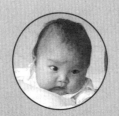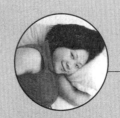

# 目录
CONTENTS

## ① "有计划"生育，做好孕前最佳准备方案

## 2 孕期40周，专家指导孕育最棒一胎

### ♥ 欣喜在1月：真的怀孕了吗（第1～4周）♥

## ♥ 不安在2月：胎儿开始心跳（第5～8周） ♥

## ♥ 激动在3月：初具人形的胎宝宝（第9～12周）♥

## ♥ 欣慰在4月：开始皱眉做鬼脸（第13～16周）♥

## ❤ 呵护在5月：胎儿在努力成长（第17～20周） ❤

## ❤ 轻松在6月：皱巴巴的小老头（第21～24周） ❤

## ❤准备在7月：睁眼看世界的胎儿（第25～28周）❤

## ♥ 收获在10月：迎接小天使的到来（第37～40周）♥

## ♥ 特别篇：孕妈妈的分娩计划 ♥

# 3 产后计划，工作育儿两者皆可兼得

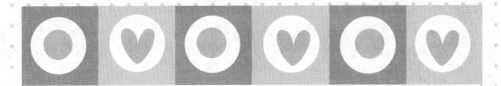

# 1

## "有计划"生育，
## 做好孕前最佳准备方案

　　孕育一个最棒的宝宝，要求孕妈妈、准爸爸的身心都处于最佳状态。因此，笔者为你制订了一个一年期的受孕计划。有人可能觉得一年的时间太漫长，准备怀孕哪有那么多的事情要做？其实不会很麻烦，每个人的情况不同，你可以针对自己的情况，按照笔者的计划一步步地走，慢慢地进入准备怀孕的阶段，受孕的过程就可以开始了。

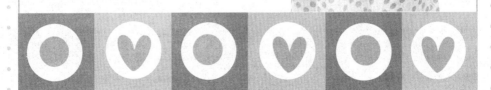

## 孕前准备计划

# 1 女性孕前准备计划一览表

| | | |
|---|---|---|
| **孕前12个月** | 确定怀孕计划，设计适合自己的最佳怀孕时间表 | 这一计划要根据你和你爱人的工作情况、经济情况等来决定，一旦决定，便要坚持实行下去 |
| | 孕妈妈与准爸爸一起去医院做一次全面的孕前体检 | 根据自己的需要、经济条件、居住地点及医院所提供的医疗服务水平为自己选定一家正规医院，还可以咨询前辈或亲自去医院参观了解情况 |
| **孕前11个月** | 调离工作岗位 | 适用于某些会对母婴身体产生危害的特殊工作岗位的孕妈妈 |
| | 注射乙肝疫苗 | 适用于孕前体检查出体内没有乙肝抗体的孕妈妈 |
| | 治疗疾病 | 适用于患有某些不利于孕产的疾病的孕妈妈 |
| **孕前9~10个月** | 戒除吸烟、喝酒、吸毒、喝咖啡等对孕产健康不利的坏习惯 | 要改掉一个习惯是不容易的，但为了确保宝宝和孕妈妈的健康，一定要坚持下去。只要有坚定的决心，在医生帮助下，一定可以让你戒掉这些不良习惯 |
| **孕前7~8个月** | 注射风疹疫苗 | 孕期感染风疹会导致胎儿畸变。因此，为了保险起见，最好在孕前8个月注射风疹疫苗，并在2个月后确认体内是否有抗体产生 |
| | 制订孕前运动计划 | 孕前运动可以打造出最佳的孕育状态，也为孕妈妈10月怀胎打好健康基础，还有助于分娩 |

(续表)

| | | |
|---|---|---|
| **孕前6个月** | 准爸爸孕妈妈用药需谨慎 | 一些药物中含有致畸成分，可能会引起胎儿畸形。计划怀孕的夫妻，应按医嘱慎重服药。如果患有慢性疾病，长期服用某种药物，停药前需要征得医生的同意 |
| | 停服避孕药 | 停药后1~3个月，机体即可恢复排卵。为了优生优育最好在停药6个月后再怀孕。停药后必须立即改用其他避孕方法 |
| | 孕妈妈去看牙医 | 牙病不仅影响孕妈妈的健康，严重的还会导致胎儿发育畸形，甚至流产或早产 |
| **孕前4~5个月** | 检测风疹和乙肝疫苗抗体 | 若没有形成抗体，则必须补种疫苗 |
| | 实施基础体温测定法 | 该方法可以比较明显地显示出孕妈妈的排卵日，从而可以更好地制订出最佳怀孕的日期 |
| **孕前3个月** | 补充叶酸 | 孕妈妈和准爸爸都要一起加入到这个计划中来 |
| | 远离宠物 | 把宠物送到别人家去，避免感染弓形体 |
| | 控制体重 | 体重超标不利于优生优育 |
| **孕前2个月** | 了解奇妙的怀孕过程 | 一个宝宝的诞生是一个非常复杂的过程 |
| **孕前1个月** | 把握怀孕最佳时机 | 在最好的状态和在最佳时刻迎接宝宝的到来 |

孕前准备计划

# 2

## 计划前提：
## 选择最佳的怀孕时机

职场女性承受的工作压力丝毫不亚于男性，工作的压力让越来越多的女性将做妈妈的日程一推再推。养不起孩子或者是给不了孩子最好的成长环境等，都成了她们推迟怀孕的最佳借口。尤其是职场白领们，她们有着甚至比同龄男性更重要的工作岗位，她们把全身心都投入到了自己的学习与工作当中，即便结婚仍不放弃继续深造，致使生育年龄偏晚。还有一些新潮的职场女性，喜欢享受独立自主的生活，不想过早受到婚姻的束缚，因此晚婚进而造成晚育；或者即使结婚了，也决意不生孩子，只想享受甜蜜的二人世界。

各种各样的原因造成了越来越多的高龄孕妈妈，同时，也造成了越来越多的育龄夫妇不孕的现象。

 ## 高龄产妇问题多

高龄产妇通常是指年龄超过35岁的孕妈妈。相对而言，她们往往要面临更多的孕期问题和风险。首先就表现在受孕上。女性卵子数目会随着年龄的增长而逐月递减直至绝经期完全消失。随着卵子数目的逐渐减少，卵子质量虽可不断更新，但活力却会有所下降。这是高龄女性难以受孕的原因。根据统计，30岁的女性平均要在7个月经周期后怀孕，比25岁的女性多两个周期。因此，在受孕这个问题上，不要操之过急。

其次，胎儿出现问题的概率比年轻孕妇大。分娩时间越迟，越容易生下畸形儿。在孕期，高龄女性的并发症（如心脏病、高血压、糖尿病等）可能增多，会对母婴产生一定的影响。而且，高龄孕妇在整个孕期更易发生妊娠并发症（如妊娠高血压综合征、妊娠糖尿病等），容易造成复杂的高危妊娠状况。同时，由于女性随着年龄的增长，子宫的收缩力和阴道的伸张力也变差，高龄产妇还容易发生大出血和难产。这些潜在的风险，可能造成高龄孕妇更多的紧张和焦虑。

除了上述生理上的风险，高龄产妇生育后还要面临一个养育和教育宝宝的问题。孕妈妈和准爸爸年龄都已不小，孩子却需要十几年的成长时间，这些都会带来一系列的连锁问题。

妇产科专家指出，在生育大事上，女性不应错过最佳生育年龄。

其实，不管你什么时候生孩子，事业都会有所停顿。而关于环境，其实物质的东西都是次要的，关键是能给孩子什么样的教育。所以，如果只是因为顾虑物质环境，或怕耽误事业而晚育的话，还不如在最佳的生育年龄孕育一个最棒的宝贝。

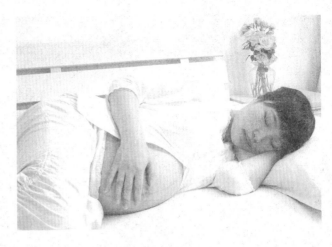

## 不要错过最佳受孕时机

孕妈妈和准爸爸都有一个比较适宜于孕产的年龄段，在这一年龄段内怀孕，从身体条件上来说是最佳的。男女的最佳生育时机，可以参考下表：

| 最佳受孕年龄 | 女性为24~29岁，男性为27~35岁 | 在这一时期女性全身发育完全成熟，卵子质量高，若怀胎生育，分娩危险小，胎儿生长发育好，早产、畸形儿和痴呆儿的发生率最低<br>男性精子质量在这一时期达到高峰，处于这个年龄段的男性不仅智力成熟，而且生活经验较丰富，能懂得和接受胎教知识。特别是会关切、爱护妻子，有能力抚育好婴幼儿，从而使胎儿生长发育良好 |
| --- | --- | --- |
| 最佳受孕季节 | 每年的7~9月 | 早孕反应正值秋季，避开了盛夏对食欲的影响，而且夏末秋初水果、蔬菜品种丰富，孕妈妈可以更好地补充营养<br>宝宝出生时正好在风和日暖、气候适宜的春末夏初时节，护理较容易，婴儿洗澡不易受凉，还能到室外呼吸新鲜空气，多晒太阳，可预防佝偻病的发生，迈好成长的第一步。对新妈妈的身体恢复也十分有利 |

表中的最佳生育年龄是按人体生理机能推算出来的。夫妻年龄不能同时符合的时候，应以女方为主。确定了怀孕的时间，孕育宝贝的计划就可以开始执行了。

## 孕妈妈经验分享：哪些人不宜生育

❶ 近亲结婚家族的后代，婚后禁止生育。他们虽然未表现出遗传病，但其可能成为遗传病致病基因携带者，如果他们与正常人结婚，婚后所生子女均为隐性基因携带者，所以，这些人婚后也不宜生育。

❷ 凡夫妻患有相同的遗传病，要禁止生育。

❸ 准父母一方或双方家族有如遗传性精神病、精神分裂症、躁狂症、抑郁型精神病、原发性癫痫等精神病史者不宜生育。

❹ 准父母一方或双方有显著的遗传性先天畸形，如进行性肌营养不良、遗传性舞蹈病、遗传性小脑共济失调等；性器官畸形而又无法矫正者。

❺ 有传染性疾病如麻风病、艾滋病、梅毒等性病病史，性功能障碍者未经治愈均不宜结婚，更不宜生育。

## 孕前准备计划

# 3 孕前12个月：做好孕前体检

在怀孕前的12个月左右做一次全身的体检是非常重要的，尤其是那些没有做过婚检的新婚夫妇，一定要提前1年左右的时间去做孕前的体检。无数残酷的事实说明，许多人都是由于忽视了孕前的这一次体检，造成了终身的悔恨。

有些想怀孕的白领孕妈妈们会问："我每年都会有一次公司安排的正规体检呢，不需要再去检查了吧？"错了！要知道，专门为怀孕而做的孕前体检，跟普通的例行体检完全不是一回事。专家认为，一般的体检并不能代替孕前检查。普通的体检主要包括肝、肾功能，血常规，尿常规，心电图等。普通体检以最基本的身体检查为主，但孕前检查主要目的是检查生殖器官以及与之相关的免疫系统是否正常、是否有遗传病史等。所以，孕妈妈一定要在孕前去医院做一次专门的体检。

孕妈妈孕前体检项目表

为什么要提前12个月做孕前的体检呢？那是为了预防身体出现某些疾病，好给孕妈妈留出足够的治疗和调整的时间。

科学的孕前体检包括妇科检查、血常规、尿常规、肝功能、血压、口腔以及性传播疾病等各类项目，目的就是确保孕妈妈、准爸爸在孕前保持最佳的健康状态。只有最棒的准爸妈，才会怀上最棒的宝宝！尤其是孕妈妈，孕前的健康状态对孕期的影响非常巨大。要知道，孕妈妈的身体需要承担胎儿40周的营养需求，还要保证自己以最佳的状态迎接生产的到来，没有个好身体能行吗？

检查之后孕妈妈如果发现自己患有某些妇科疾病，尤其是性传播疾病，以及牙周疾病，应该及时治疗。

| 检查项目 | 检查内容 | 检查目的 |
| --- | --- | --- |
| 生殖系统 | 孕妈妈通过白带常规筛查滴虫、真菌、支原体、衣原体感染阴道炎症，以及淋病、梅毒等性传播性疾病 | 检查是否患有妇科疾病、性传播疾病。如果有，最好先彻底治疗，然后再怀孕，否则会引起流产、早产等危险 |
| 脱畸全套 | 静脉抽血检查风疹、弓形体、巨细胞病毒三项 | 60%～70%的女性都会感染上风疹病毒，一旦感染，特别是妊娠头3个月，就会引起流产和胎儿畸形 |
| 肝功能 | 肝功能检查目前有大小功能两种，大肝功能除了乙肝全套外，还包括血糖、胆质酸等项目 | 如果母亲是肝炎患者，怀孕后会造成胎儿早产等不良后果，肝炎病毒还可直接传播给孩子 |
| 尿常规 | 通过尿液检查可了解孕妈妈的肾脏功能，有助于肾脏疾患的早期诊断 | 10个月的孕期对孕妈妈的肾脏系统是一个巨大的考验，身体的代谢增加会使肾脏的负担加重 |
| 口腔检查 | 如果孕期牙齿痛起来，考虑到治疗用药对胎儿的影响，治疗很棘手，受苦的就是妈妈和宝宝 | 如果牙齿没有其他问题，只需洁牙就可以了。如果牙齿损坏严重，就必须拔牙 |

（续表）

| 检查项目 | 检查内容 | 检查目的 |
|---|---|---|
| 妇科内分泌 | 月经不调、不孕的孕妈妈需要进行静脉抽血检查卵泡刺激素、黄体生成激素等6个项目 | 月经不调等卵巢疾病的诊断 |
| ABO溶血 | 女性血型为O型，丈夫为A型、B型，或者有不明原因的流产史的夫妇，应该做血型和ABO溶血滴度检查 | 避免婴儿发生溶血症 |
| 染色体异常 | 有遗传病家族史的育龄夫妇一定要做该项检查 | 检查遗传性疾病 |

1~6项检查是所有孕妈妈都必须做的，5~8项检查孕妈妈可以根据自身的情况来决定。可以咨询医生，将自己的疾病史告诉医生，让医生给你做出体检的建议。

## 准爸爸的孕前体检

孕前的体检不只是孕妈妈需要做，准爸爸也必须要做，生育小baby可是需要两个亲密的人一起来完成的事情。那么，准爸爸需要做哪些项目的体检呢？

准爸爸孕前体检的重点是精液检查，这是判断男性生育功能最主要的方法。精液可以通过手淫或戴避孕套的方法获取。精液检查的结果准确与否，往往与精液的收集方式有关。

以下总结了一些准爸爸收集精液时的注意事项：

❶ 在采取精液的前3~7天应暂时停止性生活。

❷ 采集的精液必须是全部精液，不可丢失一部分。

❸ 采集瓶应洁净、干燥。

❹ 精液于采集后2小时内送检。转运途中应维持于体温状态。

医生会根据精子的数量、活动能力、形态、存活率等指标来做出正确的判断。由于男性精液检查结果的波动范围较大，加上化验方面的差异，因此，很难依据一次的检查结果就得出结论。因此，一般精液检查至少要进行3次以上，每隔1~2周检查一次。

检查前，准爸爸可主动告诉医生自己的健康状况以及疾病史、家族遗传疾病等，医生根据具体情况，可能还会让准爸爸做其他检查，如前列腺液及精囊分泌液的化验、睾丸活组织检查、免疫学检查，尤其是精子抗体的测定等。

# 做好孕前的健康咨询

除了做孕前的体检，孕妈妈和准爸爸还需要就以往的疾病史和生育史向医生做一个详细的咨询，看看自己是否有不利于孕产的状况存在。如有以下情形存在，准爸爸和孕妈妈更应该注意孕前向医生做好咨询工作：

❶ 孕妈妈曾经历过一次流产，甚至经历过几次连续性流产从而形成习惯性流产；曾经生产过病因不明的死胎。

❷ 曾经生产过患有先天愚型（唐氏综合征）等染色体变异疾病的婴儿或先天性畸形儿。

❸ 准父母的亲属中存在染色体变异的人或患有与染色体相关的遗传性疾病，如血友病、进行性肌肉萎缩症等。

❹ 在准备生育时表现出产前可以诊断的生物化学异常疾病的症状。

# 孕妈妈经验分享：这些孕妈妈必须暂离工作岗位

部分孕妈妈工作所处的环境中含有较高浓度的化学物质，影响孕妈妈的生殖功能，进而影响胎儿的健康发育。所以，这些孕妈妈如果计划怀孕，最好暂时调离工作岗位。注意，某些对人体有害的物质在体内的残留期可长达一年以上，因此，孕妈妈即使离开此类岗位，也不宜马上受孕，否则易导致畸胎。

必须调离的工作岗位如下表所示：

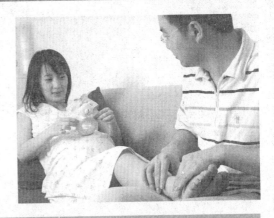

| 工 种 | 人 群 | 负面影响 |
| --- | --- | --- |
| 某些特殊工种 | 如必须经常接触铅、镉、汞等金属，或二硫化碳、二甲苯、苯、汽油等有机物，氯乙烯的人员 | 会增加妊娠妇女流产和死胎的可能性，还可导致胎儿先天痴呆等 |
| 高温作业、震动作业和噪声过大的工种 | 工作环境温度过高，或震动甚剧，或噪声过大的人员 | 均可对胎儿的生长发育造成不良影响 |

（续表）

| 工　种 | 人　群 | 负面影响 |
|---|---|---|
| 接触电离辐射的工种 | 接触工业生产放射性物质，从事电离辐射研究、电视机生产以及医疗部门的放射线工作的人员 | 电离辐射可严重损害胎儿健康，甚至会造成畸胎、先天愚型和死胎 |
| 医务工作者 | 如在传染病流行期间，经常与患各种病毒感染(主要是风疹病毒、流感病毒、巨细胞病毒等)的患者密切接触者 | 这些病毒(主要是风疹病毒、流感病毒、巨细胞病毒等)会对胎儿造成严重危害 |

以上表格中的孕妈妈们，一定要在计划怀孕时就离开工作岗位。

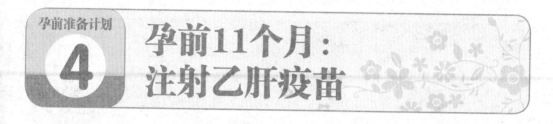

## 孕前准备计划 4
## 孕前11个月：注射乙肝疫苗

在上个月的孕前体检中，就有关于肝功能的检查。如果检查结果是孕妈妈血中未检出乙肝抗体，最好是在孕前11个月的时候进行乙肝疫苗的注射。

为什么要提前11个月注射？因为乙肝疫苗注射按照0、1、6的程序，全程需要6个月内打三针，即从第一针算起，在此后1个月时注射第二针，在6个月时注射第三针。因此，至少应该在孕前9~10个月进行注射，才能保证怀孕的时候体内产生乙肝抗体而对乙肝病毒感染产生免疫力。还有些人在三针注射完之后仍不能产生抗体，或者抗体的数量很少，还需要进行加强注射。所以最好将注射乙肝疫苗的时间提前11个月。

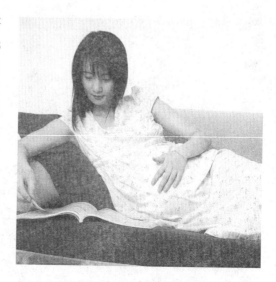

# 乙肝疫苗注射时间表

| 注射次序 | 注射时间 | 贴心提示 |
|---|---|---|
| 第一针 | 出生后24小时 | 发热、急性传染病或其他严重疾病者，过敏体质者应暂缓接种。未见严重不良反应，有10%~15%接种者可发生局部反应，偶有低热、上呼吸道及胃肠道症状 |
| 第二针 | 出生后1个月 | 接种第一针后1个月，大约30%的人出现抗体 |
| 第三针 | 出生后的6个月 | 第三针注射完成后1~2个月乙肝疫苗肯定会起效了，这个时候去医院检查效果，如果有乙肝抗体，就可长期获得保护不被传染乙肝 |

如果母亲是肝炎患者，怀孕后会造成胎儿早产等后果，肝炎病毒还可直接传播给孩子。专家建议在孕前最好注射乙肝疫苗。患病毒性肝炎的女性，要等肝炎痊愈后至少半年，最好2年后再怀孕。

疫苗注射虽然是目前预防传染病的最有效方式，但并非百分百保险，也就是说不能完全放松。注射乙肝疫苗后，只有自身产生抗体才能起效，否则仍然属于乙肝的易感人群；而且成人乙肝疫苗要接种3针，只接种一两针不能达到预防的目的。

# 肝炎患者可以怀孕吗

如果患者乙肝炎症正处于活动阶段，检查肝功能异常，自觉疲乏、食欲不振、腹胀等，这时应该避免怀孕，肝脏炎症活动阶段坚持怀孕，身体负担加大，肝脏要完成更多的工作，肝炎不易恢复，反而容易导致重型肝炎，危及孕妈妈生命。另外，对于胎儿的发育生长也不利。

不过，急性乙肝患者经过适当治疗和合理调养后，数月内即可痊愈，此时检查肝功能恢复正常，乙肝病毒抗原指标都已转阴。患者病情稳定，肝功能正常半年以上，体力完全恢复，即可怀孕。

慢性肝炎，如病情轻微，肝功能正常，患者年轻，体质又好，经过适当治疗，可以怀孕。但在怀孕后应坚持高蛋白饮食和充分休息，加强孕期监护，必要时也需要住院观察。

如果患者属于乙型肝炎病毒携带者，长期随访检查肝功能系列始终正常，B超检查不提示肝硬化，可以考虑怀孕。乙肝病毒携带者虽然在怀孕期间不会受到疾病的影响，但分娩或哺乳时很可能使新生儿受到感染。因此，在生产后应立即给宝宝接种乙肝免疫球蛋白和疫苗，或舍弃母乳哺乳。

必须注意的是，乙肝患者一旦怀孕，应该终止使用各种具有肝毒性的药物，如抗生素、抗结核药物、治疗糖尿病药物等。乙肝孕妈妈，尤其是乙肝"大三阳"的孕妈妈，应该在怀孕的第7月、第8月、第9月，分别注射1支高效价乙肝免疫球蛋白，以预防乙肝病毒的宫内感染，使新生儿健康出生。

#  哪些疾病对怀孕有影响

## Q 有心脏病可以怀孕吗？

**A** 妊娠期女性全身的血容量比未孕期高，心脏负担明显加重，分娩更是一种强体力劳动，心脏负担十分重，孕前心脏功能越差，孕后发生问题的概率就越大。心脏病严重的女性怀孕后，很有可能发生早产或死产，情况严重时甚至会造成孕妇死亡。

因此，凡有呼吸困难、易疲劳、心悸症状的人应检查心脏，确诊为心脏病的应在妊娠前进行治疗。但在心脏病中，心脏瓣膜病、心内膜炎、心脏畸形等病，只要症状不严重，对日常生活中没有影响，就可以妊娠。但这类女性的妊娠危险高于普通健康人，如果想怀孕一定要选择有心脏病专业医生的医院，做全面检查，认真评估心脏状况，有必要时接受医生的生活指导。

## Q 高血压病患者可以怀孕吗？

**A** 高血压患者并非不能妊娠，但极易患妊娠高血压综合征，而且多是重症。所以，高血压会给孕妈妈和胎儿带来危险。因此，计划妊娠的女性，尤其是家族有高血压病史者，一定不要忘了测试血压。通过体检发现高血压的人需请专家进行全面检查，以决定能否妊娠，在医生的全面评估允许下，才可以妊娠。

妊娠前虽有高血压，但程度轻、病程短的女性，要注意生活起居，要充分摄取高蛋白质饮食，控制盐分的摄入，避免过劳、睡眠不足、精神紧张，争取在妊娠前使血压恢复正常。

## Q 糖尿病患者可以怀孕吗？

**A** 糖尿病是有可能给妊娠带来致命性灾害的疾病之一。身患糖尿病的孕妇同时患高血压疾病的概率比普通人高4倍，而且胎儿有可能生长过大，给分娩带来困难。糖尿病孕妈妈的流产、死产以及发生畸形儿的概率都比较高，不过只要在妊娠前接受适当的治疗，妊娠期间严格遵守医生的指导，也可顺利生产，不必过分紧张。

患有糖尿病的孕妈妈首先要进行各种检查，确定是否可以受孕。妊娠以后，孕妈妈要进行血糖自我监测，严格将血糖控制在正常范围内，同时要定期到医院做产前检查，密切观察胎儿的生长发育情况。如果发现孕妈妈病情加重或胎儿异常，应酌情考虑终止妊娠。

## Q 肾脏病患者可以怀孕吗？

A 根据肾脏病的程度和症状不同，是否可以妊娠、分娩请向专业医生咨询，并应在未取得医生许可之前进行避孕。肾脏病患者如果盲目怀孕，可导致妊娠高血压综合征，随着症状的加重，有的人会出现流产或早产，

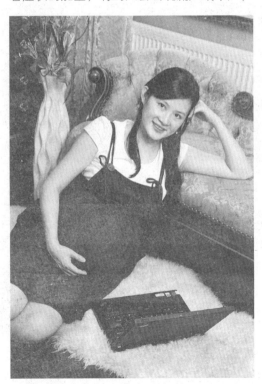

还有的人则必须进行人工引产。

肾脏病患者应在肾脏病治好以后，再经过一定的观察期，得到医生的同意后才能怀孕。怀孕期间应定期检查，重点检查尿常规、血压、肾脏功能和胎儿状况，万一肾功能下降，要考虑终止妊娠。

## Q 结核病患者可以怀孕吗？

A 结核病患者必须在治愈以后才能怀孕。结核病的治疗要在使用抗生素等化学疗法的同时摄取充足的营养，安静休息，生活要有规律，重症患者要进行手术，治愈后是可以妊娠、分娩的。

## Q 梅毒患者想要怀孕怎么办？

A 梅毒是仅次于艾滋病的对人体伤害最大的性病。它可以传染给配偶，造成流产、早产、死胎、新生儿先天梅毒等。最大的隐患是一些隐匿性梅毒患者本身对这一病情全然不知。因此，计划怀孕的孕妈妈一定要在孕前12个月去医院做相关检查，做到早发现、早治疗，梅毒是完全可以痊愈的。

## Q 贫血患者可以怀孕吗？

A 在妊娠前如果发现患有贫血，首先要查明原因，确认是哪种原因引起的贫血，然后进行积极调理。在饮食中摄取足够的铁和蛋白质，或服用铁剂，待贫血基本被治愈后即可考虑怀孕。

## 孕妈妈经验分享：找什么样的医院进行孕期检查

　　首先，一定要去正规大医院或正规专科医院，还要注意了解比较医院妇产科的医疗和服务水平，是否提供人性化的孕期和围生医疗保健服务。

　　其次，根据自己的健康状况、需要、经济条件、居住地点及医院所提供的医疗服务水平为自己选定一家医院。同时，还可以向一些有经验的妈妈们咨询一下详细情况，这样选择起来就更有把握了。不过，别人的经验虽然很宝贵，但最好还是自己亲自去医院参观了解一下，这样就更放心了。

## 孕前准备计划 5　孕前9~10个月：戒除 4种不良生活习惯

　　保证良好的身体健康状况，是孕育下一代的重要保障。良好的身体健康状况，来自于良好的生活习惯。一些不良的生活习惯会对孕育产生非常不好的影响，所以，如果你们已经打算要宝宝了，那么就要改掉那些平时生活中养成的不良习惯，为迎接一个健康的宝宝做好准备。

　　最好在孕前10个月左右，就开始积极着手改掉这些不良生活习惯。

##  不良习惯一：吸烟

　　吸烟的危害是巨大的，除了会引起心血管疾病、肺癌和高血压外，还会对下一代产生极其可怕的影响。有研究表明，香烟里的有害物质可以通过吸烟者的血液循环进入生殖系统。在男子体内可以使精子发生异变，也就是使染色体和遗传基因发生异变。有人检测120名烟龄1年以上男子的精液，发现每天吸烟30支以上者，精子的畸形率超过20%；烟龄越长，吸烟量越大，精子的数量越少，精子的畸形率也越高。精子发育不良，势必导致畸形或有缺陷的精子生成较多，结果会增加流产、死胎和早产的发生率，或者使婴儿出现形态功能等方面的缺陷。

另外，美国卫生局的调查显示，香烟在燃烧过程中所产生的苯并芘有致细胞突变的作用，对生殖细胞有损害，卵子和精子在遗传因子方面的突变，会导致胎宝宝畸形和智力低下等。所为，为了保证下一代的健康，那些已经将生育计划提上日程的准爸妈们，最好在孕前10个月左右就戒烟。

此外，不论是自己吸烟，还是被动地吸"二手烟"，都有可能影响到下一代的"质量"。所以，准备怀孕的夫妻，除了自己戒烟外，还要注意远离二手烟，必要的时候，可以婉转地要求身边的人，如你们的上司、同事、朋友、家人等，让他们远离你们吸烟。

## 不良习惯二：嗜酒

在怀孕前1年，打算要宝宝的夫妻就应该戒酒，包括啤酒或其他低度酒，尤其是孕妈妈，最迟要在孕前10个月就戒酒。因为，乙醇（酒精）对胎儿造成的损伤是生理的，后天的治疗几乎很难改变疾病的病程。所以，必须从源头进行预防。

孕妈妈尤其需要戒酒，为什么呢？因为乙醇对女性的影响和危害完全不同于对男性的影响。研究表明，乙醇在女性体细胞中储存的时间比在男性体内长，而且比在男性体内的稀释程度低。正是由于这些原因，使得即使在少量饮酒的情况下，女性患与乙醇有关的疾病的速度比男性快。另外，受孕时饮酒有可能会导致下一代唇裂和腭裂的发生，且还可能导致下一代有牙小而且牙釉质缺损、动作协调性差、智力出现障碍等情况发生，有的还会导致流产等。

不过，孕前的孕妈妈还是可以偶尔喝一小杯优质葡萄酒的。但在孕期，孕妈妈则要避免一切含乙醇的饮品，这样才可能避免乙醇对下一代的危害。

## 不良习惯三：吸毒

吸毒对胎儿产生的影响是非常恶劣的。尤其是怀孕中的母亲，吸毒不仅影响自己的身体健康，腹中胎儿也会受毒品成分的影响，导致在子宫内生长迟滞。吸毒对胎儿的影响还包括畸形、流产等，毒品不仅影响胎儿的大脑发育，甚至给宝宝带来人格、智力、身心发展等诸多问题。2007年4月《南方都市报》报道了一则婴儿刚出生就犯毒瘾的新闻，其源头就是母亲吸毒，所以男女双方一定要坚决戒掉一切毒品。

戒毒的时间要提前，越早越好，最迟也要在孕前10个月戒掉，并且要进行定期的身体检查，以确保在身体健康的情况下孕育。

另外，还要远离其他的一些"镇静剂"，如可待因、安眠酮以及一些止痛药等，这会引起胎儿呼吸系统、泌尿生殖系统畸形，还可能引起疝气、肿瘤、肠梗阻以及脑部积水（脑积水）等问题，所以应积极避免。

 ## 不良习惯四：偏食

偏食的人常容易发生某些营养的缺乏。这样对身体健康不利，并且对精子、卵子的产生不利，因为不能够提供精子、卵子产生所需要的足够原料。所以，有偏食习惯的夫妻，最迟在孕前10个月就要开始调理自己的饮食结构和习惯，多吃新鲜的水果和蔬菜，增加维生素、钙等微量元素的摄入，为受孕做好营养储备，保证身体健康，以形成最优良的精子与卵子，保证怀上最棒的一胎。

## 孕前准备计划 6

# 孕前7~8个月：注射风疹疫苗，做好孕前运动

 ## 注射风疹疫苗

孕妈妈如果在孕期感染了风疹病毒，很可能会导致胎儿畸形。所以，医生建议风疹疫苗至少应该在孕前3个月注射，这样才能保证怀孕的时候体内风疹病毒完全消失，不会对胎儿造成影响。但为了保险起见，建议孕妈妈能给自己留出充足的时间，提前8个月注射风疹疫苗，并在2个月后确认体内是否有抗体产生。

 ## 孕前运动益处多

除了预防疾病，为了提高自身的身体素质，孕妈妈和准爸爸都应该在孕前给自己制订一个适当的运动方案，健康的身体可是孕育健康聪明的宝宝的良好基础哦。

适当的孕前运动对孕育下一代会起到非常好的作用。

| 序号 | 孕前运动的益处 |
|---|---|
| 1 | 准爸妈的身体好了，才能提供最优良的精子和卵子，孕育出最棒的宝宝 |
| 2 | 运动还可增加人的性欲以及对性的敏感性，使夫妻能从性生活中得到更多的乐趣，有益于孕育 |
| 3 | 适当的运动能促进孕妈妈全身及腰背部、盆底部肌肉的协调均匀，维持子宫的正常位置，有益于受孕 |
| 4 | 运动可以增强心脏功能，提高血液输送氧和养分的能力，对于孕育及分娩很有好处，比如可避免孕期胎儿在宫内缺氧，还有利于避免分娩时出现意外 |
| 5 | 适当的运动可以加强女性骨盆部的肌肉，有助于分娩 |

孕前运动有这么多的好处。所以，计划孕育的准爸妈们赶紧运动起来吧，不要再懒惰，不要再找借口拖延了。工作忙碌的准爸妈们，可以先根据自己的时间安排，在确定好受孕的月份后，提前半年制订一套锻炼身体的计划，然后按计划来实施。

需要注意的是，孕前健身的项目不能太激烈，不当的锻炼可能会使机体受到损伤。为了避免不应有的伤害，在这里，笔者要告诫各位夫妻，在锻炼时要遵循因人而异、量力而行的运动原则。步行、慢跑、游泳、健美操、瑜伽等舒缓的有氧运动，都是孕前运动的不错选择。

要想保证运动的效果，每周至少锻炼3次，每次20～30分钟。注意把握运动量，盲目孕前运动不仅不利于孕育，反而对健康不利。同时应注意锻炼过程中要遵守循序渐进、持之以恒、全面锻炼的原则，不能三天打鱼、两天晒网，更不能选择爆发力强且易致人疲劳的运动等。

##  运动的注意事项

### 运动穿着要舒适 >>

运动服装和运动鞋应符合各运动项目的要求。合适的运动服装和运动鞋是防止运动损伤的前提，应当引起重视。运动服要选择宽松、柔软、弹性好、吸水性好的服装。冬、夏装应区别开来，冬季天气寒冷，要穿质地厚的运动衣，以利于运动和保暖；夏季炎热，可穿轻而薄或半袖的运动衣，以便于散发热量，如直射日光强时还应戴帽子，并注意尽量减少皮肤的暴露。

运动鞋直接影响足部及下肢关节的健康。因此，一定要根据运动项目来选择。如慢跑的鞋一定要合脚、舒适、透气等。

鞋底要有一定的厚度，有较好的弹性，无弹性的运动鞋容易造成下肢关节疼痛。另外，鞋还要轻，结实耐用，鞋底落地时稳定性好等。

有脚气、脚癣的人还要注意穿棉线袜，鞋垫要保持干净，经常翻晒。

## 🐰 运动前进行热身活动 >>

运动前先做几分钟的热身运动，对身体和注意力都是很好的准备过程。热身给大脑以刺激，让你的身体为更强的运动做好准备。热身还可以避免运动中突然用力而拉伤肌肉。许多其他的损伤也可以通过正确的热身运动来防止。

热身运动最好从系统的拉伸活动开始。拉伸时要缓慢，避免突然用力，被拉伸的那部分肌肉一定不要用力。拉伸之后，应该做一些一般性的准备活动，如轻微的原地跑跳等，既调动了内脏器官，又让全身的关节得到了预热。

## 🐰 运动期间要注意补充水分

运动前、运动期间和运动后都需要及时补水，以保持体内的水分平衡。不能到渴时才喝水，因为感到口渴时，丢失的水分已达体重的2%。补水不应过度集中，若短时间内大量暴饮，虽然可解一时的口渴感，但尿量和汗量的增加，会加重体内电解质的进一步丢失。所以，合理补水应以少量多次为原则。

| 补水时间 | 补水量 | 注意事项 |
|---|---|---|
| 运动前15~20分钟 | 400~700毫升 | 可分次饮用 |
| 运动中 | 每15~30分钟补充100~300毫升运动饮料或水 | 运动中最好采用含糖和无机盐的运动饮料来补充水分和电解质。因为在热环境下，运动饮料可以迅速地被组织吸收 |
| 运动后 | 及时补水 | 水分补充量应与汗液丢失量大体一致 |

## 🐰 运动结束后进行有效的放松运动

运动结束后不应立即休息，应该进行有效的放松运动。因为，人在剧烈运动时，心跳加快，肌肉、毛细血管扩张，血液流动加快，此时如果立即停下来休息，容易造成血压降低，出现脑部暂时缺血，引发心悸气短、头晕眼花、面色苍白甚至休克昏倒等症状。所以，剧烈运动后要继续做一些小运动量的动作，呼吸和心跳基本正常后再停下来休息。

## 随时随地可运动

许多孕妈妈都抱怨工作很忙，上班又路途遥远，根本就没有时间去做运动，为此烦恼不已。其实运动也不必专门去健身房，家里就可以是不错的运动场所。比如，早晨醒来后，不要急于起床，可以在床上伸伸懒腰，做些床上运动，比如可高举双腿做"骑车"运动，或是弯腰抱膝在床上做翻滚运动等。

如果工作单位不是很远，可以步行或骑自行车去上班，即使乘车，也可以提前一站下车，步行一站。而上楼的时候，如果不是很高，最好不乘电梯，可爬楼梯。

回到家中，不要急于吃饭，先干些家务，或是找爱人或身边的邻居、朋友打打羽毛球调节一下神经，然后再做饭，吃饭。晚饭后进行适当的户外散步，这对健身都有很好的作用。

总之，孕前运动，重要的是把自己喜欢的体育运动项目，适量地、定期地加入到日常生活中去，这样才不至于让自己对生活的安排感到太沮丧，而是以更轻松的心态去进行孕前锻炼或进行孕前的其他的生活保健，为孕育做好准备！

 ## 孕妈妈经验分享：怀孕能让妈妈更健康

许多职场女性都担心生育会损害自己的美丽，对怀孕有一定的抵触，其实不然。因为孕产中的孕妈妈由于体内激素的作用，怀孕以及分娩后的哺乳，都会使排卵暂时停止，直至哺乳期的4～6个月后才开始恢复，有的妈妈停止排卵的时间甚至会更长。这样，大约有20个卵子推迟了排出时间，会使卵巢的衰退时间推迟，由此推迟了她们日后进入更年期的时间，使身体衰老的速度减慢。

一次完整的孕育和分娩经历，可使身体的各种功能得到一次锻炼、整合、提高，由此使身体的排毒、抗感染、抗癌及抗心血管病的能力增强。最重要的是，怀孕和分娩能增强女性生殖系统的抗肿瘤能力，如降低乳腺癌、卵巢癌、子宫内膜癌的发病率。

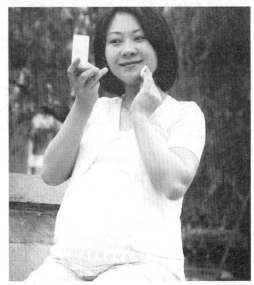

# 孕前6个月计划：服药、停药要遵医嘱

## 孕妈妈的用药须知

是药三分毒，药物虽然可解人的病痛之苦，但如果不注意服用药物的科学性，对健康却是有害的。如一些药物中含有致畸成分，可能会引起胎儿畸形。因此，计划怀孕的夫妻，最好在计划受孕前6个月就咨询医生，按医嘱慎重地服药。如果患有慢性疾病，长期服用某种药物，停药前需要征得医生的同意。

计划怀孕的孕妈妈们，更应该谨慎用药。卵子从初期卵细胞到成熟卵子约需14天，在此期间卵子最易受药物的影响，如一些激素类药物、某些抗生素、止吐药、抗癫痫药、抗癌药、安眠药、治疗精神病药物等，都会对生殖细胞产生不同程度的不利影响。所以，长期服药后不要急于怀孕，最好还是去妇产科咨询一下，确定安全怀孕时间后再进行受孕。一般情况下，女性在停服药物20天后受孕，对胎儿的影响较小，比较安全。但由于各种药物的药理作用不同，所以不能一概而论，20天只是个最低底线。

如果孕妈妈在服药期间意外怀孕，应立即将用药情况详细告知医生，医生可以根据用药的种类（性质）、用药时胚胎发育的阶段、药物用量多少以及疗程的长短等来综合分析是否有终止妊娠的必要，不要立即决定终止妊娠，留下遗憾。

## 孕妈妈开始停服避孕药

关于避孕药的致畸效应，国内外学者进行了大量研究。有人发现，在妊娠前6个月内曾服用避孕药的妇女，其自然流产胎儿染色体畸变率有增高趋势；妊娠时误服避孕药以及停药后1个月内妊娠的婴儿，其先天畸形发生率有增高的趋势。实验发现，大剂量避孕药对动物胚胎细胞和人体细胞脱氧核糖核酸(DNA)确有一定的损伤作用，但停药后这种损伤可以修复。因此，为了优生优育，以停药后6个月后妊娠较为安全。

停药后1~3个月，机体即可恢复排

卵。因此，停药后必须立即改用其他避孕方法，以免受孕胎儿可能受到避孕药的影响。万一在停药6个月内怀孕，也不必紧张，可主动到医院就诊，向妇产科医生说明详情，以便正确处理此次妊娠。如果妊娠早期出现阴道流血等症状，可能与染色体畸变有关，不必勉强"保胎"。如果妊娠过程正常，可以严密监护，必要时进行染色体、羊水、超声检查，如检查结果正常，可以继续妊娠，加强孕期监护，如上述检查结果异常，可考虑终止妊娠。

 # 准爸爸的用药须知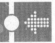

准爸爸在孕前用药方面，同样需要谨慎对待。因为很多药物会对男性的精子质量产生不良影响，如抗组胺药、抗癌药、咖啡因、吗啡、类固醇、利尿药等。这些药物不仅会导致新生儿缺陷，还可导致婴儿发育迟缓、行为异常等。

计划怀孕的准爸爸们，如果有长期用药史，一定要等病愈或停药半年以上再让妻子受孕。也可去医院听取医生的建议，千万不要擅自做主，以免给自己和胎儿造成危害，遗憾终身！

| 药　物 | | 解　析 |
|---|---|---|
| 必须谨慎服用的药物 | 中药 | 一些草药、中成药不能随便服。如石竹科满天星、肥皂草、象耳草、朱槿花、吊灯花等植物成分对睾丸、附睾、精囊等都会产生不利影响，而且这些影响不容易被觉察 |
| | 保健品 | 孕前不要乱服保健品，即使有必要服用，也要在医生的指导下服用 |
| 可在医生的指导下服用的药物 | 斯利安 | 预防神经管缺陷的药物，我国卫生部门建议，所有新婚妇女从结婚时起到怀孕后3个月，都应该服用"斯利安片"，经产妇再次怀孕时，也应从孕前开始服用此药，因为斯利安可预防神经管畸形的发生 |
| | 补铁、碘 | 如果孕妈妈孕前有轻度贫血，要在医生指导下补充一些铁剂，如果缺碘，也要在医生指导下补碘 |

# 孕妈妈要去看牙医

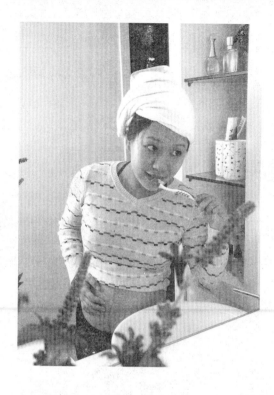

孕妈妈孕前6个月去医院牙科看牙是非常重要的，因为牙病不仅会影响孕妈妈的健康，严重的还会导致胎儿发育畸形，甚至流产或早产。

至于为什么要提前6个月去看牙，则是因为孕期如果出现牙周和其他牙齿疾病，不管从治疗手段还是用药方面都会有很多禁忌。因此孕妈妈应该在孕前防患于未然。

如果牙齿没有其他的问题，只需要在怀孕之前洁牙就可以了，也就是我们常说的洗牙。如果牙齿损坏严重，只剩下牙根或残缺不全的牙冠，虽然不痛，也应该在孕前拔除。另外，我们称之为智齿的第8颗牙，大部分人都无法全部萌出，牙齿周围容易积存食物残渣，也是影响健康的隐患，应该在孕前尽早拔除。

# 孕妈妈经验分享：办公室久坐对身体不好

办公室的白领女性长期久坐不动，容易造成血液循环不顺畅，同时也会引发妇科方面的疾病，甚至导致不孕症。特别是女性月经期间，久坐导致经血逆流入输卵管、卵巢，引起下腹痛、腰痛、尤其有厉害的经痛，引起所谓的巧克力囊肿，致使不孕。因此，孕妈妈最好每坐40分钟后站起来休息10分钟，做做伸展运动，加快血液循环，改善因久坐而形成的循环障碍。

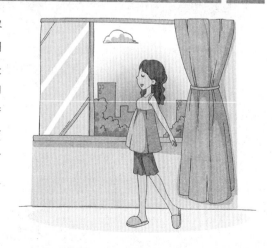

## 孕前准备计划 8

# 孕前4~5个月：检测抗体，坚持孕前计划

到现在，孕前的准备计划已经执行了一大半了，这段时间需要做的，就是继续坚持此前的孕前计划。

## 检测乙肝和风疹疫苗的抗体

在孕前5个月的时候，还需要去医院检查一下注射乙肝和风疹疫苗后是否有抗体产生。如果没有应补种。

## 避孕措施一定要做好

关于避孕，在孕前6个月的时候，就提到了要停止服用避孕药的谨慎措施。所以，如果你暂时没有打算要孩子，或者如果你还没有条件要孩子，本着对孩子负责、家庭负责的态度，在激情时刻别忘了用其他安全的方式来避孕，选择让宝宝在恰当的时候到来哦。

### 🐰 避孕套最安全

避孕套是目前最常用的避孕方法。避孕套建立了一道防护墙，阻断精子进入阴道，从而达到避孕的目的，并不影响女性排卵及月经，也不影响男性的输精、生精与射精，停止避孕即可受孕，对胎儿不产生影响，适用范围广，使用安全，用法得当，避孕效果更是达95%或以上，可谓是

人类最伟大的发明。避孕套分男用避孕套和女用避孕套两种。

选择使用避孕套时要选用合格优质的避孕套，以达到避孕的目的。如果精液进入阴道内，最好是采用紧急避孕法，加强避孕效果。

### 🐰 安全期避孕法不保险

一些月经周期较准的女性，可以通过计算安全期达到避孕的目的。安全期避孕是指女性错开自己的排卵期，达到避孕的目的。主要有排卵前安全期和排卵后安全期两个阶段。从月经干净那天到排卵期开始的前一天为排卵前安全期，从排卵期结束后的第一天到下次月经来潮的前一天为排卵后安全期。

但是在排卵前期女性由于受情绪、气候、饮食、环境等因素影响，使排卵时间发生波动，如此就会缩短排卵前安全期，而自己并不知道，而且精子在排出后，一般来说在3天以内都能使卵子受精，但也有性生活一星期后精子仍保持受精能力的说法，这样排卵前安全期就不大安全了。而排卵后到下次月经来潮前一般不会发生二次排卵，所以排卵后安全期就比较安全。

因此安全期避孕的方法不是那么可靠，为保证避孕的效果最好采取其他方法。

## 最好不要尝试体外射精

体外射精避孕法，是指夫妻双方在进行性生活时，当男方快要进入性欲高潮即将射精的一瞬间中断性交，迅速抽出阴茎，将精液排在女方阴道外，以达到避孕的目的。因此又称抽出法或性交中断避孕法。

但是由于男性性中枢正处于兴奋状态，即使在高潮前夕未射精前，也会有一小部分精液伴随输精管的收缩而溢出，以

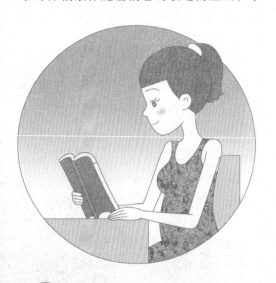

致进入阴道。虽然这些精液量比较少，但精子数目多、活力强，极易导致受孕。根据统计数字，如果有100对夫妇使用这种方法来避孕，有30个妇女仍会怀孕，即使在安全期使用，失败率还是很高。因此最好不要轻易尝试。

## 紧急避孕药只是一种应急措施

在无任何保护的情况下发生性关系后，如果你没有做好要宝宝的准备，可以通过事后紧急避孕的方法来达到避孕的目的，千万不要抱侥幸心理。

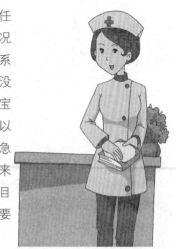

紧急避孕药内含有深度的激素，通过干扰体内的激素平衡，抑制排卵阻止受精，阻止受精卵在子宫内膜着床，来达到事后避孕的目的。通常应在性生活后72小时内服用，超过72小时失败率较高。紧急避孕失败而妊娠者，新生儿畸形发生率高，必须终止妊娠。

紧急避孕只是一种应急措施，有效率明显低于常规避孕方法，并非一种常规避孕方式。在一个月经周期中只能用紧急避孕药1次，第2次往往会失效。而且由于用药剂量高（一次紧急避孕的药量一般相当于8天的常规短效口服避孕药量），不良反应也明显高于常规避孕药，如改变月经

周期等，严重影响女性身体健康。而且紧急避孕药只能对本次无保护的性生活起作用，本周期服药后性生活仍应采取其他可靠的避孕措施。如果不注意，用药的当月就可能怀孕。因此在生活中应正确选择适合自己的避孕方法，而不应寄希望于经常使用紧急避孕药。

##  用基础体温测定法推算排卵期

女性的生殖特点是有周期性的，一般每个周期只排一个卵子。而卵子成熟的周期只有14天左右。卵排出须在24~48小时内受精才能受孕，因此在排卵后1小时之内受精是怀孕最佳的时机，此时卵子新鲜、健康，是保证胚胎健康的先决条件。为此，准备怀孕的孕妈妈一定要事先了解自己的排卵日期。

在所有的排卵日推算方法中，基础体温测定法是用来测定孕妈妈排卵日的最常用、效果最明显的方法。女性的体温会随着月经周期发生微妙的变化。在没有发生饮食、运动、情感波动等足以改变体温的行为的前提下测量的体温就是基础体温。月经期和月经后的7天内是持续的低温期，中途过渡到高温期后，再返回低温期，然后下次月经开始。从低温期过渡到高温期而成为分界点的那一天，基础体温会特别低。以这一天为中心，前2天和后3天被称作排卵日。

不过，测量基础体温不是一两天的事情，至少应综合3个月的体温测量表才能准确得出自己的排卵期，一定要坚持每天测量。测量步骤如下：

① 到药房购买女性专用的基础体温计，它的刻度细，能测量出较精密的体温。

② 睡前把基础体温计放在枕边随手可以拿到的地方，早上睡醒睁开眼睛，在还没有换衣服，也没有离开床上厕所之前，将体温计放在舌头下，闭紧嘴巴，测量3~5分钟，并记录下来。

③ 每天在固定时间测量，以免在时间差内体温升高，使测量记录失去意义。坚持测量3个月。

④ 从月经开始标出的一个月经周期内的基础体温连接成线，就可以发现，低温期持续14天后，在排卵期的体温会升高0.3~0.5℃，进入14天高温期。如果没有

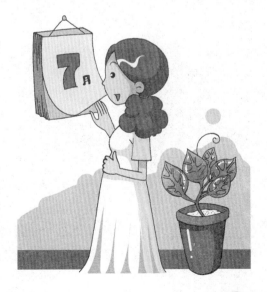

妊娠，基础体温将迅速下滑；如果妊娠，将会停经，高温期将会延续至妊娠第4个月。如果低温期持续时间很长，则有可能没有排卵，应及早向医生咨询。

记录基础体温的同时，最好把日常生活的变化也附记下来，像月经来的日子、做爱的日子、每天起床的时间等。特别是感冒、头痛、腹泻、发热、饮酒过度、晚睡晚起之类会严重影响体温的意外状况，也都应该特别注记，作为测试结果体温对判断的参考。

##  孕妈妈经验分享：人工流产后多久可以怀孕

人工流产，即使是无痛流产，无论在心理上和生理上对女性都有极大的影响。其手术创伤，会使子宫腔的自然防御能力下降，导致生殖道感染，形成输卵管阻塞，造成不孕，对子宫和宫颈的损伤也是显而易见的。而反复人工流严不仅可引起盆腔炎、不孕症、前置胎盘等妇科疾病及妊娠期特有疾病，而且可导致子宫内膜异位症、月经失调和乳腺癌等。身体是自己的，爱惜自己的身体，切莫将人工流产当成"避孕措施"，必须认真做好避孕，减少人工流产带来的各种遗憾。

此外，为预防人工流产手术对再次怀孕的不良影响，人工流产后再孕最好间隔一年，至少间隔6个月以上。这样让子宫内环境有一个完全恢复的过程，为胎儿提供一个良好的生长环境。

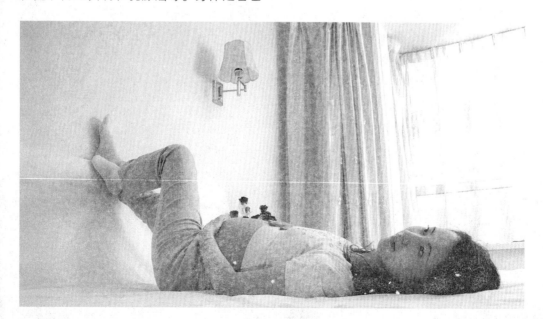

# 孕前3个月：补充叶酸计划

## 补充叶酸

从打算怀孕的前3个月起(也可以孕前6个月开始)，孕妈妈就应该在医生的指导下，每天补充适量的叶酸，一直补到怀孕后3个月。这是因为叶酸能有效地降低发生胎儿神经管畸形的概率，还有利于提高胎儿的智力。

不仅是孕妈妈，准爸爸们也要注意补充叶酸，因为男性如果体内缺乏叶酸，会导致精液浓度降低，精子活力减弱。此外，还会加大婴儿出现染色体缺陷的概率，使婴儿长大后患癌症的危险性增加。所以男性在孕妈妈计划孕育时也要注意补充叶酸。

当然，男性倒不必像女性那样，按计划服用叶酸片，但是可以咨询医生，合理地进补叶酸制品，也可以多吃一些富含叶酸的食物，如樱桃、桃子、李、杏、杨梅、山楂、石榴、葡萄、橘子、猕猴桃以及草莓等。

## 暂时远离宠物

弓形虫是一种肉眼看不见的小原虫，这种原虫寄生到人和动物体内就会引起弓形虫病。正常人感染弓形虫大多不表现出症状，只有少数人会发低热、流鼻涕等，并且可自愈。孕妈妈如果在怀孕早期感染这种原虫，传染给胚胎状态的宝宝，就会引起死胎、流产、死产或畸形儿等严重后果。

在小动物中，猫是弓形虫传播的生力军，它们的粪便最易传播病毒。一只猫每天可以排泄数以万计的弓形体卵囊，一个卵囊在体外可以分成两个孢子囊。若被人或动物食入，就会经肠壁进入血液或组织中，导致感染。并且，通过接触猫的唾液、痰或饮用受污染的水，抑或食用受污染的食物，都有被感染的危险。

因此，如果家里饲养有宠物的话，至少应在孕前3个月将宠物送走，千万不能大意。同时，饲养宠物的孕妈妈最好去医院进行弓形体检查。如果在孕前经过检查确诊体内存在着弓形体感染，应该立即进行治疗，待血清抗体完全转阴性后再考虑怀孕。一旦在怀孕早期感染弓形体，要马上就医检查，必要的话采取人工流产，以防止先天感染弓形体的婴儿出生。

生肉类食物特别是猪肉、牛肉和羊肉也可能带有弓形体。所以，孕妈妈不要吃未煮熟的肉，加工生肉后、吃东西前都要洗手。

## 准爸爸不要频繁洗热水浴

男性睾丸产生精子时需要温度比人的正常体温37℃低1～1.5℃，在35.5～36℃。有研究显示，如果男性连续3天在43～44℃的温水中浸泡超过20分钟，即使是原来精子密度正常的人，精子密度也会降到1 000万/毫升以下，这种情况会持续3周。因此，频繁的热水浴很可能会降低受孕的概率，尤其是那些本身精子数量少、精子存活率低的准爸爸们，一定要记得避免频繁的热水浴。

准爸爸从前3个月开始就不能洗桑拿了，当然其他的习惯用热水浴的方式也应尽量避免。

 ## 要开始控制体重了

我国常用的标准体重计算公式为：

男性：标准体重（千克）＝身高－105（厘米）

女性：标准体重（千克）＝身高－105－2.5（厘米）

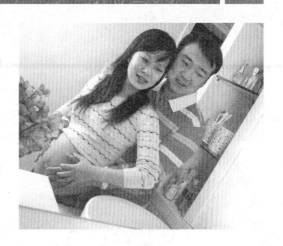

实测体重占标准体重的百分数上下10%为正常范围，大于10%～20%为过重，大于20%为肥胖，小于10%～20%为消瘦，小于20%为明显消瘦。

体重超出了以上公式计算出的标准的孕妈妈和准爸爸，一定要注意开始控制体重了。

对于孕妈妈来说，过胖或过瘦都会影响体内内分泌功能，不利于受孕，即使怀孕后也易并发妊娠高血压综合征、妊娠糖尿病等，同时还会增加宝宝出生后第一年患呼吸道疾病和腹泻的概率，因此，调整适宜的体重对孕妈妈至关重要。

而对于准爸爸来说，合理的体重能提高生育能力。与体重正常的男子相比，超重男子的精子密度降低了24%；更严重的是体重过轻的人，他们的精子密度比正常体重的男子降低了36%。男性肥胖可导致性欲减退和阳痿，影响生育和夫妻性生活的和谐。而且由于体内脂肪大量储藏，造成阴囊脂肪堆积过多，影响精子生成，影响生育。体重超重的准爸爸一定要注意控制体重了。

**孕妈妈经验分享：孕前可以节食减肥吗**

孕前节食减肥是不可取的。节食对身体危害大，因为不能摄入维持身体正常运行的各种营养物质，如蛋白质、糖类（碳水化合物）等，会影响身体的免疫，而且节食过度会引起体内内分泌失调，导致生殖功能紊乱，严重的会影响排卵，致使不孕的发生。因此孕妈妈最好根据营养师的建议，为自己制订合理的营养食谱，采用少食多餐的方法，细嚼慢咽，加上合理的锻炼，在适当调整体重的同时为胎儿储备充分的营养。

**孕前准备计划**

## 10

# 孕前2个月：
# 备战好孕前计划

孕前计划充充实实地进行了10个月，越来越临近"播种"的幸福时刻了。在这个月里，准爸妈应该更全面地了解到"播种幸福种子"的这一甜蜜又神奇的过程。

 **了解孕妈妈的身体**

###  子宫

子宫是孕育胎儿的场所。性交时，子宫仅为精子到达输卵管的通道。若发生受精，受精的卵子就会由输卵管进入子宫，植入在子宫内膜上，并利用子宫内膜内层的养分作为胚胎早期发育的营养。在分娩时，子宫就会收缩，使胎儿及其附属物娩出。

### 子宫颈

子宫底端就是子宫颈。子宫颈的中心是个有开口的小洞，使经血由子宫流至阴道。性交时，精子也由子宫颈潜至子宫，而后进入输卵管与卵子相会。在分娩时，子宫颈开口会扩大，以使新生儿顺利产出。

##  卵巢

卵巢是产生卵子和分泌女性激素的器官。卵巢有两个，大小如同葡萄，呈椭圆形，分别位于子宫两侧。在绝经前，两个卵巢交替排卵。正常情况下，人的一生中只有数百个卵细胞发育成熟，绝大部分都在发育过程中退化死亡。

## 输卵管

输卵管位于子宫的两侧，内端连接子宫。输卵管具有运送精子、摄取卵子及把受精卵运送到子宫腔的重要作用。若受精

卵由于输卵管的病变未能移入子宫，而在输卵管内发育，就是平常所说的宫外孕了。

##  阴道

性成熟期的女性，阴道长度为7～8厘米。阴道壁表面覆盖着弹性很大的一层黏膜，黏膜形成许多皱褶，内有许多皱襞，被一层黏膜覆盖着。平时，前后的黏膜相互连接为一体，将子宫所分泌的白带或经血通过阴道排出。当性交时，阴道自然张开；分娩时，随着婴儿离开母体生下来，阴道尽可能张开以使婴儿通过。

# 了解准爸爸的身体

## 睾丸

睾丸位于准爸爸的阴囊内，左右各一，是生成精子的地方。睾丸每日可产生上亿个精子，是名副其实的庞大的"精子制造工厂"。

## 副性腺

副性腺是产生精浆的主要腺体，包括精囊、前列腺和尿道球腺。精浆对精子的移动和输送有重要作用，不但是运输精子必需的润滑剂，而且呈碱性的精浆能中和女性生殖道的酸性环境，更利于精子活动，协助精子游向孕妈妈的子宫，与卵子会合。

## 输精管

输精管是输送精子的重要管道之一。精子经输精管由附睾输送到前列腺、尿道的通道，射精管还有喷精液的功能。输精管结扎术就是在输精管顶端结扎，以阻止精子排出而达到节育目的。

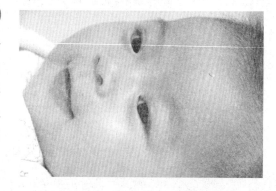

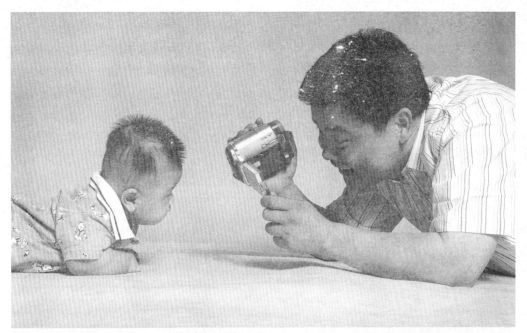

# 神奇的孕育之旅

一个生命的诞生何其神奇。精子和卵子产生后，要经历怎样的旅程才能最终相遇呢？

##  排卵

在一个月经周期中，卵巢内常有几个甚至十几个卵泡同时发育，但受大脑中下丘脑和垂体分泌的激素的调节，一般只有一个发育完全成熟。大约2周后，成熟卵泡最终破裂，排出卵子，这就是排卵。一个健康的女性一生中约有200万个原始卵泡，但只有400～500个原始卵泡发育成熟，排出体外。

卵子从卵巢排出后，在输卵管中存活2～3天，需3～4天进入子宫。卵子如果未能与精子相遇结合就会萎缩死亡，子宫内膜剥落后随血液排出体外，也就是月经。如果经由性交，一个幸运的精子在输卵管与卵子相遇，就形成了受精卵。少数情况下，两边卵巢能同时排出两个或两个以上的卵子。如果分别与精子相结合，双卵双胞胎和多卵多胞胎儿就诞生了。

## 精子的历险

在性交过程中，储藏在附睾内的精子会随着副性腺产生的分泌物喷射出去，形成射精。一次射精会排出3～6毫升的精液，含有大约2亿个精子。但并不是所有的精子都有可能进入子宫，与卵子相遇。女性阴道的酸性环境会首先淘汰掉一批"体弱病残"的精子，只有20万个精子会穿过阴道进入输卵管。在输卵管内，幸存的精子努力摆动着尾巴逆流而上，展开"造人"的竞争。只有精子中速度最快最强壮的"优胜者"才能与卵子相遇，发生奇妙的"生命之吻"。

最为神奇的是，当一个精子进入卵子后，卵子立即就会释放一种化学物质将精子包围起来，将其他精子阻挡在外，免受打搅。

## 一颗"种子"发芽了

进入卵子以后，精子的尾巴消失了，头部膨大起来，与卵子结合形成一个含有46条染色体的细胞的受精卵。其中23条来自父亲，23条来自母亲。数小时后，这个细胞开始复制DNA物质，并一分为二。

这颗受精卵在输卵管内膜纤毛的运动和管壁的蠕动作用下，慢慢向宫腔侵入。在移动过程中受精卵逐渐分裂发育，其滋养层细胞能分泌蛋白分解酶，使和它接触的子宫内膜表面溶解，形成缺口，受精卵便从这个缺口埋入子宫内膜中，而且一旦进入，缺口便迅速修复。这个过程就叫作受精卵的"着床"。

从精子与卵子相遇到受精卵着床需要7～8天，着床部位多在子宫体上部的前壁或后壁，缺口多在受精的第11～12天修复。受精卵着床后逐渐发育成胚胎及与母体建立联系的附属物——胎盘、胎膜、脐带及羊水等，神奇的生命之旅由此开始。

##  孕妈妈经验分享：怎样界定不孕不育

受孕是一个复杂的生理过程，只要中间出现任何纰漏，就会阻碍怀孕。专家指出，有正常的性生活的育龄夫妇婚后没有避孕，在2年内从未受孕，需要警惕是否有不孕不育症，建议去医院诊治。

不过，在医学技术发展的今天，因为不孕不育没法拥有宝宝的难题已经迎刃而解。试管婴儿技术、人工授精技术可以为不孕不育患者带来光明和希望。

人工授精是用人工方法将经过处理的精子注入女性生殖道内使女性怀孕的一种方法，适用于男方不孕或不宜授精的情况。试管婴儿即指体外授精后进行培养，然后将胚胎移植到母体子宫中，是治疗绝对不孕症和部分相对不孕症的办法。

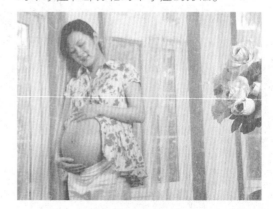

# 孕前1个月：备战最佳幸"孕"时刻

## 孕妈妈的最佳幸"孕"日

计划怀孕时，孕妈妈掌握自己的准确排卵日期是至关重要的。如果在排卵日前5天及排卵日同房，那么受孕的概率最高，准爸妈就可以做好迎接新生命的准备了。排卵是周期性的，月经周期非常规律的女性，可以用数字法推算自己的排卵日。例如，你的月经周期为28天，如果这次月经来潮的第一天是8月1日，那么下一次就应该是8月29日，因此这个月的13日、14日、15日、16日、17日中间任何一天都可能是排卵日。不过，由于女性的月经周期有时会随外界因素而变化，或者本身月经就不规律，这种方法常常显得不够准确。

效果最明显也最常用的方法是基础体温测定法（参考孕前5~4个月的内容）。其他的排卵日测定方法，可以参考下表：

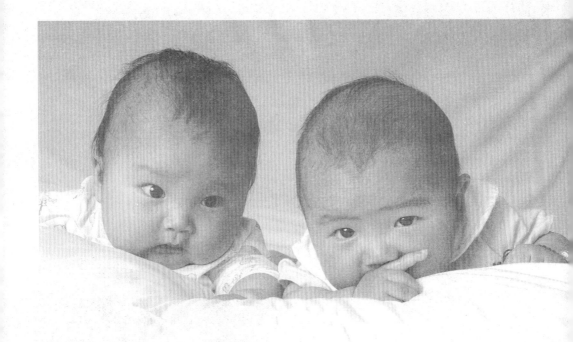

| 测定法 | 适用人群 | 原 理 | 具体方法 |
|---|---|---|---|
| 下腹疼痛感觉法 | 适用于有排卵痛的敏感孕妈妈 | 卵子从卵巢中排出的瞬间感到剧烈的疼痛，下腹部尤其是下腹部的右侧隐隐作痛 | 如果在月经中期有这种疼痛的感觉就是排卵发出的信号，这一天也正是排卵日 |
| 排卵试纸测定法 | 所有孕妈妈 | 女性尿液中的促黄体生成激素会在排卵前24小时左右出现高峰值，而排卵试纸就是通过测定这种峰值水平来确定排卵日期 | 在早上10时到晚上8时之间的任何时间，孕妈妈用吸管将自己的尿液适量滴在试纸指定的位置，静静等待几分钟后就能得到结果了 |

## 准爸爸呵护精子的5条守则

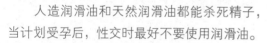

###  正确使用润滑油

　　人造润滑油和天然润滑油都能杀死精子，当计划受孕后，性交时最好不要使用润滑油。

### 摈弃手淫习惯

　　准爸爸性欲较强者，通过手淫可以解决一时性的性紧张。但过度手淫可以造成心理上的障碍，体质上的耗损，损坏了睾丸激素分泌及精液消耗太多，致使肾阳亏损造成阳痿，造成不育的严重后果。学习和正确理解性知识，坦然面对性问题，尽量少手淫，以保证有正常的性生活和健康的生育能力，是每个准爸爸必须了解的。

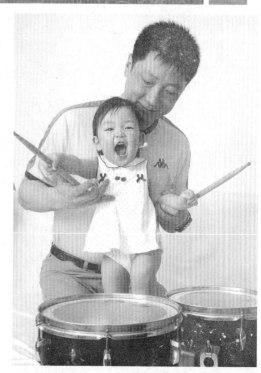

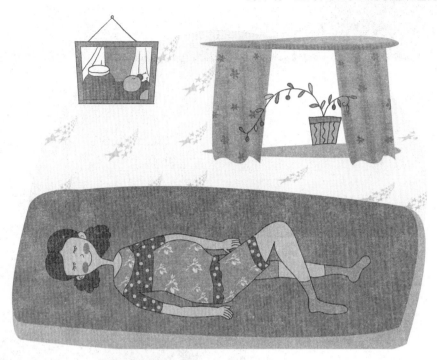

## 少骑自行车

骑车时身体前倾，腰弯曲度增加，让睾丸、前列腺紧贴坐垫而受到挤压。长此以往，会出现缺血、水肿、发炎等症状，影响精子的生成以及前列腺液、精液的正常分泌。再则，骑车过程中身体不停地颠簸和震动，可导致阴囊受损，阻碍精子的生成，影响孕育计划。如果实在需要骑车，应把时间控制在每天1小时以内。还可以将坐垫装上海绵套，或者安装减震装置来减轻颠簸。

## 停饮可乐型饮料

美国哈佛大学医学院的科学家们对目前不同配方的可乐型饮料进行了杀伤精子的试验。试验表明，男子饮用可乐型饮料会直接伤害精子，影响男子的生育能力。所以准备要宝宝的夫妻最好不要饮用可乐型饮料。

## 不穿紧身裤

过紧的裤子会将阴囊和睾丸牢牢地贴在一起，使阴囊皮肤的散热功能得不到发挥，让睾丸透不过气来，进而增加睾丸局部温度，造成生精功能减退。此外，还会限制和妨碍阴囊部位的血液循环，形成睾丸瘀淤血，导致不育。

# 孕妈妈经验分享：尽量少饮咖啡

咖啡因作为一种能够影响到女性生理变化的物质可以在一定程度上改变女性体内雌、孕激素的比例，从而间接抑制受精卵在子宫内的着床和发育。因此，准备怀孕的女性不要过多饮用咖啡、茶以及其他含咖啡因的饮料和食品。

研究表明，每天摄入300毫克咖啡因，可使受孕概率下降27%。如果在孕期饮用咖啡因饮料，孕妈妈会出现恶心、呕吐、头痛、心跳加快的症状。咖啡因还能够通过胎盘进入胎儿体内，刺激胎儿兴奋，甚至会影响其大脑、肝脏、心脏等器官的正常发育。这样的孩子出生后往往体重较轻，不够健壮。

孕妈妈应从计划怀孕之日起，就应尽量少喝咖啡。当然，还包括茶和其他含咖啡因的饮料和食品。即使忍不住了，咖啡因摄入量也不要超过60毫克（一般情况下，1杯150毫升咖啡含咖啡因60～140毫克，1杯红茶含30～65毫克，一块30克巧克力含25毫克）。

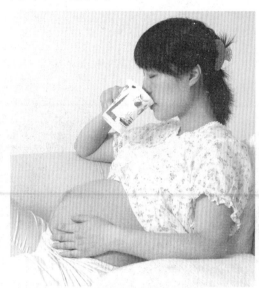

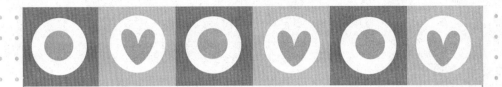

## ② 孕期40周，
# 专家指导孕育最棒一胎

一颗小小的种子诞生了，他将在孕妈妈温暖、安全的子宫内生长、发芽，直到长成一个神秘的宝宝，然后来到这个世界上，与亲爱的爸爸妈妈相聚。生命多么神奇！准爸妈们，准备好了吗？让我们一起开始这神奇的生命缔造旅程吧！

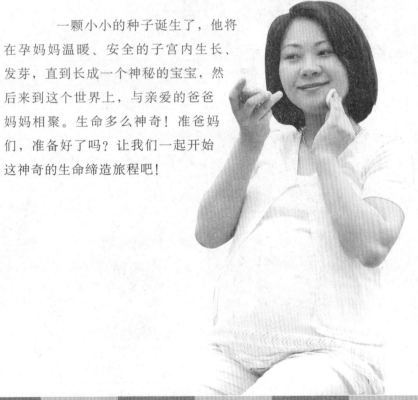

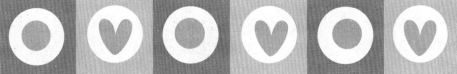

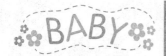

# 欣喜在1月：真的怀孕了吗

## 第1~4周

### 孕期全计划 ① 妊娠第1周

## 孕妈妈营养计划

### 孕妈妈营养关注

营养要丰富全面，保证每天的饮食结构合理，配餐表中要尽量包括主食（米、面或其他杂粮）；有色蔬菜（红、黄、绿色）与水果；鱼、肉、禽、蛋、奶及豆制品；食用油；调味品；坚果类食品等。这样才能均衡膳食，保证营养。

每天清晨空腹喝一杯新鲜的白开水或矿泉水，可以起到洗涤体内器官的作用，而且对改善器官功能、防止一些疾病的发生都有很大好处。

### 孕妈妈营养加油站

#### 香菇枣蒸鸡

做法：把鸡洗净切块；香菇、大枣洗净泡发；姜切丝；葱切段。然后把鸡块、香菇、大枣、姜丝用盐、淀粉拌匀，腌好。最后把鸡块摆碟中，淋香油，蒸熟，撒葱段即可。

功效：有温中益气、补精填髓、益五脏、补虚损的功效，对于肾精不足所致的小便频数、耳聋、精少精冷等症也有很好的辅助疗效。

#### 清炒芦笋虾仁

做法：虾仁挑去泥肠，洗净、拭干，拌入蛋清、盐、淀粉略腌，过油捞出。芦笋削除根部粗皮、洗净，用开水氽烫后捞出冲凉，切小段。用两大匙油炒香蒜、芦笋，接着放入虾仁和料酒、盐、白糖、白胡椒粉，勾入水淀粉，炒匀即可盛出。

功效：芦笋中含有丰富的叶酸，大约5根芦笋就能满足个体每日叶酸需求量的1/4。所以多吃芦笋能起到补充叶酸的功效，是孕妇补充叶酸的重要来源。虾仁含高蛋白质，具有补肾、壮阳、滋阴、健胃等功能，对提高运动耐力也很有价值。

## 孕妈妈生活计划

###  孕妈妈饮食须知

❶ 蔬菜、水果应充分清洗干净，必要时可以加盐浸泡一下。水果最好去皮后再食用，以避免农药污染。

❷ 严防生肉中的弓形体原虫感染胎儿，切生肉后洗手，肉类保证熟透后再食用。

❸ 尽量饮用白开水，避免饮用各种含咖啡因和可乐型的饮料。

❹ 尽量选用新鲜天然食品，避免食用含食品添加剂、色素、防腐剂的食品。

❺ 在家庭炊具中应尽量使用铁或不锈钢炊具，避免使用铝制品及彩色搪瓷制品，以防止铝元素、铅元素对人体细胞的伤害。

## 孕妈妈运动计划

### 孕妈妈运动的四大理由

❶ 适当运动可以促进母体及胎儿的新陈代谢，保证孕妈妈和胎儿的营养吸收，既增强了孕妈妈的体质，又使胎儿的免疫力有所增强。

❷ 怀孕期间进行适当的运动，可以促进血液循环，提高血液中氧的含量，消除身体的疲劳和不适，保持精神振奋和心情舒畅。

❸ 孕期运动能刺激胎儿的大脑、感觉器官、平衡器官以及胎儿呼吸系统的发育。

❹ 适当的运动可以很好地锻炼孕妈妈的肌肉和骨盆关节等，为顺利分娩创造条件，分娩后也能迅速恢复身材。

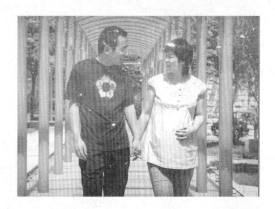

# 孕妈妈孕期防辐射计划

 ## 远离电磁辐射

人类自出生开始就暴露在天然的辐射环境之中。而太阳及其他星球也自外层空间源源不断地产生电磁辐射，这些天然产生的电磁辐射对人体是无害的。但人类发展到现代社会，却有越来越多的人工辐射对人类健康产生了威胁。辐射环境的污染无所不在。辐射对于计划怀孕的孕妈妈来说，更成了一个无法避免的忧心问题。

其实，在我国，天然辐射的剂量占了生活中辐射剂量的81.2%，而人工辐射剂量只占18.8%。因此，除非是随个人生活环境及饮食习惯影响，或是经由某些工业环境或医疗上需要的长时间接触而日积月累地遭受辐射侵害，一般生活中的电磁辐射可不用多虑。但怀孕期间的孕妈妈与婴

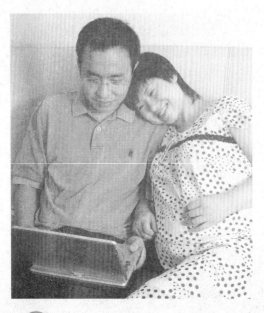

幼儿由于体内环境正在发生变化或正处于生长发育阶段，较易受到外界环境的影响和侵害，因此，应该比普通人更多注意防辐射。

尤其某些孕妈妈，因为工作需要而长期受到超强度的电磁辐射，这些孕妈妈们很可能出现皮肤衰老加快，各种恶性肿瘤得病概率增加，甚至产生头痛、失眠、心律失常等症状。

辐射污染对孕期的胎儿的负面影响更加显著。当胚胎在母体内时，对有害因素的毒性作用比成人敏感，受到电磁辐射后将产生不良的影响。如果是在胚胎形成期受到电磁辐射，有可能导致流产；如果是在器官形成期，正在发育的器官可能产生畸形；即使在胎儿的发育期，若受到辐射，也可能损伤中枢神经系统，导致婴儿智力低下。

所以，为保护母婴的身心健康，对妊娠期孕妈妈，特别是在孕早期的前3个月，要远离电磁辐射源。

 ## 日常生活防辐射

首先就是关于电脑的辐射。电脑辐射有两种：一种是电脑屏幕的辐射，要防止这种辐射，可以给电脑屏幕安装一个纤维玻璃的保护屏，或者与电脑屏幕和键盘保持30厘米以上的距离。还有一种电脑辐射来自于电脑背面的电线圈，这种辐射的危害较大，但一般人不会在电脑背后作业。如果有孕妈妈是在电脑机房上班的则要注意，尽量避免

在电脑背后作业。将后方电脑的朝向往旁边移，或改用笔记本电脑。

此外，每日使用电脑的时间最好控制在2～4小时。孕期的前3个月，也就是胎儿器官形成期，暂时不要使用电脑，仍在这

一岗位工作的，必须穿着电磁防护服。

除了远离电脑的辐射，孕妈妈们还需要找出隐藏在家中、职场和医院中的辐射源，与它们保持安全距离。工作、居家的辐射源可参考下表：

| 辐射源 | 辐射危害 | 防辐射建议 |
|---|---|---|
| 手机 | 手机的辐射比较微小，但也可以对人体造成危害 | 孕妈妈最好减少使用手机的机会，并且长话短说，也尽量避免将手机挂在腰间 |
| 复印机 | 复印机的线圈、电线圈和马达都是有辐射的 | 使用时，身体距离机器30厘米为安全距离，不要用身体贴着或靠着复印机进行操作。目前市面上较新型的复印机把有辐射的部分装在底盘上，这种复印机对身体危害较小 |
| 医疗器械 | X线对胎儿有不良影响，易造成胎儿畸形、脑部发育不良，以及儿童期的癌症概率增加 | 怀孕初期最好不要暴露于X线之中，以免造成重大伤害；越接近预产期影响越小 |
| 装修材料 | 部分天然装饰石材，工业废渣制成的煤灰砖、矿渣砖等，都可能存在放射性。有些壁纸、壁布、涂料、塑料、板材等，会释放出大量有害气体，致使居室空气污染严重，变成了"辐射屋"、"污染房" | 购房或租房，都应先彻头彻尾地做辐射检查，尽量避免生活在不健康的环境中。如已无法改变住所，则要测出辐射最强的是哪里，加以屏蔽或调整家具位置，使家人接触辐射材料的距离加大，接受辐射的时间减少 |
| 家用电器 | 根据国家对家电辐射的相关标准，只要小于12伏米就符合国家标准。除了微波炉的辐射较大外，其他家电的辐射较微小，不近距离接触就可避免 | 应该挑选正规厂家的名牌家电产品，保持一定的安全距离。孕妇要远离微波炉至少1米以外。同时，不要把家用电器摆放得过于集中，特别是电视机、电脑、冰箱等更不宜集中摆放在孕妇卧室里。还要注意缩短使用电器的时间 |

## 电磁防护服的选购

现在，随着保护意识的提高，许多孕妈妈在孕期都会去选购一件电磁防护服，来保护自己和胎儿的安全。但对选购防护服的标准却还是比较模糊，对防护服的真伪也不能很好地辨别。

专家指出，服装的面料对电磁辐射的防护起着关键的作用。目前市场上防护服装的面料主要有两种，而这两种面料的防辐射效果是有差别的。一种是用不锈钢纤维织成的，另一种是碳素纤维织成的，从电磁辐射防护的角度来说，不锈钢纤维织成的面料的防护性能要优于碳素纤维织成的面料。

需要注意的是，防护服的防护能力可不是衣服上标明的100％防电磁辐射，除非这防护服裹得严严实实，密不透风，才有可能。所以，孕妈妈们还是要注意拉大与辐射源的距离，这是最简单的防辐射方法了。

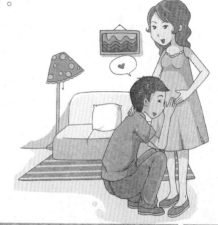

## 孕妈妈心理调适计划

女性长期处于忧虑的心理状态，不仅会引起自主神经功能失调，还会干扰激素的活动，进而影响女性正常的排卵。一些年龄较大的职场女性，在急盼早生孩子的时间紧迫感与工作压力的双重压迫下，造成了难以受孕。

负性情绪同样会使男性制造精子的能力丧失。当男人处于沮丧、失落、精神过度紧张的时候，他们的精子数目会大大减少，甚至完全丧失制造精子的能力。因此，结婚后不久未育者，不一定就是病理问题，还应考虑到负性情绪这一精神因素的影响。如果经医生检查未发现明显问题，就要调整心情，保持轻松愉快、平静乐观。一旦负性情绪得到纠正，就会很快怀孕生育的。

## 准爸爸爱妻计划

### 最佳幸"孕"体位

科学证明，做爱时男上女下姿势对受孕最为有利。这种姿势使阴茎插入最深，

因此能使精子比较接近子宫颈。如要加强效果，女性可以用枕头把臀部抬高，使子宫颈可以最大限度地接触精子。不过值得

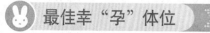

注意的是，有些女性子宫呈后倾后屈式，影响精子进入子宫而导致不育，这时做爱时采用后位式反而会提高受孕的概率。

准爸爸射精后，就应尽快抽身，让妻子赶快平躺下来，使精液不致过多流失。还可以采取侧卧的办法，让膝盖尽量向腹部弯曲，为精子的游动创造最佳的条件。

## 注意性卫生

性交前，夫妻双方一定要注意清洁手部的卫生和外阴的卫生，注意清洗外阴和肛门等部位。准爸爸要注意清洗包皮垢，以免积存污垢，给自己和孕妈妈造成细菌感染，对健康和孕育均不利。同时还要注意内衣裤的清洁。

# 孕妈妈经验分享

## 宝宝报到的信号

① 育龄期女性，平时月经规律，一旦月经超过10天以上未来，同时本来就计划怀孕，也未采取可靠的避孕方法，就很有可能怀孕了，一定要去医院检查，做好当妈妈的准备。

② 妊娠初期，由于激素分泌的影响，孕妈妈显得疲惫无力，对什么事都提不起兴趣。如果平日里精力充沛的你突然有这种迹象，就要考虑是不是怀孕了。

③ 呕吐是多数孕妈妈都会经历的，有的敏感的女性在很早的时候就有可能产生孕吐。孕早期的呕吐主要是由于绒毛膜促性腺激素水平的升高、黄体酮增加引起胃肠蠕动减少、胃酸分泌减少引起消化不良等原因。有时也会受精神上的不良影响，可能会发生在一天中的每一个时刻，是怀孕的正常表现。

④ 一般排卵前体温在36.5℃以下，排卵后体温上升0.3～0.5℃，但如果发现自己的基础体温持续保持高温2周以上，甚至看起来像有轻微的感冒的症状，便应该想到这是有喜讯的征象。

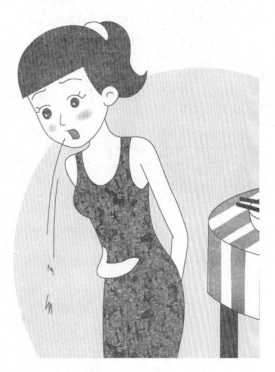

验孕小窍门

| 验孕方法 | 验孕时间 | 注意事项 |
|---|---|---|
| 早孕试纸测试法 | 在月经过期当天，或在同房后7~10天进行检测 | 1. 购买时要注意包装盒上的生产日期，不要使用过期的测试卡<br>2. 操作之前要仔细阅读测试卡使用说明，按照说明去做<br>3. 为了让结果可信些，最好还是在月经推迟2周后再做检测，而且用早上第一次排出的尿液检测，测出结果最准确<br>4. 如果检测结果说明你怀孕了，最好再去医院检查检查，确认这一结果 |
| B超检查 | 最早在受孕5周时 | 验孕的结果比较准确，孕妈妈可从屏幕上看见子宫里幼小的胚囊。对宫外孕也能准确诊断，非常方便 |
| 妊娠试验 | 最早在受孕后10多天即能检测出来 | 怀孕60天后若做妊娠试验，最好结合B超检查等考虑，以免误诊 |

**孕期全计划**

# 2 妊娠第2周

 **孕妈妈营养计划**

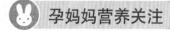 孕妈妈营养关注

❶ 为保证胎儿神经系统的正常发育，要多吃富含叶酸的食品，如樱桃、桃、

李、杏等新鲜水果中都含有丰富的叶酸，不妨根据自己的喜好酌情选用。也可以遵照医嘱补充叶酸片剂。

❷ 饮食上要保证热量的充足供给，最

好在每天供给正常成人需要的9204.8千焦（2200千卡）的基础上，再加上1672千焦（400千卡），以供给性生活的消耗，同时为受孕积蓄一部分能量。

## 孕妈妈营养加油站

### 乌鸡补肾汤

做法：把乌骨鸡洗净，将金樱子、枸杞子、钩藤、鸡血藤、毛狗脊各15克药材（药店有售）冲洗干净，用布包好，放在鸡腹腔里，锅中加清水、葱、姜、料酒等与鸡一起用大火煮沸，转为文火炖至鸡肉烂熟，加食盐等调好味即可。

功效：有滋阴补肾、益气养血的作用，对因性生活频繁造成的精血亏损有较好的补益作用。

### 韭菜虾仁炒鸡蛋

做法：把虾仁洗净，用水发胀，约20分钟后捞出沥干水分待用；韭菜洗干净，切小段备用。鸡蛋打碎盛入碗内，搅拌均匀加入淀粉、香油调成蛋糊，把虾仁倒入拌匀待用。起锅热油，下虾仁翻炒，蛋糊凝住虾仁后放入韭菜同炒，待韭菜炒熟，放盐、酱油，淋香油，搅拌均匀起锅即可。

功效：韭菜有调中、下气、止痛、壮阳的功效，可用于治疗痛经、阳痿早泄、腰膝酸软、尿频、遗尿等症。这道菜能补肾阳、固肾气、通乳汁。

## 孕妈妈生活计划

### 远离致畸因素

❶ 远离清洁剂、油漆、胶水等挥发性的物体。

❷ 远离大气污染。大气污染对胎盘形态和功能会产生影响。当大气污染严重时，会导致自然流产、死产、死胎、新生儿死亡和出生缺陷等不良妊娠结局发生。孕妈妈要尽量避免去人口密集的地方，不要在工业区附近逗留。

❸ 远离噪声。噪声是畸形的诱发因子。国外的一些研究表明，孕妇在怀孕期间接触强烈噪声(100分贝以上)，婴儿听力下降的可能性增大。这可能是由于噪声对胎儿正在发育的听觉系统有直接的抑制作用。

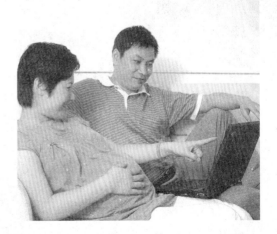

# 孕妈妈运动计划

## 孕期运动随时而变

孕早期：怀孕的前3个月内，可参加一些不剧烈的活动，但如果孕妈妈感觉不太好的话，在怀孕的前3个月最好不要参加运动，因为这时胚胎在子宫里还没有牢固地"扎下营盘"，运动失当很可能会导致流产。

孕中期：怀孕的第4~7个月，是孕妈妈最适合运动的时期。这个阶段的运动量应随孕期增长而逐渐减小，毕竟肚子越来越大，很多动作做起来越来越不方便了，而且运动的时间要越来越短，动作要越来越轻柔。一般来说，运动只能做到中期即怀孕7个月前。

孕后期：怀孕7个月以后，孕妈妈不适宜做运动了，因为这时胎儿已经长得很大了，运动有可能导致早产等问题。

# 孕妈妈10月胎教计划

## 胎教有必要吗

要知道胎教是否能对胎儿产生正面作用，首先要对胎教有一个正确的认识。胎教的目的，不是教胎儿唱歌、识字、算算术，而是通过各种适当的、合理的信息刺激，促进胎儿各种感觉功能的发育成熟，为出生后的早期教育即感觉学习打下一个良好的基础。而不是有人认为的，经过胎教的孩子个个都是神童。

还有不少人认为胎儿根本就不可能接受教育，那是因为他们不了解胎儿的能力。事实上，5个月的胎儿就已经有能力接受教育了。但这里所说的教育，不同于出生后的教育，主要是对胎儿六感功能的训练，即皮肤的感觉、鼻子的嗅觉、耳的听觉、眼的视觉、舌的味觉和躯体的运动觉。

接受过正确方法胎教的宝贝，在出生后对音乐敏感，有音乐天赋。心理行为健康，情绪稳定。语言发展快，说话早。大运动能力发展优秀，动作敏捷，协调；手的精细运动能力也发展良好。学习能力和智能发展都超过未接受过胎教的宝贝。

## 胎教成功的秘诀

美国的约瑟夫妇用"子宫对话"的方法，把爱传给胎儿，先后培养出4个天才的儿女，智商均在160以上，大女儿10岁便进入大学，他们夫妇在《胎儿都是天才》一书中写道："胎教成功的秘诀就是爱和耐心。"

相信胎儿的能力和对胎儿倾心的"爱与耐心"，这就是胎教成功的秘诀。

胎教的各种内容都是围绕一个目的，即输入良性信息，确保胎儿生存的内外环境良好，使胎儿在自然而然中、在无意识探索中健康成长。一切胎教内容都应当在胎儿清醒时进行，而填压式、揠苗助长式施教，将适得其反。

 # 胎教方法要正确

所有的胎教项目，最好都在咨询过医生以后再进行，以免错误的做法影响到胎儿的安全和健康。

## 情绪胎教

**胎教时间**：整个孕期都要保持良好的情绪。

**胎教意义**：孕妈妈的情绪不仅可以影响本人的食欲、睡眠、精力、体力等方面的情况，而且可以通过神经、体液的变化，影响胎儿的血液供给、心率、呼吸和运动等许多方面，对孩子未来的性格行为的形成也有很大的影响。

**胎教方法**：孕妈妈要始终保持良好的心境和愉快的情绪。准爸爸应经常关心和体贴孕妈妈，及时给予适宜的开导或具体问题的帮助。

**胎教禁忌**：孕妈妈心情郁闷、精神忧虑会影响胎儿心理和智力的正常发育。

## 抚摸胎教

**胎教时间**：怀孕16周后进行。

**胎教意义**：通过抚摸胎儿，可以把信息输入胎儿体内，引起大脑的刺激。刺激越频繁，越能使胎儿产生记忆，智力得到开发。

**胎教方法**：孕妈妈仰卧在床上，头部不要垫高，全身尽量放松，用手来回在腹部抚摸胎儿。每天做2~4次，每次5分钟即可。

**胎教禁忌**：胎儿的反应速度及程度是千差万别的，如果胎儿受到抚摸后，过一会儿才以轻轻地蠕动做出反应，可以继续抚摸几分钟。如果胎儿用力挣脱或者蹬腿反对，应马上停止抚摸或推动。有早期宫缩的孕妈妈，不可做抚摸动作。

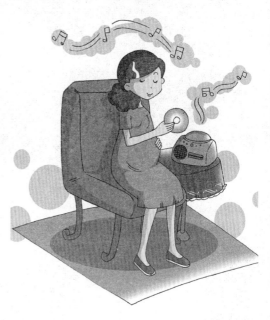

## 音乐胎教

**胎教时间：**怀孕20周后进行。

**胎教意义：**优美的音乐对孕妈妈和胎儿的身心健康都是非常有益的。

**胎教方法：**选择在空间较大的环境中进行，孕妈妈注意不要离声源太近。每次持续时间5~10分钟。

**胎教禁忌：**应该特别禁止的是过于强烈、杂乱的音乐，这可能会引起胎儿体能消耗过大，使消化系统和神经系统受到损害。也不要直接将音箱的扬声器放在腹壁上，这样很可能刺激到胎儿的耳道，极易对胎儿的耳蜗及听觉神经造成损伤，引起听力障碍甚至耳聋。

## 语言胎教

**胎教时间：**怀孕20周以后，在胎动比较活跃时进行。

**胎教意义：**优美的语言像花朵一样美丽，可以刺激胎儿的大脑和生长发育，使孕妈妈自身调节，进入愉快和宁静的状态。

**胎教方法：**语言的内容要简单，可以重复地讲。这项工作主要由准爸爸进行，因为准爸爸的声波以中低频为主，很容易透入子宫内。同时，准爸爸经常和胎儿对话，对孕妈妈是一种安慰，对胎儿的情感发育也有很大好处。

**胎教禁忌：**在"对话"时，环境一定要保持安静，避免给胎儿带来噪声。切记，不要讲述胎儿根本无法听懂的话。

## 找到最佳胎教时间

**中午12时：**这时，人们的视力处于最佳状态，可以明朗清晰地看到美丽的风景，孕妈妈可以在这段时间去欣赏优美的绘画作品。

**晚8~11时：**这个时间是孕妈妈听神经最敏感的时间，也是最佳胎教时间。孕妈妈也已经吃完饭，并稍作了休息，精神慢慢恢复。最好能和准爸爸一起进行胎教。

胎教前，孕妈妈和准爸爸一定要调整好自己的情绪，不要将白天工作的疲惫、压力等负面情绪传输给宝宝。跟宝宝说话的时候，一定要全身心地投入，完全不要为这样亲密、可爱的说话方式而尴尬。

## 其他时间段的最佳活动

**上午10~11时：**这个时间段内人们可以最大限度地承受各种疼痛。孕妈妈可以在这个时间段从事烦琐的家务事或者解决工作上的难题。

**下午1~2时：**这段时间，刚吃完午餐的孕妈妈记忆力会有所减弱。所以，最好在这个时间段小睡片刻，保证每天大约30分钟的午觉。

**下午3~4时：**身体各种功能处于最高运作阶段，最适合孕妈妈出门活动。在家休

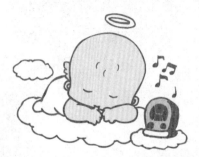

息的孕妈妈可以选择离家比较近的公园或其他幽静的地方进行散步。

**下午5时：**孕妈妈食欲最旺盛的时间。可适当地吃一些点心或其他爱吃的食物。

**凌晨1时：**孕妈妈最容易感受到阵痛的时间。若孕妈妈处于妊娠最后1个月，准爸爸必须在这个时间段保持高度的警惕。

## 孕妈妈心理调适计划

女性可因情绪不好而致性欲低下，使阴道酸性较高，不利于精子的存活而不孕。不良情绪也会使男子出现阳痿、早泄或无性欲，以致无法交合而致不孕。即使受孕后也会因情绪的刺激而影响母体的激素分泌，使胎儿不安、躁动，影响生长发育，甚至流产。

因此，受孕之前，夫妻双方的心理状态都必须是良好、稳定、向上的。在准备受孕时夫妻双方感情要融洽，工作要比较顺利，近期内未经受大的精神创伤，预计在未来一段时间内也不会有忧愁、烦恼和焦虑的事情发生，如情绪过分紧张，有可能会阻断胎盘和子宫的供血，致使胎儿缺氧。

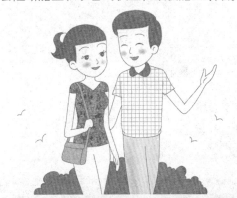

## 准爸爸爱妻计划

### 别给孕妈妈带来压力

准爸爸要注意自己的一言一行，以免给妻子造成精神压力。比如有的准爸爸经常唠叨说希望生个男孩，孕妈妈怕自己生的孩子不能满足准爸爸的要求，心里就会产生很大的压力。

还有的准爸爸脾气暴躁，动辄对孕妈妈大嚷大骂，这对孕妈妈来说也会造成心理阴影。

夫妻之间要真诚相处，多体贴、关心孕妈妈，让孕妈妈在你的细心呵护、关怀下平安孕育，这才是作为一个准爸爸应尽的责任和义务。

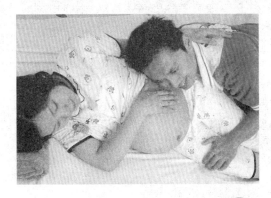

**孕妈妈经验分享**

 **寻找朋友的支持**

善于协调情绪是保持良好的孕前心态的前提。一些与准爸爸都不能说的情况，可以和亲密的朋友细细说来，一起去寻求解决的办法。和朋友一起逛逛街、聊

聊天什么的，可以很好地缓解内心的心理压力。朋友的安慰和鼓舞，也可以让孕妈妈保持愉快的心情。如果朋友正好也在怀孕，或是已经生育了小孩，两人还可以一起交流讨论孕产的经验，学习到不少有用的知识，增强孕妈妈的信心。

**孕期全计划**

# 3 妊娠第3周

 **孕妈妈营养计划**

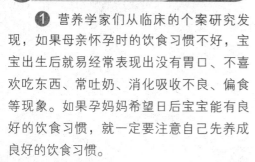 **孕妈妈营养关注**

❶ 营养学家们从临床的个案研究发现，如果母亲怀孕时的饮食习惯不好，宝宝出生后就易经常表现出没有胃口、不喜欢吃东西、常吐奶、消化吸收不良、偏食等现象。如果孕妈妈希望日后宝宝能有良好的饮食习惯，就一定要注意自己先养成良好的饮食习惯。

❷ 补充叶酸的同时，加强多种微量元素的摄取，因为微量元素锌、铜等也参与了中枢神经系统的发育。可以适当吃一些香蕉、动物内脏，还有瓜子、花

生、松子等坚果类食品，这些食品中富含锌元素。

 **孕妈妈营养加油站**

🥕 **什锦豆腐煲**

做法：将火腿、鲜虾或银鱼等与豆腐同炖，快熟时加入青菜（可选择白菜、油菜或生菜），然后加入香油、盐等调味。

功效：营养丰富，有利于胎儿大脑发育。

🥕 **素什锦**

做法：将菜花、芹菜、黄瓜、胡萝

卜等洗净，切成寸长小段。菜花、芹菜用开水焯一下，胡萝卜过一下油，油面筋切成寸段，再将木耳、香菇等泡发，撕成小块。锅内加油、葱、姜炝锅，加入高汤（清水加鸡精也可），下入木耳、香菇、油面筋、胡萝卜，小火微炖，收汤后，下入各种蔬菜，勾芡，加盐、香油即可。

功效：这道菜清爽可口，含维生素、矿物质，是孕早期补充营养的不错选择。

## 孕妈妈生活计划

### 建立良好的睡眠规律

在怀孕早期，应调整好自己的睡眠时间，规律作息——没有规律的睡眠习惯，会影响胎儿的生长发育，严重时会导致生长发育停滞。孕妈妈也会因大脑休息不足引起大脑过劳，使脑血管长时间处于紧张状态，出现头痛、失眠、烦躁等不适，有可能诱发妊娠高血压综合征。

这里有一种方法可以帮助孕妈妈尽快进入睡眠状态：每天晚上10点钟左右用温热水浸泡双足，然后喝一杯牛奶后即上床，这样可促进尽快入睡，逐渐便可改掉夜半才入睡的不良积习，建立身体生物钟的正常节律。

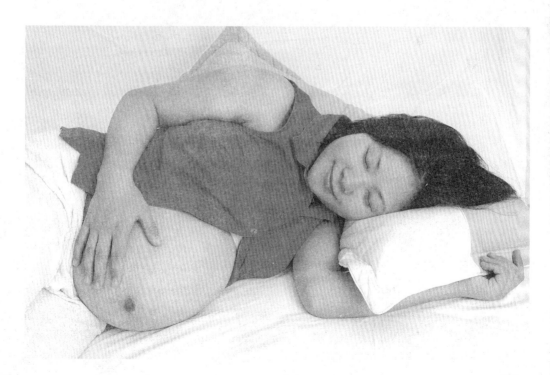

**营造一个良好的睡眠环境**

卧具摆放合适与否与孕妈妈的睡眠质量好坏有直接的关系。

❶ 卧室要选择采光、通风较好的地方，床铺要放在远离窗户、相对背光的地方，因为在窗户下睡觉容易吹风着凉，从窗户照进来的太亮的光线也会影响睡眠。

❷ 要选棉麻织品的床单和被里。床单、被里和人的皮肤直接接触，必须符合卫生舒适的要求，要有较好的透气性和吸湿性。

❸ 枕头内的填充品和枕头的高低要适合，一般认为荞麦皮枕芯无论冬夏都适合，不会成为过敏原，可以大胆选用。

❹ 经常将卧具放在阳光下晾晒，利用紫外线杀菌消毒。

# 孕妈妈运动计划

 **孕期运动强度不可过大**

孕早期的运动时间不能过久，因为运动时间过久、强度过大，可显著降低主动脉血的氧含量，影响胎儿摄取足够的氧，影响胎儿发育。过多直立的劳动或某些运动（如剧烈运动，跳跃、扭曲或快速旋转的运动）对妊娠不利。孕早期胎盘不稳的情况下，一定要注意避免增加腹压和导致心理状态过分恐惧紧张的运动，下肢用力的运动（如骑车等）也要避免。一般可进行步行、慢跑、游泳等运动。原来运动强度不大的，且在孕前习惯的运动仍可继续进行。

怎样掌握运动强度呢？一般以自我不感到疲劳为度，也可以在运动停止后15分钟之内心率能恢复到运动前的水平作为衡量运动量适度的标准。

# 孕妈妈280天安产计划

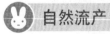 **自然流产**

**自然流产**：在妊娠28周前，胎儿发育体重小于1 000克时，自行终止妊娠的现象称为自然流产。临床上以12周为界，将流产发生在孕12周前者称为早期流产；发生在12～28周者称为晚期流产。

导致自然流产的原因很多，遗传基因缺陷、免疫因素、母体疾病因素甚至是环境因素，都可能引起自然流产。其实自然流产是淘汰缺陷胎儿的一种机制，不是完全有害的。因此，孕妈妈不必为此忧虑。

**安产计划**：孕妈妈在孕早期和孕晚期

一定要避免性生活。

如果连续自然流产2次以上，且流产发生前B超检查已证实有胎心搏动者一定要引起高度重视，找出原因，对于可以治愈的流产因素要积极治疗。此外，如果在妊娠12～28周出现腹痛、阴道流血的现象，要采取一定的安胎措施。如有症状，要及时去医院就诊。

## 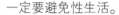 子宫外孕

**子宫外孕：**子宫外孕是指由于某种原因，受精卵在子宫腔以外的其他地方着床（正常怀孕应该是受精卵在子宫着床发育成胎儿）。由于子宫腔以外的地方没有良好的生长环境，胎儿成长至某一程度之后即会死亡或将着胎部分撑破，产生大量腹内出血，造成大出血，引起休克，甚至危及孕妈妈的生命。最常见的子宫外孕是受精卵着床于输卵管的输卵管妊娠。

**安产计划：**如果有附件炎、盆腔炎病史、有输卵管手术史、不孕症、有"宫外孕"史、上着宫内避孕器的女性怀孕一定要及早检查。一旦诊断为子宫外孕，就要及时通过手术拿掉以确保孕妈妈安全。

## 葡萄胎孕产

**葡萄胎：**受精卵着床后，胚胎会生出许多绒毛并种植在母体的子宫上，胎儿就是靠这些大量的绒毛同母体进行物质交换，获得氧气、营养和进行新陈代谢的。但是由于某些病理性情况的影响，胚胎的绒毛间质发生水肿，每个绒毛变成膨大的水泡状，内含大量透明的浆液性液体使体积度胀大，直径一般为0.2～0.5厘米，有的甚至还更大。这些水泡相连成串，酷似葡萄状，因此叫葡萄胎。这种症状常见于20～30岁的孕妈妈，处于生育期的女性都有可能导致葡萄胎。

**安产计划：**导致葡萄胎的确切病因现在尚不明了，一般认为与营养障碍特别是叶酸缺乏、病毒感染、遗传和免疫功能障碍等因素有关。因此孕妈妈补充营养，增强免疫力至关重要。

葡萄胎可以发展成恶性葡萄胎或绒毛膜上皮癌，特别是绒毛膜上皮癌，往往早期发生肺、肝和脑转移，甚至危及生命。在大部分情况下，葡萄胎孕产都会自动流产。如果不发生自动流产，一旦发现得了葡萄胎后，应立即刮宫。对于年龄大的女性，还应考虑全子宫切除，以防止恶性病变。

## 死产

**死产：**在妊娠20周后，由某些不利因素使宫内胎儿缺氧导致死亡，称为死产。

引起胎儿死亡的常见原因是脐带病变、胎儿畸形、母体病变导致胎盘功能不全供氧不足，致使胎儿缺氧死亡。如果死胎在母体内滞留过久，就会引起母体凝血功能障碍，甚至分娩时发生不易控制的产后出血，对产妇危害极大，故及时诊断处理是非常必要的。

**安产计划：**染色体异常、孕妈妈的健康问题、胎盘异常、子宫疾病甚至怀孕中出现的异常状况都有可能导致死产，因此孕妈妈在怀孕期间要多加注意。孕期一旦发现胎

动减少或胎动消失，但胎心正常，在短时间内如果及时采用剖宫产，有时仍然可使婴儿存活。因此，孕期学会胎动计数来进行自我监测，有助于了解宫内胎儿安危。

**胎动计数方法：**每日早、中、晚各数1小时的胎动数，3次相加乘4即为12小时的胎动计数。正常胎动每小时3~5次，如12小时内胎动计数少于20次，提示胎儿宫内缺氧，随时有胎死宫内的危险，需立即找医生检查治疗。

 ## 孕妈妈心理调适计划

在妊娠第一阶段，心理调试的主要目的是接受妊娠。通过调试，应该将妊娠纳入自己的生活计划，对妊娠过程中出现的各种生理现象有正确的认识，并为进入母亲角色做好心理准备。对于妊娠中出现的各种问题，应该重视，却不必惊慌，可以问一问有妊娠经历的长辈、朋友或者查阅书本，还可以向医生咨询。即使是发生了与别人不一样的现象，只要不会危及你和宝宝的健康，就不要过分担心。因为人与人之间存在个体差异，在正常范围内出现小小的差异是不足为奇的。

 ## 准爸爸爱妻计划

主动承担家务，让孕妈妈暂时远离厨房，准爸爸可以担任烹饪的主要任务，也可以劝家人帮忙。

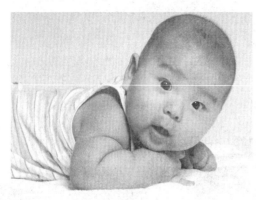

别让孕妈妈做太剧烈的运动，同时注意让孕妈妈远离有害于孕育的事物，并且避免和她发生情绪冲突等。总之，准爸爸要想到妻子现在是个孕妈妈了，要在生活的各个方面、各个细节，提供给她合理的帮助。就算你不能够做到十全十美，但只要你努力了，肯定会让孕妈妈产生幸福的感觉。

需要提醒的是，准爸爸在做一些有益于帮助孕妈妈的事情的同时，不要表现得太紧张，太过于限制，否则，这同样会引起孕妈妈的焦虑和紧张，反倒对孕育不利了。

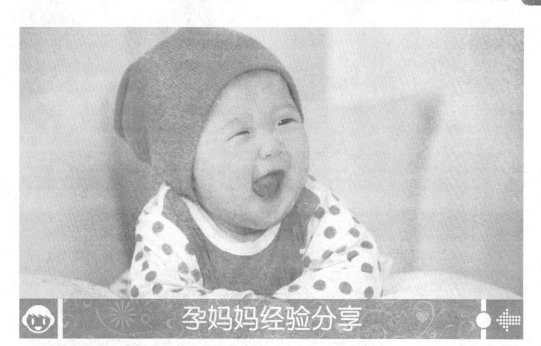

## 孕妈妈经验分享

### 预知宝宝血型

作为一个孕妈妈，对自己未来的心肝宝贝一定充满了好奇心吧！其实，依照血型的遗传规律，可以形成一个固定的遗传模式，已知自己和准爸爸的血型，就可以大略推测出宝宝的血型。

人的血型分为A型、B型、O型和AB型

4种。A型者的红细胞上有A抗原，B型者有B抗原，O型者无抗原，AB型者有A抗原和B抗原。如果母子血型不合，可使母体产生抗体，导致胎儿及新生儿发生溶血症。这也是前面孕妈妈检测血型的目的所在。

不同血型的准爸妈，可以按照下表对宝宝的血型做一个推测。

| 父母血型 | 子女可能血型 | 子女不可能血型 |
| --- | --- | --- |
| A*A | A，O | B，AB |
| A*O | A，O | B，AB |
| A*B | A，B，AB，O | |
| A*AB | A，B，AB | O |
| B*B | B，O | A，AB |
| B*O | B，O | A，AB |
| B*AB | A，B，AB | O |
| AB*O | A，B | AB，O |
| AB*AB | A，B，AB | O |
| O*O | O | A，B，AB |

孕期全计划

**4**

# 妊娠第4周

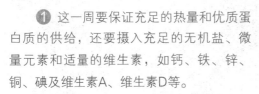

## 孕妈妈营养计划

### 孕妈妈营养关注

① 这一周要保证充足的热量和优质蛋白质的供给，还要摄入充足的无机盐、微量元素和适量的维生素，如钙、铁、锌、铜、碘及维生素A、维生素D等。

② 血虚、贫血的孕妈妈，可适当食些大枣、枸杞子、红小豆、动物血、肝等食物；易疲劳、感冒的孕妈妈，可适当食用些黄芪、人参、西洋参等；脾胃较虚弱的孕妈妈，可适当食用些怀山药、莲子、白扁豆等以补脾胃。

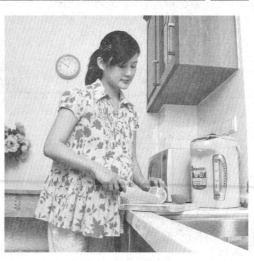

### 孕妈妈营养加油站

#### 🥕 猪血豆腐汤

做法：大枣稍微用刀背拍裂后浸泡于清水中，去核；猪血洗净，切方块；豆腐切方块。锅内放入适量水，加入大枣，先用大火煮沸，再转小火熬约15分钟，然后再转大火，令水滚沸，放入猪血及豆腐；待再度煮沸时加盐、葱花、胡椒粉、香油等调料提味即成。

功效：猪血中含有人类不可缺少的钙、铁、钾、锌、铜等微量元素，具有很好的造血功能，豆腐富含大豆蛋白和卵磷

脂，孕妈妈常喝此汤，既能防治缺铁性贫血，又能增补营养。

#### 🥕 南瓜牛肉汤

做法：牛肉切薄片，加入酱油、白糖、生粉拌匀，腌透入味；南瓜去皮、核，切小块。砂锅内加入适量清水和姜片，待水沸之后放入南瓜，煲至南瓜熟，再放入牛肉，滚熟，以酱油、盐、白糖、生粉、调味即可。

功效：牛肉味甘性温，其铁、锌和蛋白质含量都非常高。南瓜营养价值很高，可以缓解孕妈妈气虚、营养不良、腰膝酸软等症状。

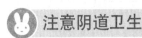

# 孕妈妈生活计划

## 注意阴道卫生

这一段时间，孕妈妈的阴道分泌物会增多，所以，孕妈妈一定要注意会阴部的清洁卫生，每天应用清水冲洗外阴部，不要冲洗阴道内，大便后、清洗阴部时，一定要注意按从前往后的顺序进行，切不可先擦拭或清洗完肛门再擦拭或清洗外阴，以避免交叉感染。

# 孕妈妈运动计划

## 专家的"孕"动建议

❶ 运动地点要保持安静、清洁、舒适。有关资料统计表明，城市中下午4~7时空气污染相对严重，孕妈妈要注意避开这段时间锻炼和外出，以利于自身和胎儿的身体健康。

❷ 注意衣服样式要宽松，穿合脚的平底鞋。

❸ 注意保暖，以免着凉。运动后宜采用沐浴冲澡的方式，不要用盆浴浸泡。洗头发的时候，如果自己不方便，可以请人帮助清洗，但要采用头往前倾的姿势来冲洗头部。

❹ 想休息就休息，而且要随时补充水分。但不要只喝白开水，最好补充一些果汁等。可乐以及运动饮料都不适合孕妈妈。

# 孕妈妈孕期性爱计划

## 孕早期：避免性生活

妊娠12周以前，胚胎和胎盘正处在形成时期，胎盘尚未发育完善，如果此时受性活动的刺激，易引起子宫收缩，加上精液中含有的前列腺素更容易对女方的产道形成刺激，使子宫发生强烈收缩，是流产的高发期。而且性高潮时强烈的子宫收缩，有使妊娠中断的危险，所以应避免性生活，特别是有习惯性流产史者，更应绝对禁止。

## 孕中期：节制性生活

这一时期胎盘已经形成，胎儿在子宫内相对稳定，而且女性体内的分泌物也增多了，是性感高的时期，恢复正常的性生活是完全可以的。但动作要尽量温柔，并有所节制。前半期孕妈妈的腹部不显著，还可采用男上位等姿势。随着孕妈妈腹部的增大，尽量选择比较舒服省力的姿势，可以采用前侧位、前坐位或侧卧位等体位，尽量不要压迫到孕妈妈的腹部，并兼顾性交前爱抚部位的接触，增强幸福感。

## 孕晚期：禁止性生活

孕晚期阴道和子宫的黏膜变得柔软，并因充血而容易被伤害。由于精液中的前列腺素具有引产作用，在怀孕的最后5个月，性交时可使宫颈变得柔软且敏感，从而导致早产。此外，还容易引起子宫出血、胎膜早破、羊膜炎以及产褥热等症状，严重的还会引发胎儿宫内感染。特别

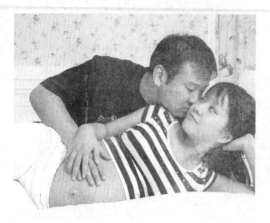

是临产前1个月，胎儿已经成熟，子宫已经下降，子宫口逐渐张开，如果这时性交，羊水感染的可能性较大，必须禁止性交。

## 有以下情形的孕妈妈必须禁止性生活

① 过去曾有流产经历的孕妈妈要在流产危险期内禁止性生活。

② 孕妈妈在性交当时或之后有阴道流血的情形，或有下腹疼痛的现象，应及时去医院做检查，若有流产的迹象，应暂时停止性生活。

③ 若准爸爸患有性病，在彻底治愈之前，应禁止性生活。

④ 孕妈妈阴道发炎时，应禁止性生活，以免在性交时将病菌传染给胎儿。

⑤ 胎盘有问题时，应暂时停止性生活，等情况稳定后才可恢复性生活。

⑥ 如果孕妈妈发现自己子宫收缩太频繁，为了避免发生早产，也是要避免性生活，并应及时去医院做检查。

⑦ 子宫闭锁不全的孕妈妈，随时都有流产的危险，应避免性生活。

⑧ 有早期破水情形出现的孕妈妈应避免性生活。

## 孕妈妈心理调适计划

每位孕妈妈都希望自己的宝贝聪明、漂亮、乖巧、可爱……然而，也有一些孕妈妈忧虑得过了头，每日忧心忡忡，比如担心宝宝的器官不健全或者有比较严重的疾病，搞得自己和家人日夜不得安生。心理学家认为，这是典型的"致畸幻想"的表现。

其实造成胎儿畸形的原因主要有两种：一种是遗传基因缺陷导致胎儿畸形，属近亲婚配或有家族遗传性疾病者婚配最易发生此类问题；另一种是非遗传性基因缺陷导致胎儿畸形，往往是由于孕妈妈在怀孕期间对致畸因素忽视所致。常见的致畸因素包括微生物(如病毒)、药物和某些化学制剂、某些金属和放射性物质等。孕妈妈在孕前都进行了优生咨询和体检，所以只要没有致畸因素的威胁，完全没有必要担心孩子的健康问题。

 ## 准爸爸爱妻计划

 ### 装修新居要谨慎

装修好的房屋最好在有效通风换气3个月后，在室内嗅不到甲醛的异味，才可以入住。装修材料中的有害物质，如甲醛、苯、甲苯、乙苯、氨等，会危及胎儿健康，增加先天性畸形、白血病的发病率。所以，准爸爸在装修自己的新房时一定要注意选择有环保标志的产品，尽量购买真正的木制家具。

为了确保安全，在装修好后请卫生防疫部门的医生检查装修后的房子内上述物质的含量是否超标。

 ## 孕妈妈经验分享

 ### 建立你的孕产期亲友团

宝宝的到来会给生活带来颠覆性的改变，但孕妈妈并不是孤立的哦，父母、朋友、同事都是你坚强的后盾，在物质和精神上给你最大的支持。你的妈妈会对你付出无私的爱，也许还会紧张得搬过来跟你同住，来帮你度过这段"艰苦岁月"。同时，在你旁边还有亲爱的婆婆。不妨把你的担心和苦恼告诉她，你的婆婆会因你的虚心而增添对你的信任，即使以前有些芥蒂也会在你们不断的交流中消散，不但解除了你的担忧，还增进了婆媳关系，一举两得。

 ## 孕妈妈1月疾病防治计划

 ### 尽量不使用任何药物

妊娠第1个月是胎儿神经器官、四肢、眼睛开始分化的重要时期，在此期间，孕妈妈应尽量不使用任何药物，因为一些药物在这一期间会对胎儿发育造成影响，甚至导致胎儿畸形和神经系统障碍。同时还要远离可诱发胎儿畸形的各种药物，如四环素、土霉素、多西环素（强力霉素）、氯氮草（利眠宁）、氯丙嗪、苯海拉明等。孕妈妈只能服用经医生确定的处方药物，在因各种原因就诊时，要对医生讲明已怀孕的情况，以便医生选择可以使用的药物。

## 孕期贫血预防计划

妊娠期，孕妈妈体内的铁储备不仅要满足本身血红蛋白的合成，还要满足胎儿发育的需要，这使孕妇成为缺铁性贫血的高发人群。且随着孕周的增长，孕妇缺铁性贫血的发生率逐渐增高。

❶ 贫血对孕妈妈和胎儿都不好，对孕妈妈来说，会造成以下伤害：

贫血会让孕妈妈免疫力下降，抗病力变差，易发生感染。

❷ 严重贫血时，会加重孕妈妈的心脏负担。如果继续发展下去，就会发生心肌缺氧，导致贫血性心脏病，甚至是充血性心力衰竭。

❸ 贫血的孕妈妈对失血的耐受性下降。分娩时，贫血孕妇的出血量即使在正常范围，也可能因耐受性下降而导致休克和死亡，产后感染的可能性也增大。

对胎儿来说，由于胎儿是铁的主要受体组织，在竞争摄取母体血清铁的过程中，胎儿组织占优势，而铁通过胎盘是单向运输，不会由胎儿向母体逆向运输，故一般胎儿缺铁程度不会太严重。但当母体严重缺铁时，则由于血红蛋白低、摄氧少，可造成胎儿慢性缺氧，引起胎儿发育迟缓、早产、死胎，并可引起新生儿贫血。贫血新生儿一般全身各器官的生长发育均较差，智力亦较正常婴儿差，反应迟缓。

要预防妊娠期贫血，孕妈妈首先要在怀孕前积极治疗失血性疾病，如月经过多、钩虫病等，以增加铁储备。其次要在怀孕期间多吃含铁丰富的食物，如肝、蛋类、瘦肉、白菜等。最后，应从妊娠4个月起补充铁剂，每日补给硫酸亚铁0.3克，并最好同时补给维生素C，有利于铁的吸收。

已经患贫血症的孕妈妈，要进行积极治疗，可按贫血的严重程度补充铁剂。对血红蛋白值小于60克/升、接近预产期或短期内需行剖宫产的孕妇，可予输血纠正贫血。

## 孕妈妈经：QUESTION AND ANSWER

**Q 上班族孕妈妈何时辞职比较好？**

**A** 计划怀孕或工作期间怀孕的孕妈妈们总有这样那样的问题，必须面对电脑辐射啦，办公室同事吸烟啦，坐公交车不方便啦等，所以许多有怀孕计划的孕妈妈或已经怀孕的孕妈妈们，都会考虑辞职以安心怀孕。为怀孕而辞去心爱的工作，究竟有必要吗？如果要辞职，什么时间开始辞职比较好？如果不辞职，什么时间开始休假比较好呢？

何时停止工作，是所有职场女性在计划怀孕的时候需要考虑的一个重点问题，这一问题主要取决于孕妈妈自己的身体状况，而不是孕妈妈自己的意志。此外，还可以对将来如何开始工作进行思考，这样，当机会来临时，可以做出明智的选择。

很多职业女性不愿向老板坦白自己的怀孕计划，因为她们清楚，老板对这样一件事的第一反应肯定不会是喜悦。不过，这里还是要提醒那些选择坚持工作的孕妈妈们，一定要选择一个恰当的时间，将自己的怀孕计划告诉你的老板，而且要尽早告诉你的老板。最好是在刚刚获知怀孕的时候，就去告诉老板。直接的上级应该第一个被告知，然后由他将这一消息传达给人事部门。

在你告知你的老板你的怀孕计划的同时，你开始受到有关劳动法规的保护。然后，你可以开始了解单位的产假制度。根据你对工作的热情和态度以及家庭的经济状况来确定重返职场的时间。

## Q 孕妈妈可以享受哪些特殊权利？

**A** 1. 女职工在孕期、产期、哺乳期内，单位不得辞退，不得降低其基本工资。

《中华人民共和国劳动法》第二十九条规定：女职工在孕期、产期、哺乳期内，用人单位不得解除劳动合同。

《中华人民共和国妇女权益保障法》第二十七条规定：任何单位不得因结婚、怀孕、产假、哺乳等情形，降低女职工的工资，辞退女职工，单方解除劳动(聘用)合同或者服务协议。但是，女职工要求终止劳动(聘用)合同或者服务协议的除外。

2. 孕期与哺乳期，用人单位不得安排强度大的、有危险性的工作。怀孕7个月以后不得安排加班和夜班。

《中华人民共和国劳动法》第六十一条规定：不得安排女职工在怀孕期间从事国家规定的第三级体力劳动强度的劳动和孕期禁忌从事的劳动。对怀孕7个月以上的女职工，不得安排其延长工作时间和夜班劳动。

《中华人民共和国劳动法》第六十三条规定：不得安排女职工在哺乳未满一周岁的婴儿期间从事国家规定的第三级体力劳动强度的劳动和哺乳期禁忌从事的其他劳动，不得安排其延长工作时间和夜班劳动。

## Q 孕妈妈休假制度的相应规定有哪些？

**A** 1. 流产：最少15天，最多90天，根据妊娠天数计算。

前劳动部《关于女职工生育待遇若干问题的通知》第一条：女职工怀孕不满4个月流产时，应当根据医务部门的意见，给予15天至30天的产假；怀孕满4个月以上流产时，给予42天产假。产假期间，工资照发。

2. 怀孕期：产前检查时间也算作劳动时间。

《女职工劳动保护规定》第七条：怀孕的女职工，在劳动时间内进行产前检查，应当算作劳动时间。

3. 分娩期：90天（产前15天）+难产15天+多胞胎15天（每多生一个加15天）。晚婚晚育夫妻双方中有一方可申请加30天产假。

《中华人民共和国劳动法》第六十二条规定：女职工生育享受不少于90天的产假。

《女职工劳动保护规定》第八条规定：女职工产假为90天，其中产前休假15天。难产的，增加产假15天。多胞胎生育的，每多生育一个婴儿，增加产假15天。

4. 哺乳期：每天有一小时哺乳时间。

《女职工劳动保护规定》第九条规定：有不满一周岁婴儿的女职工，其所在单位应当在每班劳动时间内给予其两次哺乳（含人工喂养）时间，每次30分钟。多胞胎生育的，每多哺乳一个婴儿，每次哺乳时间增加30分钟。女职工每班劳动时间内的两次哺乳时间，可以合并使用。哺乳时间和在本单位内哺乳往返途中的时间，算作劳动时间。

## Q 孕妈妈的孕产费用该如何报销？

A 前劳动部《关于女职工生育待遇若干问题的通知》第二条规定：女职工怀孕，在本单位的医疗机构或者指定的医疗机构检查和分娩时，其检查费、接生费、手术费、住院费和药费由所在单位负担，费用由原医疗经费渠道开支。（根据各地政策，报销范围有差异）

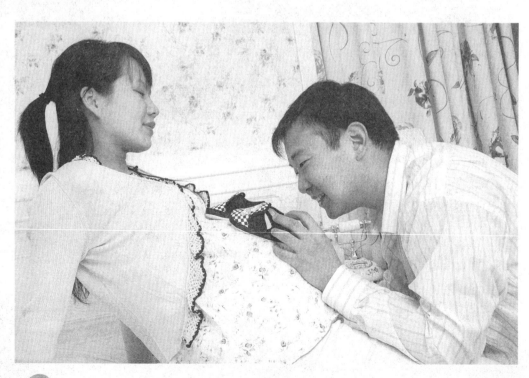

**孕妈妈1月孕事点滴**

| 身体方面 | |
|---|---|
| 体重和腰围 | |
| 身体自觉症状 | |
| 异常情况 | |
| **生活方面** | |
| 饮食情况 | |
| 睡眠情况 | |
| 性生活情况 | |
| 运动情况 | |
| 工作情况 | |
| 外出情况 | |
| 心理情绪 | |
| 环境污染 | |
| 用药情况 | 最近1个月是否用药：是（ ） 否（ ） |
| | 用药名称： |
| | 服用剂量： |
| | 是否遵医嘱： |
| 胎教情况 | |
| 其 他 | |
| **产前检查情况** | |
| 是否进行产前检查 | 是（ ） 否（ ） |
| 检查项目 | |
| 检查结果 | |
| 异常情况 | |
| 医生建议 | |
| 异常处理 | |

写给胎儿的话：

年　　　　月　　　　日

小叮咛

　　妊娠反应开始了，恶心、呕吐、倦怠、便秘……孕妈妈的身体在急剧地变化着，缔造生命的惊喜，也许会慢慢地转变成一些不良的情绪。但是，仔细构想一下胎儿在腹内快速生长的神奇，你会发现，一切的付出都是值得的。我们需要坚强并坚持，为了胎儿的健康，一起打造最快乐的孕期全旅程吧。

 ## 孕1月孕妈妈胎宝宝变化对照表

| | | |
|---|---|---|
| **孕妈妈变化** | 妊娠第1周 | 身体无变化 |
| | 妊娠第2周 | 在本周周末时，排卵期就会开始。一般在卵子排出后15～18小时内受精效果最好。孕妈妈要注意把握好时机哦 |
| | 妊娠第3周 | 孕妈妈已经进入排卵期，一颗"甜蜜的种子"也许已经形成。但孕妈妈一般无自觉症状，有些人的身体可能会有发寒、发热、慵懒困倦及难以成眠的症状 |
| | 妊娠第4周 | 1. 子宫内膜变得肥厚松软而且富有营养<br>2. 胚芽已经悄悄地在子宫里"着床"，子宫开始慢慢长大<br>3. 孕妈妈可能会有轻微的不舒服，有时会感到疲劳 |
| **胎宝宝变化** | 妊娠第1周 | 此时的他（她）还只能以精子和卵子的"前体"状态存在于孕妈妈体内 |
| | 妊娠第2周 | 卵子已经在孕妈妈体内经历了第一轮的"淘汰赛"，从近20名"选手"中脱颖而出了 |
| | 妊娠第3周 | 1. 受精卵形成，体重不到1克<br>2. 胎宝宝的心脏开始跳动<br>3. 原始的胎盘开始成形，胎膜（亦称绒毛膜）开始形成 |
| | 妊娠第4周 | 1. 受精卵游进子宫腔，完成"着床"过程。胚芽（受精卵）大约长2.5毫米<br>2. 胚芽不断地分裂，其中的一部分形成大脑，其余的形成神经组织。大脑已经开始发育了 |

孕1月计划表

| 1 | 注意个人保健 | 孕前的一段时间尤其要注意，以提供最健康的卵子 |
|---|---|---|
| 2 | 验孕 | 已证实怀孕的女性，延后1周可再做更详细的检查。尚未验出怀孕的女性，要检查是否有其他妇科原因的影响 |
| 3 | 保证充足睡眠 | 每天最好能睡足8小时的觉，中午如有条件最好再睡一小会儿，哪怕打个盹也好 |
| 4 | 保持良好情绪 | 要保持心胸开朗，乐观，心态平静。继续创造良好的人际关系，这样会让孕妈妈拥有好心情，有利于优生优孕 |
| 5 | 不要接近有毒物品 | 如农药、麻醉剂、铅、汞、镉等，以及避免照射X线等 |
| 6 | 避免电磁辐射 | 与电视、微波炉、电脑等辐射源保持安全距离，必要时穿上电磁防护服 |
| 7 | 培养好习惯 | 远离烟酒、毒品 |
| 8 | 避免剧烈运动 | 尤其是有习惯性流产的女性，更应在医生指导下卧床静养，采取相应的保胎措施 |
| 9 | 补充叶酸 | 孕期每天补充0.4毫克叶酸，而且整个孕期都应维持这个水平 |

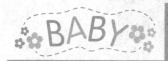

# 不安在2月：
# 胎儿开始心跳

孕期全计划

## 1 妊娠第5周

 孕妈妈营养计划

### 孕妈妈营养关注

❶ 三次正餐做到定时定量。特殊时期（有早孕反应和孕中后期）可以一天5～6餐，甚至可以想吃就吃。一定要吃早餐，而且要保证质量。喜欢吃油条的要改掉吃油条的习惯，炸油条使用的明矾含有铝，铝可通过胎盘侵入胎儿大脑，影响胎儿智力发育。

❷ 早孕反应可能降临。早孕反应在不同的人身上有不同的表现，开始和持续的时间也不尽相同。孕妈妈一定要坚信自己能克服这些不适，并说服自己尽量吃东西。

### 孕妈妈营养加油站

#### 苦瓜炖排骨

做法：把排骨切好后入滚水氽烫过、去除血水后，另用清水加料酒一大匙放入炖盅，先蒸20分钟。然后把苦瓜洗净剖开、去子、切大块，放入排骨内再蒸20分钟。最后加盐调味，待熟软时盛出即可。

功效：苦瓜能养血滋肝，益脾补肾，祛暑解热，明目清心。这道菜有清心明目、益气壮阳的功效，能提高人的免疫力。

#### 椰汁枸杞子拌山药

做法：怀山药削去外皮，切成条状，放入冰水中冰镇一下，增加脆度。枸杞子用水泡软。最后把怀山药和枸杞子均匀搅拌，浇上椰汁即可。

功效：怀山药含有多种营养素，有强健机体、滋肾益精的作用。枸杞子具有调节内分泌的作用。

 ## 孕妈妈生活计划

### 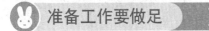 孕早期不要再开车

在怀孕早期，由于体内激素的变化，孕妈妈的心理状态不稳定，而且注意力分散，容易突然间产生困倦。所以，如果你是有车一族，在孕早期还是把准爸爸当"免费司机"吧。

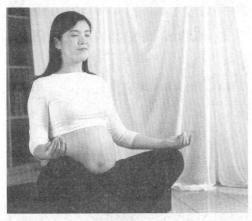

到了孕中期就可以适当开车出行了，但要注意时间，避免长途、长时间驾驶。驾车时一定要戴上安全带，注意不要将安全带紧紧勒住腹部，避免在凹凸不平或弯曲的路面上行驶，更不要快速行驶，以防紧急刹车碰撞腹部。

### 最好不再骑自行车

孕早期最好避免骑车。一定要骑车的话，也要骑女式车。适当调节车座的坡度，最好在车座上套一个海绵座，以缓冲车座对会阴部的反压力，车后也不要驮带重物。骑车速度不要太快，骑车时间不要太长，遇到上下陡坡或道路不太平坦时，不要勉强骑过，因剧烈震动和过度用力易引起会阴损伤，也容易影响胎儿。

 ## 孕妈妈运动计划

### 准备工作要做足

孕妈妈在做运动前，一定要做好准备工作。

孕妈妈在制订自己的孕期运动计划之

前，一定要和医生沟通，请医生帮助制订科学的孕期锻炼计划，看自己是否适合做运动，适合做什么运动以及运动时间。要进行有规律的运动，然后循序渐进，逐渐增加运动量。

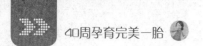
此外，运动前还要做好热身活动，可以做些低强度的有氧运动，如散步或者轻柔的舒展运动，充分热身，然后再运动，避免运动伤害。

 **孕妈妈孕期体检全计划**

 孕期检查时间安排表

在整个妊娠过程中，进行孕期检查的具体时间可参考下表：

| 检查时间段 | 检查次数 | 检查目的 |
| --- | --- | --- |
| 孕12周以内 | 检查1次 | 及时识别早孕症状，及早开始保健 |
| 孕13~28周 | 每月检查1次 | 及时筛选高危妊娠，发现有高危因素应酌情增加检查次数，并给予必要的纠正治疗 |
| 孕29~36周 | 每半月检查1次 | 及时发现影响正常分娩的各种因素及妊娠期并发症 |
| 孕36周以后至分娩 | 每周检查1次 | 密切观察孕妇和胎儿的情况，以便更好地为接生做好准备 |

孕妈妈如发现异常，应随时去医院检查，以确保孕期安全。

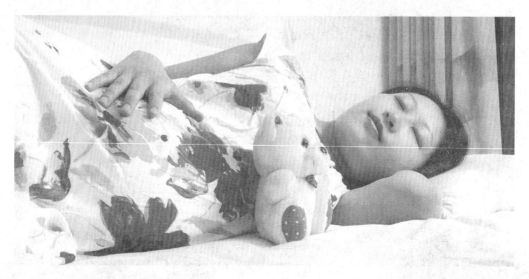

孕检项目早知道

| | 体格检查 | 测量血压和体重 |
|---|---|---|
| **孕早期<br>（1~12周）** | 产科检查 | 测量宫高、腹围、骨盆情况等 |
| | 血、尿常规，B超检查 | |
| | 血型检查 | 检查血型，以备生产时输血，并为可能的胎儿宫内死亡、新生儿胆红素脑病（核黄疸）或新生儿溶血症情况做准备 |
| | 血清检查 | 甲、乙、丙型肝炎，梅毒，艾滋病检查等项目 |
| | TORCH检查 | 即弓形体检查，即便你不饲养小猫小狗，为了保险也要做这项化验 |
| | **体格检查** | **测量血压和体重** |
| **孕中期<br>（13~28周）** | 产科检查 | 测量宫高、腹围、胎方位、先露入盆情况、骨盆情况 |
| | 血、尿常规，B超检查 | |
| | 先天愚型筛查 | 它是在怀孕15~20周时做的一项筛选，检查胎儿是否患有先天愚型。通过筛查，风险值比较高的（大于1/270）应该做羊膜腔穿刺来诊断确定 |
| | 妊娠期糖尿病 | 在妊娠24~28周进行，口服含50克葡萄糖水，1小时后抽血检测血浆血糖值。筛查阳性，需进一步进行葡萄糖耐量试验，以明确有无妊娠糖尿病 |
| | **体格检查** | **测量血压和体重** |
| **孕晚期<br>（29~40周）** | 产科检查 | 测量宫高、腹围、胎方位、先露入盆情况、骨盆情况 |
| | 血、尿常规，B超检查 | |
| | 胎心监护 | |

为确保妊娠的健康、顺利进行，有以下情形的孕妈妈，除了做常规产检以外，还需要去医院的妇产科进行相关的产前咨询，让医生给你提供正确的指导方法。

❶ 对宝宝的生长发育有任何疑问或发现任何异常现象。

❷ 高龄孕妈妈，即35岁以上的孕妈妈。

❸ 曾有过病毒感染、弓形体感染，或接受大剂量放射线照射、接触有毒有害农药或化学物质、长期服药等情况的孕妈妈。

❹ 已生育过先天愚型儿或其他染色体异常儿的孕妈妈。

❺ 有糖尿病、甲状腺功能低下，患有肝炎、肾炎等疾病的孕妈妈。

 ## 孕妈妈心理调适计划

许多孕妈妈都会担心自己一不小心会对胎儿造成无法挽回的伤害，从而经常忧虑过度，这对孕妈妈和胎儿的身心健康都是不利的。有数据表明，精神刺激对头3个月的孕妈妈和宝宝伤害最大，孕期焦虑还会导致孩子成长中出现情绪问题。因此，怀孕期间孕妈妈保持精神愉快是十分重要的。对于这些孕妈妈，可以让她们仔细回忆一下自己前期的生活起居情况，有没有可能伤害胎儿的情况发生，如果有也不必紧张，咨询医生后再作决定，千万不要大惊小怪，自寻烦恼。

 ## 准爸爸爱妻计划

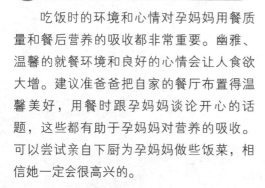 让妻子有个好胃口

吃饭时的环境和心情对孕妈妈用餐质量和餐后营养的吸收都非常重要。幽雅、温馨的就餐环境和良好的心情会让人食欲大增。建议准爸爸把自家的餐厅布置得温馨美好，用餐时跟孕妈妈谈论开心的话题，这些都有助于孕妈妈对营养的吸收。可以尝试亲自下厨为孕妈妈做些饭菜，相信她一定会很高兴的。

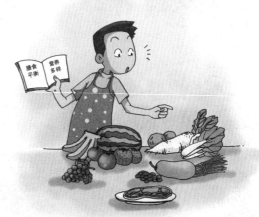

**孕妈妈经验分享**

### 不再用香味浓烈的香水

怀孕早期孕妈妈的身体会变得比平时更加敏感，而香味浓烈的香水中含有一些人工芳香剂，容易刺激孕妈妈的呼吸道、皮肤神经系统，引起过敏反应，如皮肤瘙痒，还会引起头晕、咳嗽甚至头痛等不适。此外，浓烈的香水还容易使胎儿出生后易患腹泻和耳部感染。因此，孕妈妈最好避免使用香味浓烈的香水。

**孕期全计划**

# 2 妊娠第6周

 **孕妈妈营养计划**

### 孕妈妈营养关注

❶ 选择的食物要易消化、易吸收，同时能减轻呕吐，如烤面包、饼干、大米或小米稀饭及营养煲粥。干食品能减轻恶心、呕吐症状，稀饭能补充因恶心、呕吐失去的水分。

❷ 多吃核桃、海鱼、黑木耳有助于胎儿神经系统的发育。

❸ 为了克服晨吐症状，早晨可以在床边准备一杯水、一片面包，或一小块水果、几粒花生米，它们会帮你抑制强烈的恶心。

### 孕妈妈营养加油站

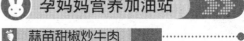

🥕 **蒜苗甜椒炒牛肉**

做法：把牛里脊肉洗净切丝，加入盐、蛋清、料酒、淀粉拌匀；甜椒、姜切成细丝备用。油锅烧热，放入甜椒丝炒至断生，盛出备用。另起油锅，将牛肉丝炒散，放甜面酱，再放入甜椒丝、姜丝炒出香味，烹入芡汁（用酱油、味精、鲜汤、淀粉调成），最后加入蒜苗段，翻炒均匀即成。

功效：这道菜含多种人体必需的氨基酸、丰富的蛋白质、B族维生素、维生素C

和钙、磷、铁等，有补脾和胃、益气、增血、强筋健骨等功效。

### 🥕 虾仁豆腐

做法：将虾仁洗净，挑去泥肠；把料酒、葱花、姜末、酱油及淀粉等调汁浸好；豆腐洗净、切丁。先用大火快炒几下虾仁，再将豆腐放入，继续搅炒即成。

功效：这道菜含丰富的蛋白质、钙、磷等矿物质，有利于促进孕早期胎儿的发育，并补充孕妈妈孕期所需的微量元素。

### 🥕 荷兰豆胡萝卜猪肉汤

做法：猪肉洗净切片，荷兰豆洗净，豆腐放入盐水中浸泡10分钟，取出备用；胡萝卜切长条片，洋葱去皮切条；锅中加油烧热，下猪肉片、酱油、番茄酱炒至上色，倒入适量清水煮沸，再下入其他材料，加盐、鸡精煮至入味即可。

功效：荷兰豆具有和中下气、利小便、解疮毒的功效。与猪肉煲汤能补脾胃、生津补虚、增强人体新陈代谢。另外，此汤对产后孕妈妈下乳也有独特疗效。

# 孕妈妈生活计划

## 🐰 换下高跟鞋

正常鞋子的高度应该为2～3厘米，这样可增加足弓弹性，站立时身体更挺拔，行走时也较为轻松有力。而一些跟部较高的高跟鞋，却只会让脚部更劳累，所以，

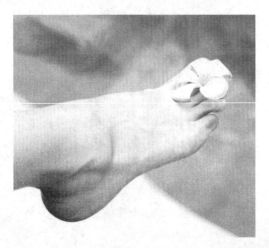

孕妈妈要换下不符合标准的高跟鞋，而选择有能支撑身体的宽大后跟，鞋跟的高度在2厘米左右，鞋底上有防滑纹的大小合适的鞋子。同时，还要注意选择透气性好、舒适大方的布鞋，以防产生湿气，刺激皮肤，形成脚癣。最好准备两双稍大一点的鞋子，因为怀孕后脚会随着体重的增加发生水肿。注意高跟鞋和便鞋轮换着穿，可以使脚得到适当放松。

## 🐰 衣服要宽松舒适

选择宽松、舒适的衣服，避免腹部和乳房受到挤压，不要穿着吊带或紧身弹性衣服，宜选用轻软、透气、保暖、吸湿性能好的衣料，以棉纺织品最佳。选用能够牢固地承托乳房，而又不压迫乳房、乳头的内衣。

# 孕妈妈运动计划

 ## 锻炼手部、腿部肌肉

由于妊娠初期容易发生孕吐，体力较差。所以，孕妈妈的运动应该从缓和方式入门，然后慢慢锻炼孕妈妈的体力。下面的两套动作就是专门为怀孕1~3个月的孕妈妈设计的，可以很好地锻炼孕妈妈的手部、腿部以及骨盆附近的肌肉群。

① 坐在地板上，双手并拢，手臂与身体成90°，然后用力向外扩张，期间保持手臂与身体垂直，最后双手收回并拢。可重复练习6~8次。

② 躺在地上，单腿膝盖弯曲，接着膝盖往侧下压，然后缩回原状，可重复练习6~8次。然后换另一条腿练习6~8次。

 # 孕妈妈应对妊娠反应全策略

 ## 妊娠反应是正常现象

在怀孕早期，一般孕妈妈都会出现轻度择食、食欲不振、厌食、轻度恶心、呕吐、头晕及倦怠等症状，这些症状在清晨更易出现。这是一种正常的生理反应，是孕妇特有的症状，称为妊娠反应。妊娠反应一般在停经后5~6周出现，以后逐渐明显，在停经12周前自行消失。其中有5%的孕妈妈在第20周后仍有呕吐现象。

轻度的妊娠反应一般对生活和工作影响不大，无须特殊治疗，孕妈妈不必因此大惊小怪。对此不放心的孕妈妈可以问一问自己的母亲、有妊娠经历的朋友或者查阅书本，还可以向医生咨询。即使是发生了与别人不一样的现象，只要不会危及你和胎儿的健康，也不要过分担心。因为人与人之间存在个体差异，在正常范围内出现小小的差异是不足为奇的。

## 妊娠剧吐需就医

妊娠剧吐的孕妈妈起初为一般的早孕反应，但逐日加重，一般于妊娠第8周时最为严重，表现为反复呕吐，除早上起床后发生恶心及呕吐外，甚至闻到做饭的味道、看到某种食物就想呕吐，吃什么吐什么，以致连喝口水都要吐，呕吐物中出现胆汁或咖啡渣样物。

这种症状多见于第一次怀孕的孕妈妈。患有妊娠剧吐症的孕妈妈由于严重呕吐和长期饥饿，机体便会消耗自身脂肪，使其中间代谢产物——酮体在体内聚集，引起脱水和电解质紊乱，形成酸中毒和尿中酮体阳性。孕妈妈皮肤发干、发皱，眼窝凹陷，身体消瘦，严重影响身体健康，甚至威胁孕妇生命。为了孕妈妈和胎儿的安全、健康，有妊娠剧吐症状的孕妈妈应及时就医，不可等闲视之。

## 不要吃甲氧氯普胺（灭吐灵）

妊娠早期，孕妈妈往往反应强烈，有的甚至吃什么吐什么，于是想借助甲氧氯普胺（灭吐灵）来缓解，其实这是不可取的。甲氧氯普胺又叫胃复安，止吐效果明显，但在妊娠呕吐时不可服用甲氧氯普胺。因为甲氧氯普胺会引起子宫收缩，容易诱发流产。另外，药理实验证实，该药能通过胎盘屏障进入胎儿血液，有导致胎儿畸形的可能。

## 应对呕吐小窍门

❶ 如果有轻微的恶心、呕吐，可以采用少量多餐的办法。此外，轻按内关穴（手臂内侧中央手腕上方两横指宽处）可以缓解症状。

❷ 注意多食流质和半流质食物，这对控制呕吐发作有益，如萝卜汁、甘蔗汁等，可随时饮服。发生呕吐之后，更应进食一些流质食物，如蛋羹、鱼汤、稀粥等。

❸ 餐前半小时吃些想吃的水果，可以起到开胃、助消化的作用。

❹ 烹调蔬菜、鱼肉时，可以做成糖醋味等清淡又能开胃的口味，颜色也要多样化，让孕妈妈有个好食欲。

❺ 多吃一些新鲜蔬菜和水果，以给身体补充水分，满足对各种维生素、微量元素的需求，防止发生酸中毒。特别是孕吐反应严重的孕妇，更要多吃一些水分多的食物，如西瓜、番茄等。

## 食疗法缓解妊娠呕吐

### 🥕 白糖醋鸡蛋

做法：取食用醋60毫升，放入砂锅中煮沸，放入白糖，打入鸡蛋1枚，煮至半熟食用。

### 🥕 甘姜汁

做法：甘蔗去皮后切成小块，放入榨汁机内榨取汁水，在甘蔗汁内加生姜末少许，当作茶饮用，一天可饮数杯。

## 孕妈妈心理调适计划

早孕反应与孕妈妈的情绪关系非常密切，怀孕后心态正常、情绪稳定的孕妈妈反应就小。意志坚强、性格开朗、心理没有负担、对未来乐观的孕妈妈，常表现为情绪稳定、愉快，即使发生恶心、呕吐、乏力和食欲不振等早孕反应，一般来说，其症状大多较轻，持续时间也较短。

相反，意志薄弱、性格自闭、精神负担重、对分娩有疑虑和恐惧心理的孕妈妈，情绪常不稳定，或消沉或苦闷或紧张，她们则比精神愉快者更容易发生早孕反应，而且反应的程度较重，持续时间也较长。

## 准爸爸爱妻计划

###  注意室内空气流通

为了享有舒适安全的居室环境，一定要注意空气的流通，经常开窗换气，让新鲜空气不断流入，同时让室内的二氧化碳及时排出，减少空气中病原微生物的滋生。如果你的居室通风条件不好，应设法安装换气扇或做其他改善。

在夏季尽量少开空调，采用自然风降温；冬季在保暖的同时，也要注意使室内空气流通，并保证居室的温度、湿度适宜。冬天可通过集体供暖取暖，如果没有集体供暖，则可采用电暖器供暖，避免采用燃煤炉供暖，以免引起煤气中毒。

室内湿度以50%左右为宜。冬天如果空气过于干燥，可采用加湿器加湿，或是在室内放置两盆水，也可以养些绿色植物，来调节室内的温度和湿度。

## 孕妈妈经验分享

###  给宝宝办理准生证

准生证是必须办理的哦，不然一些医院可能会因为没有准生证而拒绝给孕妈妈接生。不过，由于各个省份都按照自己的计划生育条例来办理准生证，所以，在办理准生证前，最好先打电话或在网上查一下孕妈妈和准爸爸所在省份的计划生育条例。

以下列举一个办理准生证的一般流程作为参考：

❶ 生育第一个子女的，要带上结婚证、双方身份证和户口簿到女方工作单位或户籍所在地居委会领取准生证表格，填写双方基本情况后，分别由双方工作单位（或户籍所在地居委会）签署意见，并盖章。

❷ 拿着盖好章的表格去女方户口所在地盖章。居委会会给你开一张优生优育的听课证，要拿到该课程的结业证。

❸ 怀孕后去医院建立妇幼保健手册（户口所在地妇幼保健院办理，该手册的押金可在宝宝出生之后带回医院退还）。

❹ 携带双方身份证、双方户口簿、结婚证、计生学校的结业证、妇幼保健手册、生育一孩申请表、双人照片一张，去乡（镇）人民政府、街道办事处一孩生育证审批小组核实证明件后，在《生育一孩申请表》上加盖公章，符合要求的发给《一孩生育证》，不符合要求的向申请人做出解释。

孕期全计划

# 3 妊娠第7周

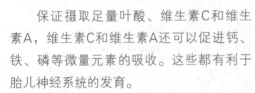

## 孕妈妈营养计划

 **孕妈妈营养关注**

保证摄取足量叶酸、维生素C和维生素A，维生素C和维生素A还可以促进钙、铁、磷等微量元素的吸收。这些都有利于胎儿神经系统的发育。

在饮食上，应选择清淡可口和易消化的食品。能吃多少就吃多少，不必太介意营养够不够的问题。

**孕妈妈营养加油站**

### 🥕 鲜奶玉米笋

做法：玉米笋放入开水锅内略烫一下备用。锅内放水、鲜牛奶、白糖、盐、鸡精烧沸，放入玉米笋，用小火煮入味，汤快干时，用水淀粉勾芡，再淋入奶油即可。

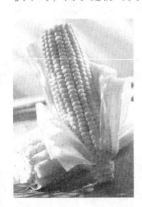

功效：玉米笋含维生素C，还含有丰富的蛋白质和脂肪，以及大量谷氨酸，有营养、强身、健脑、通便之功效，有利于胚胎的神经系统发育，防止便秘。

### 🥕 豆苗烧银耳

做法：将银耳用温水充分泡发，去根洗净，用沸水浸烫一下，捞出；豆苗取其叶，洗净，用沸水焯熟。锅内放入适量清水、盐、鸡精、料酒及银耳烧2~3分钟，用水淀粉勾芡，淋上鸡油，翻炒后撒上豆苗即可。

功效：银耳含有17种氨基酸和多种维生素及糖苷，具有补肾、润肺、生津、提神、益气、健脑、嫩肤等功效，有利于胎儿中枢神经系统的发育，提高母体的免疫功能。

### 🥕 鸡蛋牛肉饼

做法：精选牛肉馅，加入葱末、姜末、料酒、花生油、盐、鸡精、老抽、香油，拌匀，打入1个生鸡蛋，加入少量淀粉。把拌好的馅摊平成饼状，用微波炉高温加热5~10分钟，或煎熟，即可。

功效：牛肉含多种人体必需的氨基酸、丰富的蛋白质、维生素$B_1$、维生素$B_2$和钙、磷、铁、锌等，有补脾和胃、益气、增血、强筋健骨等功效，是极好的滋补强壮食品。

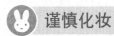 **孕妈妈生活计划**

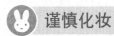 **谨慎化妆**

怀孕的前2个月一定要注意避免烫发、染发，尽量少化妆。

染发剂中的化学元素不仅会引起皮肤癌、乳腺癌，还可导致胎儿畸形。所以，孕妈妈应尽量减少染发的次数，染发或烫发可以只处理头发中、尾段的部分，减少头皮对药物的吸收。

部分化妆品含有铅、汞、砷等对人体有害的元素，铅能通过胎盘进入胎儿体内，主要危害胎儿神经系统的发育，加上胎儿的大脑比成人的大脑对铅更敏感，因此铅对胎儿的脑发育有危害，在出生早期就能表现出来。

**孕妈妈生活禁忌**

① 不要到人群密集的地方，避免与流感、风疹、传染性肝炎等患者接触。

② 要使用肥皂，而不宜用洗衣粉。

③ 寒冷刺激有诱发流产的危险，不要直接接触冷水。

④ 热有致畸作用，不要用热水沐浴过久。

⑤ 不要使用电热毯等产生电磁场的物品。

**孕妈妈运动计划**

**散步是孕早期的最佳运动**

散步温和、舒缓，是孕早期不错的运动选择。散步场所宜选择空气新鲜、人少的地方。在阳光充足、气候适宜的时候出行，阳光的照射可以促进身体对钙、磷的吸收，有助于胎儿骨骼的发育，并可防止孕妈妈因缺钙引起的抽筋。注意，天气太热时，不宜在上午10时至下午3时去散步。

不过，散步要注意速度，最好控制在4千米/小时，每天一次，每次30～40分钟，步速和时间要循序渐进。刚开始时最好步子放慢一些，逐渐增加步行距离。

**双胞胎孕妈妈的双倍幸福计划**

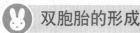 **双胞胎的形成**

双胞胎可分为同卵双胞胎和异卵双胞胎。同卵双胞胎是一个精子与一个卵子结合产生的一个受精卵。这个受精卵一分为二，形成两个胚胎。异卵双胞胎是由于孕

妈妈因某种原因同时排出两个卵子并同时受精，就产生了两个不同的受精卵。

同卵双胞胎外貌、性别相同，而且血型、智力甚至某些生理特征、对疾病的易感性等都很一致。而异卵双胞胎则长相大多数不怎么相像，性别可能也不同，生理和性格等也可能不一样。

## 不可强求双胞胎

双胞胎妊娠有家族遗传倾向。有研究表明，如果孕妈妈本人是双胞胎之一，她生双胞胎的概率为1/58；若孕妈妈的父亲或母亲是双胞胎之一，她生双胞胎的概率也很高。另有研究报道，双胞胎的母亲有4%为双胞胎，而双胞胎的父亲仅有1.7%是双胞胎。

切记不可强求怀上双胞胎。民间流传的一些怀上双胞胎的"秘法"大多存在一定的风险，对孕妈妈和胎儿的健康不利，不可轻易尝试。

## 警惕产前并发症

怀双胞胎时，孕妈妈更容易发生以下产前并发症，因此双胞胎孕妈妈一定要提高自己的警惕性，出现以下情况时要确保及时就医，以保障孕期安全。

**贫血：**怀上双胞胎的孕妈妈血容量比单胎妊娠明显增大，铁的需求量也增大，往往在早期即出现贫血。所以，更应比怀单胎的孕妈妈多补充铁、叶酸及热量。

**子痫前症：**发生率为单胎的3~5倍，且易出现于初产妇身上，不可不慎。

**羊水过多症：**以同卵双生较易造成，如果有这种现象发生，应多卧床休息，并应使用子宫松弛剂治疗，以预防早产。

**早期破水：**常引发早产，且并发胎位不正而使得脐带脱落。

**早产：**双胞胎早产的概率为25%~50%。

## 双胞胎孕妈妈孕期照顾

双胞胎孕妈妈处于超负荷状态，不仅增加了孕妈妈的身体负担，同时由于对心、肺及下腔静脉的压迫，还会产生心悸、呼吸困难、下肢水肿及静脉曲张等压迫症状，在孕晚期更为明显。如果不加注意，就会发生许多并发症，导致孕妈妈、胎儿或婴儿的死亡。

❶ 特别注意饮食营养，应多补充热量、蛋白质、矿物质、维生素及必需脂肪酸、铁，如米饭、鱼、肉、奶、蛋、水果及绿色蔬菜。还应每日适当补充铁剂、叶酸等，满足双倍的需要。

❷ 在怀孕第24周后就应多卧床休息，以降低子宫颈压力进而减小早产发生的概率。睡眠宜采取左侧卧位，可以增加子宫血流量，减少胎儿对宫颈的压迫和扩张。

❸ 在孕晚期，要特别注意避免劳累，多卧床休息，这对减轻压迫症状、增加子宫的血流量、预防早产都有好处。

❹ 由于双胞胎导致子宫过度膨大，往往难以维持到足月而提前分娩。所以，双胞胎孕妈妈需要提前住院待产，以保证顺利分娩。

**双胞胎产后护理**

　　双胎儿出生时的体重往往不足2 500克，与早产儿相似，对环境的适应能力和抗病能力均较一般新生儿差，故在出生后要进行特别护理。

　　① 采用混合喂养法：对双胎儿的营养，仅靠母乳一般是不够的。母乳不够时，可采取混合喂养的方式同时给两个小孩喂母乳和配方奶，也可先只给小一点的婴儿喂母乳，而大一点的婴儿采取人工喂养，待小的婴儿体重赶上来后，再同时给予混合喂养。

　　② 尽量减少新生儿与他人的接触，以防止感染性疾病的发生。

 **孕妈妈心理调适计划**

　　妊娠6～10周是胚胎腭部发育的关键时期。导致胚胎的发育异常和新生儿腭裂或唇裂的原因之一，就是孕妈妈长期情绪过度不安或焦虑。而在妊娠第7周，孕妈妈的妊娠反应进一步加剧，恶心呕吐、尿频、易疲劳等反应更加强烈，这些也导致孕妈妈的情绪波动很大。所以，从现在开始，孕妈妈一定要学会疏导自己的情绪，保持心情愉快。

 **准爸爸爱妻计划**

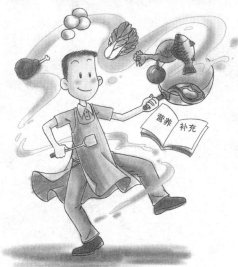

 **让孕妈妈吃得营养又科学**

　　妊娠早期处于机体调节阶段，孕妈妈所需营养较孕前要多。同时，在孕早期，由于妊娠反应，孕妈妈会出现恶心、厌食、呕吐、挑食、乏力等症状，这些反应严重地影响着孕妈妈的营养摄入。所以，这一阶段准爸爸应该在食物上多做变化，最好主动下厨为孕妈妈做些可口、易于消化的饭菜，为孕妈妈提供充足的营养。尽可能多准备几种小吃、小菜，供妻子任意选择。胃口不好的孕妈妈，可以让她少量多餐地食用，保证营养的均衡摄入。

需要注意的是，这种充足是指营养全面，而不是指分量，无论提供给孕妈妈多全面的食物，都不要一次让她食用过多，要少吃多餐，避免体重增加过多、过快，导致巨大儿的产生，并且还会带来很多妊娠并发症。

 # 孕妈妈经验分享

## 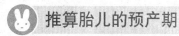 推算胎儿的预产期

**末次月经预算法**：从最后一次月经的第一天起开始计算预产期。怀孕期为40周，每个妊娠月为28天，折合为10个妊娠月。如果孕妈妈最后月经来潮是在3月份以后，就在这个月份上减去3，就是第二年宝宝出生的月份，如果月经来潮是在1～3月份，那么就在这个月份上加上9即是胎儿分娩的月份。在最后月经来潮的第一天日期上加上7，就得出预产期的日期。如果得数超过30，减掉30以后得出的数字就是预产期的日期。

**排卵日推算法**：如果孕妈妈通过基础体温表对自己的排卵日非常确定，那么从

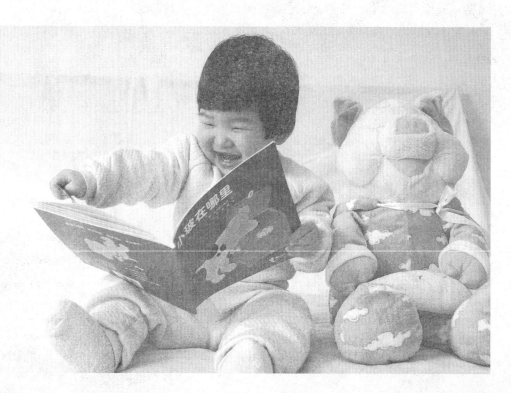

排卵日向后推算264～268天，即是预产期了。这种方法准确度较高，又简单易行，孕妈妈不妨一试。预产期虽然是从最后一次月经的第一天算起，但是受精却是在女性排卵以后，孕育期实际上是38周或266天，而不是40周。因此，怀孕的第4周实际上是受孕的第2周，所以在预产期的前后2周分娩都算正常，孕妈妈一定要注意哦！推算预产期的目的，并不是确定真正的分娩日期。孕妈妈及时、有计划地做好心理准备，对孕妈妈本人和腹中的胎儿都会有帮助。

**孕期全计划**

# 4 妊娠第8周

## 孕妈妈营养计划

### 孕妈妈营养关注

本周的妊娠反应更加剧烈，呕吐剧烈的孕妈妈可以尝试用水果入菜，如利用柠檬、脐橙、菠萝等做材料来烹煮食物的方法来增加食欲，也可食用少量的醋来增添菜色美味。还可以试一试酸梅汤、橙汁、甘蔗汁等来缓解妊娠的不适。

因为妊娠反应，许多孕妈妈会很倦怠、懒得活动，再加上吃得也比较精细，极易引起便秘。一旦发生便秘，孕妈妈切记不要使用泻药，而应采取饮食调理，或外用甘油润肠等办法来缓解。

### 孕妈妈营养加油站

#### 三丁糖醋烧黄鱼

做法：新鲜黄鱼用适量的盐、料酒、葱、姜腌制30分钟，胡萝卜、鲜笋分别洗净后切成小丁块。然后烧热油锅，放入黄鱼略煎至两面金黄，再放入青豆、胡萝卜丁、鲜笋丁，加糖、醋、料酒、老抽烧制而成。

功效：黄鱼内含丰富的不饱和脂肪酸，有利于胎儿神经系统的发育。

#### 香椿拌豆腐

做法：香椿芽洗净用沸水烫一下切成细末。豆腐切丁，也用沸水烫一下，再用调羹碾碎，然后加入香椿芽末、盐、香油拌匀即可。

功效：这道菜软嫩可口，气味芳香，非常适合孕早期妊娠呕吐的孕妈妈食用，还可以补充多种维生素、矿物质呢。

 **银耳羹**

做法：把银耳泡发洗净。锅内加水烧沸，放入银耳熬30分钟，然后加冰糖熬化，最后调入水淀粉（注意水淀粉要稀一些，火关小，边加边搅拌，以免淀粉结块）熬片刻。将若干小碗洗净、擦干，抹上香油，放入切成片的红樱桃（或者黄桃片、草莓片、香蕉片、核桃仁、腰果等），然后倒入熬好的银耳汤，待冷透后，放入冰箱，凝固成冻时即可食用。

功效：这道甜点香甜滑爽，诱人食欲，可作孕妈妈的加餐美食。银耳营养丰富，有利于胎儿中枢神经系统的发育，提高孕妈妈的免疫功能。

# 孕妈妈生活计划

## 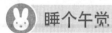 睡个午觉

在孕早期，一些孕妈妈往往嗜睡，白天总是昏昏沉沉的。这时，要注意保证充足的睡眠。如果以前每天能保证8小时的睡眠，那么，现在就更应该多睡一会儿，每天坚持保证8~9小时的睡眠。尤其是中午，

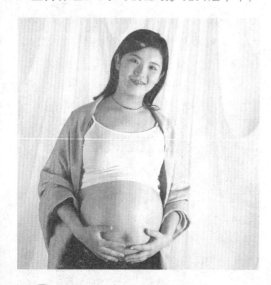

一定要睡个午觉。

睡眠时，孕妈妈要注意保暖，根据气候盖好被褥，并采用左侧睡姿，这可减轻子宫的右旋程度，缓解腹部的紧张状态，并能保证血管供给胎儿充足的氧。

## 勤洗澡勤换衣

要注意个人卫生，如果有条件，应每日洗澡，洗澡的水温要控制好，过热会使人疲惫，过冷会引起子宫收缩，因此以37℃水为宜。

需要注意的是，怀孕早期所发生的孕吐反应，通常会使孕妇的身体比较虚弱。如果洗浴时间太长，容易使身体过于疲倦，引起头晕，虚脱在卫生间里；或是因身体受冷而染上伤风感冒；特别是坐浴时间过久，会造成子宫充血，刺激子宫肌肉引起收缩，引发流产。所以，洗澡的时间

不宜过长，5～10分钟即可。

另外，要勤晾晒衣服被褥，尤其是孕妈妈要勤洗勤换衣物，保持清洁，避免感染。

 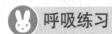# 孕妈妈运动计划

##  呼吸练习

呼吸练习可以帮助孕妇放松和保持安静，也有助于在分娩过程中配合宫缩，因此孕妈妈最好经常进行这种练习。

**浅呼吸：**孕妈妈最好坐在地板上，双腿在身前交叉，腰背挺直，用口呼气吸气。

**深呼吸：**双腿在身前交叉，以舒适的姿势坐在地板上，腰背挺直，用鼻孔深吸气，缓慢呼出，重复练习。

这一时期最容易发生先兆流产和自然流产，应避免用力的动作和剧烈运动。

# 孕妈妈预防溶血症计划

##  预防宝宝溶血症

所谓溶血症，是由于母儿血型不合，母亲血液中的抗体通过胎盘进入胎儿体内，溶解胎儿红细胞所引起的。溶血症导致的新生儿主要症状是黄疸，病情严重时可致贫血，同时也有水肿等症状。

溶血症往往发生在怀孕初期发生过先兆流产，或者怀第二胎的孕妈妈身上。如果以前有不明原因的死胎、流产、新生儿重度黄疸史的女性打算再要孩子的时候，应和丈夫提前去大型的医院进行血型检查，检测体内抗A抗和B抗体的情况。属于高危情况的女性怀孕后，应定期检测，一般1个月就要进行一次复查。

##  孕妈妈是O型血就容易发生溶血症吗

不少人认为，母亲血型是O型的话，就一定会发生溶血症。其实，这种说法是片面的。

不能单纯用孕妈妈的血型去推断孩子溶血症的发生率。

相对于其他血型，O型血的孕妈妈血浆中既含有抗A抗体，又含有抗B抗体，因此与孩子血型不合的概率会大一点，但不排除其他血型的孕妈妈也会得溶血症的可能性，而且还要同时考虑到准爸爸的血型因素。例如O型血的孕妈妈和O型血的准爸爸生出来的孩子一定会是O型血，因此，就

不存在发生溶血症的危险。但如果O型血的孕妈妈与A型、B型或者AB型血的准爸爸怀孕，而胎儿为A型或者B型血时，就会产生母子血型不合，发生溶血症。

## 四步走预防溶血症

**第一步：** 有可能导致溶血症的孕妈妈，可在孕前先进行中药治疗来降低抗体，预防怀孕后胎儿患ABO溶血病。

**第二步：** 定期查抗体效价，第一次孕16周开始查抗体，第二次在孕28～30周期间查，以后2～4周查一次，自抗体效价增高时开始予孕妈妈口服中药，每日一剂至分娩。

**第三步：** 孕期诊断为血型不合溶血病者，在24周、30周、33周各进行10天的综合治疗，以提高胎儿抵抗力。

**第四步：** 自预产期前2周开始口服肝酶诱导剂，可加强胎肝细胞葡萄糖醛酸与胆红素的结合能力，从而减少新生儿胆红素脑病的发生。

# 孕妈妈心理调适计划

这个时期，孕妈妈最需要家人的关心和帮助，孕妈妈应该把需要明确地告诉他们。多和准爸爸在一起畅想一下你们的孩子和你们家庭的美好未来；多回家去看看父母，在取经的同时还可以慰劳慰劳自己的胃。如果孕妈妈不得不独自面对这些，那就开始记孕期日记吧。把自己的身体变化，准备做妈妈后的心路历程，怀孕各期的心情、烦恼和感受，胎儿的成长、变化，包括他的胎动、踢腿、打嗝、游戏都记录下来，这也是排解你忧虑情绪的好方法。

# 准爸爸爱妻计划

## 要处理好性生活方面的矛盾

孕早期的孕妈妈因为性欲下降，或是害怕性生活对胎儿产生不利影响，因此，可能会拒绝你的性要求。即使有时偶尔行房，也会觉得很紧张、很压抑。有时，甚至会为此发生摩擦、口角。同时，妊娠12周以前，胚胎和胎盘正处在形成时期，胚胎着床尚不稳定，如果有性活动的刺激，容易发生子宫收缩，从而导致流产；或者在性生活中易将阴道内的细菌带进子宫而发生感染，造成妊娠中、晚期发生早产及胎膜早剥的隐患。

所以，准爸爸应该了解女性妊娠期的生理特点，多爱护孕妈妈，处理好这一矛盾。

## 孕妈妈经验分享

 **给胎儿做健康体检**

这一周，孕妈妈可以去医院给胎儿做一个健康评估了。但目前还没有一项仪器可以完全检查出胎儿的细微病状。

医生会就下表中的内容，对胎儿进行一个综合的评估。无论诊断出胎儿是哪种不良情况，请不要紧张，听从医生的安排和建议，合理地保胎。

| 胎位诊断 | 可根据胎儿头部与躯干的位置，了解胎儿的胎位，是头朝上还是横向，还是朝向骨盆等 |
|---|---|
| 多胎的判定 | 可使用超声波扫描确定胎儿是何种情况，如巨婴症、多胎或羊水过多症等 |
| 胎儿畸形 | 同样可用超声波扫描，得知胎儿是否有诸如脑水肿、髓膜瘤、无脑症、内脏畸形（肠管扩张等或腹水）等病症 |

 **估算正确的预产期**

在妊娠第7周的时候，本书内已经提到了两种推算胎儿预产期的方法，但如果孕妈妈属于经期紊乱或排卵延迟者，则可以在妊娠第8周左右去医院请医生用超声波来测量胎儿的"头臀径"（从头顶量到屁股），根据这些数据，医生即可估算出预产期的最佳指标。

 ## 孕妈妈2月疾病防治计划

 **孕早期的胃灼热症**

有些孕妈妈从妊娠第二个月开始直至分娩，经常会出现胃部不适，有烧灼感，出现"心口窝"痛，这在医学上称为妊娠期胃灼热症。针对这种情况，孕妈妈可以咨询医生，在医生的指导下少吃多餐，禁烟戒酒，避免肥胖，营养适度，适当活动，谨慎服药。这对缓解此症有良好的效果。

## 孕期防感冒

感冒多数是由普通感冒病毒引起，部分由流感病毒引起。同时，感冒引发高热时产生的毒素可通过胎盘进入胎儿体内，影响胎儿脑细胞发育，尤其是在妊娠早期危害更大。目前分离出的十几种感冒病毒中，部分病毒对胎儿有明显的致畸作用。在孕期，孕妈妈若通过服药来治疗感冒，对胎儿也有很大的风险。所以，孕期应对感冒的最好办法是预防。

孕期防感冒，孕妈妈要做到以下4点：

❶ 尽量不接触感冒患者。

❷ 家中经常通风换气，温、湿度适宜，经常用醋熏蒸房间。

❸ 保持良好的心境，增强对疾病的抵抗能力。

❹ 尽量不要到人流量大的公共场所去，以减少感染病毒的机会。

## 孕期孕妈妈应对症治感冒

**轻度感冒：** 孕妈妈仅有鼻塞、轻微头痛的症状时，一般不需用药，应多饮开水，充分休息，依靠自身免疫力对抗病毒。

**高热：** 孕妈妈如出现高热，体温达39℃以上，可用温湿毛巾擦浴或用30%的乙醇（酒精）擦拭颈部、两侧腋窝，反复擦拭20～30分钟后测量体温，直至体温降至38℃以下，并注意卧床休息，多饮水。

严重时应到医院就诊，在医生指导下用药，不可擅自盲目用退热剂之类的药物。

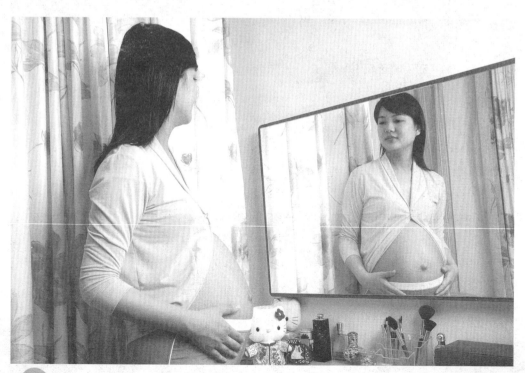

持续高热达3天以上者应积极治疗，病情痊愈后检查，确诊胎儿是否正常，如发现异常情况应及时告知医生做好应对。

**重感冒：**如果感冒比较严重，出现咳嗽、头痛等症状且长久不愈时，可在医生的指导下适当用些中药，一般很快会痊愈。

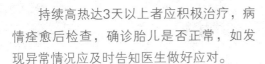 孕妈妈经：QUESTION AND ANSWER

 **怀孕后怎么跟同事处好关系？**

 对于天天在职场打拼的孕妈妈们来说，有时候，同事关系在日常工作和生活中的地位更加重要。怀孕以后的孕妈妈要更加注意和同事和睦相处，创造一个和谐一致、心情舒畅的工作环境，这样不仅对孕妈妈自己的工作有利，对孕妈妈孕期的情绪健康也非常重要。孕妈妈在工作压力大或者必须接触对胎儿有害的工作环境时，应坦诚地求助于身边的同事，告诉他们你真实的怀孕状况，相信他们也会乐于给你方便的。同时，办公室里年长已生育的女同事还会给你提供很多切实可行的好点子，这样一来，与她们的关系也得到了提升，真是一举两得。

**怀孕后要不要辞职？**

许多孕妈妈都会在怀孕后选择辞职，在家待产。这其实没必要。事实上，一些孕妈妈在辞职后，整个人一下放松了下来，整天无所事事，会觉得非常无聊。朋友和家人也不可能天天在家陪你，所以只能每天在家躺着或坐着，时间无法打发，很

可能还会导致孕妈妈的生活作息规律紊乱。这样对孕妈妈的心理状态也不是很好。

此外，辞职还要考虑到家里的经济情况是否允许。毕竟即将有一个新生命要来到你的身边，要养好他（她）可是需要花不少钱的。如果孕妈妈在考虑不周的情况下辞职，很可能会造成准爸爸独自承担所有的压力，对夫妻关系可能会产生不好的影响。

至于怕工作环境对胎儿不利的说法，就更不用担心了。孕期的孕妈妈是受到相关法律的特殊保护的。一旦孕妈妈准备怀孕，就可以申请调离对孕育不利的工作岗位，工作任务重的也可以跟公司商量调到工作轻松点的岗位去，这样就没什么问题了。

**坐车上班要有什么需要注意的？**

怀孕早期很多孕妈妈都还在每天坚持上班。如果在颠簸不平的路上骑车、乘坐公交车或从事乘务员工作等，容易因剧烈震动或过于劳累而使盆腔充血，对胚胎组织造成刺激，引发自然流产或先兆流产等不良结果。因此，孕早期骑车或乘车时尽量避开不平的道路，以免发生意外。

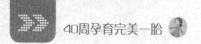

 孕妈妈2月孕事点滴

| 身体方面 | |
|---|---|
| 体重和腰围 | |
| 身体自觉症状 | |
| 异常情况 | |
| **生活方面** | |
| 饮食情况 | |
| 睡眠情况 | |
| 性生活情况 | |
| 运动情况 | |
| 工作情况 | |
| 外出情况 | |
| 心理情绪 | |
| 环境污染 | |
| 用药情况 | 最近1个月是否用药：是（　） 否（　） |
| | 用药名称： |
| | 服用剂量： |
| | 是否遵医嘱： |
| 胎教情况 | |
| 其　　他 | |
| **产前检查情况** | |
| 是否进行产前检查 | 是（　） 否（　） |
| 检查项目 | |
| 检查结果 | |
| 异常情况 | |
| 医生建议 | |
| 异常处理 | |

写给胎儿的话：

　　　　　　　　　　　　　　　　年　　　　月　　　　日

**小叮咛**

到这个月底，小宝贝已经初具人形了！不过孕妈妈也付出了足够的代价，色斑、雀斑、胎痣等都可能光顾到孕妈妈原本光洁白净的美丽面容上，不必忧心，这些都会随着宝贝的出生而慢慢淡化的。闲暇时还可以做做美白功课，让身心都愉悦起来。

 # 孕2月孕妈妈胎儿变化对照表

| | | |
|---|---|---|
| 孕妈妈变化 | 妊娠第5周 | 1. 腹部表面无明显的变化<br>2. 基础体温呈现高温期状态，一向规律的月经没有来潮<br>3. 会有胃部不适、食欲差、恶心呕吐、小便频繁等反应。有时，有的孕妈妈还会出现慵懒、嗜睡、头晕、乳房发胀等早期妊娠反应 |
| | 妊娠第6周 | 1. 外形特征不明显<br>2. "害喜"现象越来越明显，尤其是在早晨刚起床或空腹时，会感到一阵阵恶心或呕吐<br>3. 有时，甚至会有食欲不振、浑身无力、唾液减少等症状 |
| | 妊娠第7周 | 1. 恶心呕吐、尿频、易疲劳等反应更加强烈<br>2. 子宫有所增大，但是，从外形上看不出来<br>3. 由于孕激素的影响，有些孕妈妈的皮肤会变深甚至出现妊娠斑。会阴皮肤颜色变深，血管充血，组织变软，伸展性增大，这为以后的胎儿娩出做准备 |
| | 妊娠第8周 | 1. 乳房胀大，腰围也增大<br>2. 有的孕妈妈在此时会第一次出现腹痛，原因是子宫在迅速的扩张<br>3. 很多孕妈妈还会继续出现晨昏乏力、身体不适、恶心呕吐等妊娠反应 |

(续表)

| | | |
|---|---|---|
| **胎儿变化** | 妊娠第5周 | 1. 主要的器官如肾脏和肝脏开始生长，连接脑和脊髓的神经管开始工作，心脏也开始有规律地跳动和供血<br>2. 胚胎的上面和下面开始形成肢体的幼芽<br>3. 面部器官开始形成，鼻孔可清楚地看到，眼睛的视网膜也开始形成了 |
| | 妊娠第6周 | 1. 胚胎长约0.6厘米，手和腿的变化越来越明显<br>2. 脑垂体和肌肉纤维也开始发育<br>3. 心脏在这时候已经可以跳到150次/分，但还不能听到宝宝的心跳 |
| | 妊娠第7周 | 1. 胚胎长约1.2厘米，形状像蚕豆<br>2. 胚胎面部五官继续发育，手和腿的变化也越来越明显了<br>3. 脑垂体和肌肉纤维继续开始发育，心脏划分为左心房和右心室，心跳达到150次/分<br>4. 胚胎可能会发生轻微的转动，但是你是无法感受到这一奇妙微小的变化的 |
| | 妊娠第8周 | 1. 胚胎长约2厘米，形状像葡萄<br>2. 手指和脚趾之间隐约有少量蹼状物<br>3. 各器官已经开始具备了明显的特征 |

 **孕2月计划表**

| 1 | 保持良好情绪 | 本月是胚胎腭部发育的关键时期，如果你的情绪波动过大会影响胚胎，同时可能会导致腭裂或唇裂 |
|---|---|---|
| 2 | 注意休息 | 尤其是在呕吐剧烈的情况下，一定要注意卧床休息，休息时，可以增高枕头的高度，必要时应输液补充营养 |
| 3 | 乳房保健 | 保护好自己的乳房，每天洗澡，即使没有条件天天洗澡，也可以用干净的毛巾，蘸温开水擦洗乳房 |

（续表）

| 4 | 注意营养要全面 | 以五谷杂粮、蔬菜、水果、肉类、鱼类、蛋类、奶类为主，避免以前没有尝试过的食物、刺激性的食物、对妊娠不利的食物（如烧烤、油炸类食物，桂圆、薏苡仁等）等 |
|---|---|---|
| 5 | 避免太热 | 避免发热、洗热水澡、腹部透热疗法、热水坐浴、高温作业和其他促使盆腔充血升温的一切不利因素，确保胎儿正常发育 |
| 6 | 超声波检查 | 检查时若看不到胚囊在子宫内的位置，则要怀疑宫外孕的可能。检查胎儿的数目，超过3个以上，应考虑接受减胎手术 |
| 7 | 预防流产 | 若有阴道出血时，通常是"先兆性流产"，这段时间若有一些组织从阴道中掉出来，就要考虑是否真的是流产 |
| 8 | 染色体检查 | 在妊娠6~8周时进行。尤其是以前生过一个染色体异常孩子，有多次流产、死产史，有家族遗传病史的孕妈妈；夫妻双方或一方有染色体异常者等 |
| 9 | 避免性生活 | 在怀孕初期（12周之前）及后期（28周以后）都不宜享受鱼水之欢。在孕期其他时期，准爸爸最好全程戴上安全套，以免精液内的前列腺素刺激子宫收缩而导致流产或早产 |
| 10 | 远离宠物 | 不要玩猫及接触小动物 |

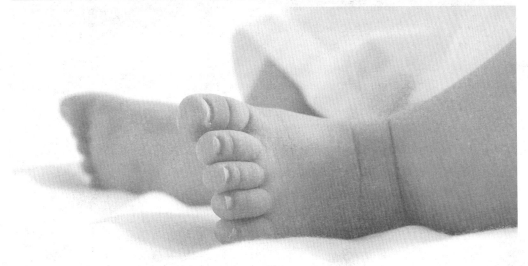

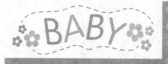

激动在3月：
第9~12周 初具人形的胎宝宝

孕期全计划
**1**

# 妊娠第9周

 孕妈妈营养计划

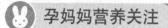

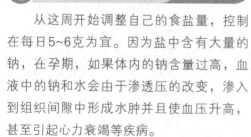

 孕妈妈营养关注

从这周开始调整自己的食盐量，控制在每日5~6克为宜。因为盐中含有大量的钠，在孕期，如果体内的钠含量过高，血液中的钠和水会由于渗透压的改变，渗入到组织间隙中形成水肿并且使血压升高，甚至引起心力衰竭等疾病。

## 孕妈妈营养加油站

### 鸡肉鲜汤烧小白菜

做法：将小白菜洗净去根，切成10厘米长的段，用沸水焯透，捞出用凉水过凉，理齐放入盘内，沥去水分。油锅烧热，下葱花炝锅，烹料酒，加入鸡汤和盐，放入鸡肉和小白菜，大火烧沸后，加

入鸡精、牛奶，用水淀粉勾芡，盛入盘内即可。

功效：含丰富的蛋白质、钙、磷、铁、胡萝卜素、烟酸和维生素C，有利于孕早期胎儿生长发育。

### 韭菜炒虾仁

做法：虾肉洗净，去肠线，沥干水分。春韭菜择洗干净，切成2厘米长的段；葱切丝；姜、蒜去皮洗净切丝。炒锅放花生油烧热，下葱、姜、蒜丝炝锅，炸出香味后放入虾仁煸炒2~3分钟，烹料酒、盐、高汤稍炒，放入韭菜，急火炒4~5分钟，淋入香油，加鸡精炒匀，盛入盘中即成。

功效：营养丰富，有利于补充维生素和矿物质。

# 孕妈妈生活计划

## 🐰 多吃蔬果防便秘

　　多吃点含纤维素的食物，如新鲜水果、蔬菜、豆类以及脱水水果（葡萄干、梅干、杏干、无花果等）等，以防治便秘，因为在此期间是流产的高发期，也是便秘的高发期，防治便秘，可预防流产。倘若平素吃纤维素类的食物很少，则要逐渐增加这类高纤维食物，否则胃难以适应。也可将每天的纤维摄取量分散在所吃的每餐上。

## 🐰 早晨一杯水

　　早饭前30分钟喝200毫升25~30℃的新鲜的温开水，可以温润胃肠，使消化液得到充分的分泌，以促进食欲，刺激肠胃蠕动，有利于定时排便，防止痔疮和便秘；使血液稀释，血管扩张，从而加快血液循环，补充细胞夜间丢失的水分。

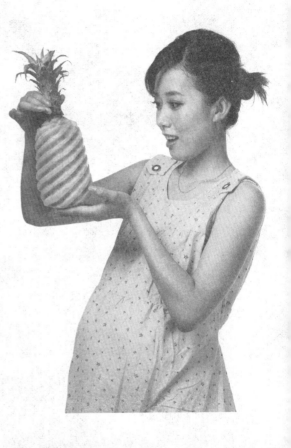

# 孕妈妈运动计划

## 🐰 水中运动益处多

　　水中运动，包括游泳、水中健身操等，对孕妈妈来说有极大的益处。在水中进行有氧运动的时候，水的浮力可以帮助孕妈妈支撑比怀孕前多出的10~13千克体重，水的阻力还可以减少逐渐松弛的关节的损伤机会，减轻孕妈妈的身体负担。此外，水的传导能力比空气良好，这样，孕妈妈就不必担心在水中运动而导致体温过度升高的问题了，高温、出汗可是孕妈妈的运动大忌呢。所以，充满乐趣的水中运动，是孕妈妈孕期运动的不错选择。

# 孕妈妈孕3月防流产计划

## 流产高发期

妊娠初期最需要注意的问题就是流产，尤其是第3个月的时候。这是因为，妊娠初期，胎盘附着尚不牢固，一些外界的刺激致使子宫收缩异常，使胎儿不能很好地在子宫内继续生长发育。如果孕妈妈身体健康、一切正常，在孕早期一定要注意一些生活习惯，避免外界刺激，以免造成不必要的缺憾。

流产最主要的信号就是阴道出血和腹痛。如果孕妈妈发现阴道有少量流血，下腹有轻微疼痛或者感觉腰酸下坠，这可能就是胎儿在传递"危险信号"了，应及时就医。

## 饮食防流产

① 补充维生素E。维生素E具有保胎的作用，它广泛存在于松子、核桃、花生、豆制品之中，不妨多加食用。

② 不要乱进补。有些人认为"吃补药总不会错"，于是擅自滥补人参、桂圆等大补元气之品，其结果有可能事与愿违，对母婴均不利。一切温热、大补之品，孕妇均不宜服。孕期进补应遵循"产前宜凉忌温热"的原则，根据具体病情，咨询医生后再进补。

③ 少吃山楂。山楂是酸性水果，酸甜可口，开胃消食，对缓解恶心呕吐、食欲不振等症状颇有功效。不过，山楂绝对不可以多吃，因为山楂对子宫有兴奋作用，可促进子宫收缩并导致流产。特别是曾有自然流产史或出现了流产先兆时，切不可食用。

## 生活起居防流产

① 怀孕后孕妈妈要细心照顾自己，在胎盘尚未形成的时期，不要过度劳累，做过重的体力活，尤其是增加腹压的负重劳动，如提水、搬重物等。

② 严禁性生活。虽然习惯了"性"福，也要暂时忍耐一下，以免刺激到宫颈引发宫缩导致流产。

③ 远离病毒感染。病毒感染引起的高热会引起子宫收缩导致流产，孕妈妈要避免到人群集中的地方，保持环境卫生，远离病毒感染。

④ 保持生殖器官卫生。生殖道炎症也是流产的一个重要诱因，因此，孕妈妈需保持外阴的清洁。如果发生阴道炎症，应立即治疗。

⑤ 少接触各种刺激性强的洗衣粉。洗衣粉内的化学成分会被皮肤吸收，在体内积蓄，特别是孕早期，易使受精卵外层细胞变性导致流产，可以改用性质温和的洗衣液。

## 运动防流产

孕妈妈不能进行激烈运动，如攀高、

奔跑等强度较大的动作，会加重腹部负担，对孕期安产不利。

孕妈妈在运动时如果出现阴道出血、有液体流出，出现不寻常的疼痛或者突发疼痛、胸痛、呼吸困难、严重或持续的头痛或头晕等问题，一定要立即停止运动，最好马上去医院检查。另外，如果在停止运动半小时后仍然持续有宫缩，也不能再运动了。

此外，有心脏病、妊娠高血压综合征、肾脏泌尿系统疾病、曾经有过流产史的孕妈妈，在整个孕期都不适于做运动。怀上双胞胎的孕妈妈更要小心为妙，不要随意运动。

 **谨慎用药**

止痛药具有抗炎、止痛和解热作用，但也具有抑制促使胚胎在子宫内膜成功着床的前列腺素的作用，美国的一项研究结果显示，孕期服用止痛药将会使流产的发生比率增加80%，其增加的比率与服用止痛药的时间长短成正比。因此，孕期最好避免服用阿司匹林、布洛芬等止痛药物。

 **情绪也很重要**

不良的情绪是导致流产的重要原因之一。因此，让孕妈妈保持良好的心情和精神状态，多一分体谅，多一分关怀和呵护，是准爸爸的主要任务。

此外，孕妈妈在妊娠早期一定要远离精神刺激性较强的电视、电影、读物等，以免造成精神紧张导致流产。

## 孕妈妈心理调适计划

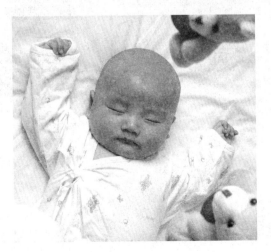

色彩能影响人的精神和情绪，它作为一种外在的刺激，通过人的视觉产生不同感受的结果，不舒服的色彩如同噪声一样，使人感到烦躁不安，而协调悦目的色彩则是一种美的享受。因此，孕妈妈房间内的色彩布置要协调，这样更可以给孕妈妈带来好情绪。可以选择孕妈妈喜欢的颜色，重新进行环境布置，但要注意小面积地使用，使整个空间形成一个色系，大面积使用会给人以压迫感。

## 准爸爸爱妻计划

 孕妈妈 "嗜酸" 的秘密 >>

准爸爸会发现，孕妈妈怀孕后，越来越爱吃酸性食物。这主要是因为怀孕后，胎盘分泌的某些物质有抑制胃酸分泌的作用，影响胃肠的消化吸收功能，从而使女性产生恶心欲呕、食欲下降等症状。而酸味食物可刺激胃液分泌，促进胃肠蠕动，改善孕妈妈孕期内分泌变化带来的食欲下降、呕吐以及消化功能不佳的状况。

所以准爸爸对孕妈妈 "嗜酸" 状况不必多虑，应多选购一些新鲜的酸味水果、蔬菜给孕妈妈食用。孕妈妈在吃这些蔬果时，还能吸收更多的维生素C。维生素C对胎儿形成细胞基质、生产结缔组织、心血管的生长发育、造血系统的健全，以及增强母体的抵抗力、促进孕妈妈对铁质的吸收，都有很重要的作用。

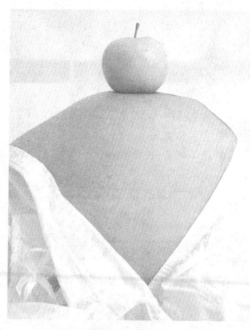

孕妈妈爱吃酸性食物还有助于身体对钙质的吸收利用，有助于胎儿骨骼、脑及全身器官的发育。

 孕妈妈经验分享

 不戴隐形眼镜 >>

怀孕早期由于内分泌发生改变，孕妇的角膜组织轻度水肿，戴隐形眼镜容易加重角膜缺氧。加上孕期本身泪液分泌量

减少，黏液成分增加，容易引发眼睛出现异物感、干涩、发磨等不适，还会因眼膜小、动脉挛缩而引发结膜炎。因此，戴隐形眼镜不适感会比孕前增大，最好戴框架眼镜。

孕期全计划
**2**

# 妊娠第10周

## 孕妈妈营养计划

### 孕妈妈营养关注

早孕反应严重的孕妈妈，现在尤其要注意加强钙和维生素D的补充，每天钙的补充量应在800毫克左右。多喝牛奶，因为牛奶富含钙质，可以使尿液中的钠排泄增多，降低血容量以消除水肿，还可以防治妊娠高血压，并有益于胎儿骨骼的发育。

多喝水，这样可以"洗涤"身体内环境，并能软化大便和促进消化道内食物蠕动，对妊娠有益。开水、水果和蔬菜汁，可以适量饮用。

### 孕妈妈营养加油站

#### 什锦水果浇汁饭

做法：将番茄沙司、苹果丁、菠萝丁、蜜枣丁、葡萄干、青梅丁、碎核桃仁放入锅内，加入清水、白糖烧沸，用玉米淀粉勾芡，制成什锦沙司。准备一碗熟米饭，扣入盘中，浇上什锦沙司即可。

功效：含有丰富的蛋白质、糖类、维生素和多种矿物质，能满足胚胎生长对各种营养素的需求。

#### 丝瓜洋葱炒鸡杂

做法：将鸡胗、鸡肝分别洗净，切成小薄片，同放碗内，加少许盐、白糖、湿淀粉和料酒，拌匀上浆；丝瓜刮皮，洗净，切成小三角片；洋葱去皮，洗净，切成条。锅置火上，放油烧至五六成热，放入鸡胗、鸡肝片，用筷子划开，炒1～2分钟，至七八成热，捞出控油。另起油锅，放少许油，烧至七成热，下丝瓜片、洋葱条，炒2分钟左右，至半熟，放入划散的鸡胗、鸡肝片，加盐、白糖和少许鲜汤，调

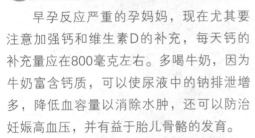

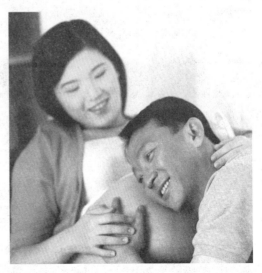

好口味，等汤汁烧沸后再炒片刻，撒上葱花炒匀即可。

功效：此菜由多种原料制成，营养丰富。鸡肝有补肝益肾的功效，鸡胗有健脾和胃的作用。

## 孕妈妈生活计划

### 关注分泌物变化

怀孕后多多少少都会感觉分泌物比平时增多，为了保持卫生和健康，孕妈妈最好穿着宽松棉质衣裤，每天洗澡，以淋浴为宜，不可盆浴或是进行阴道灌洗，要勤换衣裤。如果分泌物颜色转变为黄色恶臭，或白色块状合并剧烈瘙痒，一定要及时去医院就诊。

### 调整工作强度

目前还属于流产的高发期，孕妈妈一定要注意避免激烈的体育运动、体力劳动、旅行等，尽量避免做使肚子受压迫的动作。即使工作，也要注意量力而行。避免以前那种做得完美的态度，太勉强的话

对胎儿不利。

孕妈妈必须增加休息和睡眠的时间，调整日常工作中体力的负荷程度。至于强体力劳动和长途旅行之类的活动，应尽量安排在怀孕的中期4个月内。

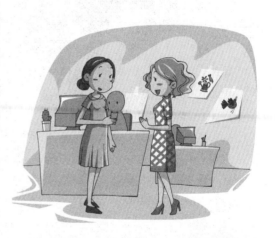

## 孕妈妈运动计划

### 孕期有氧运动

所谓有氧运动，是指有一定强度、需要持续一定时间，而不过度消耗摄入氧气的运动方式。有氧运动在孕期能起到加强心肺功能而促进身体对氧气吸收的作用，因此对孕妇及胎儿都有直接的益处。适合孕期孕妈妈的有氧运动，包括快走、慢

跑、游泳等不会让孕妈妈过度劳累、高热的运动。注意控制运动的量。

孕期做一些适当的有氧运动，还能加强血液循环而减轻孕期动脉曲张；增加肌肉力量而部分甚至全部消除背痛、腰痛；增加身体耐力为分娩做准备；还可能起到调节血压、血糖、控制体重过度增加等作用。

❋ **孕妈妈心理调适计划**

孕妈妈与胎儿具有心理与生理上的相通，从胎教的角度来看，孕妈妈的想象是通过孕妈妈的意念，构成胎教的重要因素，转化、渗透在胎儿的身心感受之中的。同时孕妈妈在为胎儿形象的构想中，会使情绪达到最佳的状态，而促进体内具有美容作用的激素增多，使胎儿面部器官的结构组合及皮肤得到良好的发育，从而塑造出自己理想中的胎儿。所以，在日常生活中，孕妈妈要多看积极的、高尚的、乐观的事物，给胎儿以有利的影响。

 ❋ **准爸爸爱妻计划**

### 🐰 警惕孕妈妈心力衰竭

怀孕后，孕妈妈的血液循环会发生一些变化，最主要的变化就是孕妈妈静息时心输血量增加。一般从妊娠10~12周开始增加，孕妈妈的周围血管阻力开始下降，约在妊娠30周时降至最低水平，故妊娠期动脉压亦有改变，一般收缩压维持稳定，而舒张压略有下降，脉压增宽。周围血管阻力的降低可使孕妈妈对血流急剧改变的适应能力降低。因此，对于有心脏病的孕妈妈来说，在这一阶段，常可能会由于不能胜任负担而发生心力衰竭，准爸爸应随时提高警惕！

 ❋ **孕妈妈经验分享**

### 🐰 孕妈妈看电视六大守则

有研究表明，每天收看电视2小时以上，孕妈妈常会出现眩晕、疲倦、乏力、食欲减退、心情烦躁、焦虑不安及妊娠高血压综合征，孕妈妈长时间看电视还会影响胎儿的生长发育。所以，孕妈妈要少看电视，并在看电视时遵循以下守则：

① 每天不超过2小时，中间要起身活动一下。

② 看电视时坐姿要端正，人与电视的距离要超过2米。

③ 不要看影响孕妈妈情绪的节目，如恐怖、悲伤等刺激性的电视节目。

④ 注意不要吃零食，边看电视边吃零食，非常容易让孕妈妈长胖。

⑤ 还要注意室内通风，以减少电视在播放时所产生的静电荷和辐射等。

⑥ 看完电视后用清水洗脸洗手，消除阴极线、放射线对人体的影响。

孕期全计划

## 3 妊娠第11周

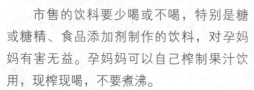

### 孕妈妈营养计划

#### 孕妈妈营养关注

市售的饮料要少喝或不喝，特别是糖或糖精、食品添加剂制作的饮料，对孕妈妈有害无益。孕妈妈可以自己榨制果汁饮用，现榨现喝，不要煮沸。

可多吃嫩玉米。嫩玉米含有丰富的维生素E，可用来防治习惯性流产、胎儿发育不良等。嫩玉米中还含有丰富的维生素B₆，也可有效缓解妊娠期的不适症状。

#### 孕妈妈营养加油站

##### 青椒香肠炒鸡蛋

做法：把烤香肠切丁；鸡蛋磕入碗中，拌入少许盐和水淀粉；青椒切丁。油锅烧热，先将蛋液炒至凝固，盛出，再加一大匙油炒香肠和青椒丝，并加入半小匙盐、少许胡椒粉略炒，加入鸡蛋，炒匀即可。

功效：鸡蛋含有蛋白质、脂肪、卵黄素、卵磷脂、维生素和铁、钙、钾等人体所需要的矿物质，对发育中胎儿的神经系统和身体发育有很大的作用。

##### 芹菜炒猪肝

做法：猪肝切片焯水，放入料酒、淀粉、糖略腌；芹菜切段，焯水备用。起锅热油，以大火炒猪肝，加入芹菜快炒，用盐、胡椒粉、生姜汁调味，炒匀即可。

功效：猪肝富含蛋白质、铁元素和维生素A，具养血补虚之效，对预防孕妈妈贫血有非常好的功效。

### 孕妈妈生活计划

#### "嗜酸"有禁忌

孕期的孕妈妈一般都会喜欢吃酸性的食物，有些以前不爱吃酸的孕妈妈都会变得喜欢吃酸，这主要是由孕妈妈的身体状况决定的，前文还提到过孕妈妈吃酸有诸多益处呢。但要注意，不是所有的酸性食物都对孕妈妈有利。尤其要指出的是泡菜、人工腌制的酸菜、醋制品虽然有一定的酸味，但维生素、蛋白质等多种营养几乎丧失殆尽，而且腌菜中的致癌物质亚硝酸盐含量较高，过多地食用对孕妈妈和胎儿都不利，还有可能引起胎儿畸形。

所以，爱上吃酸的孕妈妈，最好还是多吃些新鲜的水果、蔬菜来满足自己的胃口吧。

 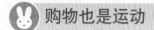 ## 孕妈妈运动计划

### 购物也是运动

购物会使孕妈妈的心胸开阔，感到放松，而且走路等于散步，也是一种很好的锻炼。但应注意不要行走过多，行走速度不宜快，更不要穿高跟鞋。在气候恶劣（寒潮、大风、大雨、大雾）时，不要上街购物，以免因身体笨重及不便而发生摔伤或扭伤，或因被滑倒而引起流产或早产。特别是在流感和其他传染病流行时，更不要到人群过于拥挤的市场去。一次购物不宜多，最好不要超过5千克，同时不要在人流高峰时间出去搭乘公交车。

 ## 孕妈妈心理调适计划

### 慢慢进入妈妈的角色

虽然在怀孕早期，孕妈妈的孕期身体特征还不是很明显，对要进入妈妈这个角色还不是很适应，但这一时期的孕妈妈，还是会有选择地接受一些外部信息，观察人们的反应，寻找内部和外部的证据来证明自己的身体确实与原来不同。开始更多地关注自我，对他人的依赖性增加，自怜自艾的心理增强。同时，还可能情绪稳定性差，或经常反省自己的过去。出现以上情形的孕妈妈一定要懂得自我调适情绪。

孕妈妈不如经常反省一下与自己妈妈的关系。回想自己的妈妈生养自己的艰辛过程，从内心感激自己的妈妈，增进母女间的感情与沟通，同时也通过对母女关系的反思，更好地定位自己作为女儿和妈妈的角色。

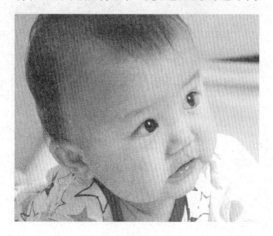

# 准爸爸爱妻计划

##  清理风油精、樟脑丸

风油精、樟脑丸一类的东西，其挥发的气体分子很容易透过鼻孔、嘴巴、皮肤等进入体内，与人体内的葡萄糖磷酸脱氢酶结合，变成无毒物质，然后随小便一起排出体外，一般情况下，是不会给人带来危害的。可是在妊娠前3个月内使用可就不安全了，这些分子会通过胎盘屏障进入羊膜腔内作用于胎儿，严重时可导致胎儿死亡引起流产。所以，准爸爸要注意，从妊娠前就开始清除家里所有的风油精、樟脑丸之类的东西，并要规劝孕妈妈少接触这些东西。

 # 孕妈妈经验分享

##  防治妊娠牙龈炎

在体内大量雌激素的影响下，从怀孕的第3个月起，孕妈妈的口腔会出现一些变化，如牙龈充血、水肿以及牙龈乳头肥大增生，触之极易出血，医学上称此为妊娠牙龈炎。妊娠期牙龈炎发病率为50%，一般在怀孕后2~4个月出现。

要防止妊娠牙龈炎，孕妈妈一定要坚持早、晚认真刷牙，餐后漱口，必要的时候还要用牙线清洁牙缝等，做好口腔卫生管理。

一旦孕妈妈已经患有妊娠期牙龈炎，应及时到医院进行诊治，以防症状加剧，给孕妈妈带来很大痛苦，且对孕育也不利。

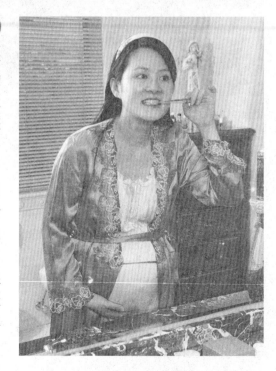

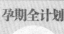 孕期全计划

 **4**

# 妊娠第12周

 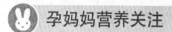 **孕妈妈营养计划**

## 🐰 孕妈妈营养关注

在保证营养饮食的条件下，尽量避免增加不必要的体重。整个孕期的体重增长应控制在10~12千克。尤其是那些怀孕前体重就超标的孕妈妈，在孕期更要注意控制体重，避免营养过盛造成胎儿过大，给分娩带来困难。此外，孕期肥胖还可能导致妊娠高血压、妊娠糖尿病等危害孕妈妈和胎儿健康的并发症。所以，孕妈妈一定要在保证营养的前提下，避免营养过度。

## 🐰 孕妈妈营养加油站

### 🥕 猪蹄炖黄豆

做法：把猪蹄剁块后洗净，然后在沸水中焯一下，捞出备用；黄豆在水中浸泡半小时，捞起沥干备用。在高压锅内放入黄豆、猪蹄、姜片同煮，20分钟后，放入葱花、醋、盐调味可食。

功效：猪蹄中含有糖类（碳水化合物）、胶原蛋白、脂肪、维生素A、B族维生素、维生素C及钙、磷、铁等营养物质，对胎儿和孕妈妈都有非常好的作用。

### 🥕 西洋菜排骨汤

做法：排骨切好洗净，先余烫过以去除血水备用；西洋菜先择下嫩叶，嫩叶洗净备用，将梗洗净。锅内加水、排骨，煮沸后加料酒，改小火煮烂，再放入西洋菜梗煮。待排骨熟烂时，拣除菜梗，加盐调味，放入西洋菜嫩叶煮软即可盛出。

功效：猪排骨除含蛋白质、脂肪、维生素外，还含有大量磷酸钙、骨胶原、骨黏蛋白等，有助于补充钙质，促进胎儿的骨骼发育。

 **孕妈妈生活计划**

据统计，70%~80%的流产都发生在第12周左右。所以，在此周应注意加强保护，避免生活中一切对孕育不利的事物，定期做好产前检查，这对预防流产都很有好处。

尤其对于流产的高危险群体，如工作忙碌的孕妈妈、精神压力大的孕妈妈、高龄的孕妈妈、患有内科疾病的孕妈妈、有不良生活习惯的孕妈妈，以及有过3次以上流产经历的孕妈妈，都要注意预防流产。

## 孕妈妈运动计划

### 锻炼这些肌肉群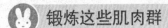

孕妈妈有意识地锻炼腹部、腰部、背部和骨盆的肌肉，可以避免由于妊娠体重增加和重心改变而导致的腰腿痛，并有助于减轻临产时的阵痛，促进顺利地自然分娩。而且由于胎儿与母体血脉相连，孕妈妈血液循环的增强，也增加了对胎儿的氧气和营养供给，促进胎儿大脑和身体的发育。

孕妈妈在锻炼时，注意动作要轻柔缓慢，转动身体要适度。持续到32~35周后，最好在医生指导下练习。

训练开始前注意排空膀胱，不宜在餐后进行。运动完毕，不要马上躺下休息。运动中出现任何疼痛、气短、出血、破水、疲劳、眩晕、心悸、呼吸急促、后背骨盆痛等现象，或在胎动后数小时没有胎动，马上停止训练，立即去看医生。

孕妈妈若患有心肺疾病，或既往发生过流产征兆，如先兆流产、早产、羊水过多、前置胎盘、阴道流血、宫口早开等，不宜进行运动锻炼，以防引发意外。

## 孕妈妈24小时美白计划

### 色斑来了不担心

怀孕到现在，孕妈妈的皮肤可能出现一些变化，一些孕妈妈的脸和脖子上不同程度地出现了黄褐斑，这是孕期正常的特征，产后就会逐渐消退。如果还是不放心的话，孕妈妈不妨喝些美白茶，吃点美容药膳或敷用自制美白面膜来减轻面部色斑，还原美丽。

同时还要注意防晒。阳光会使原本已有色素的部位颜色加深，直接暴晒紫外线易罹患皮肤癌，所以，孕妈妈最好避免长时间直接暴露在强烈的日光下。

### 美白养颜食疗法

金橘甘草茶：取生姜2片、红茶5~10克（孕前不饮茶的人可不加红茶）、甘草5克、桑葚6克、金橘2个捣碎，沸水冲泡，代茶饮。

天花丁香茶：在锅中加入水，放入白芷5克、天花粉10克、丁香3克，加热5分钟至沸腾。煮好的药汁倒入杯中加入冰糖拌匀即可服用。最好每天早晚空腹喝一杯。

薏苡仁莲子羹：莲子30克、芡实30克、薏苡仁50克、蜂蜜适量。前三味药物需先用清水浸泡30分钟，再一起小火炖20分钟，用蜂蜜调服。

银耳樱桃羹：将银耳50克用温水泡发，洗净，小火炖20～30分钟，加入樱桃30克、桂花和冰糖适量调服。

红枣菊花粥：红枣50克、米100克、菊花15克，一同放入锅内加清水煮至浓稠，放入红糖调味食用。

## 🐰 美白面膜DIY ▶▶

❶ 将薏苡仁、绿豆粉混合，加入适量的清水或蛋清及小黄瓜汁，搅拌成糊状面膜，涂敷面部，15分钟后用清水洗去。

❷ 可取一个生鸡蛋的蛋清和小黄瓜、鲜牛奶各一汤匙，混合搅拌，调成糊状，涂敷面部，15分钟后用清水洗去。

❸ 将番茄去皮，切碎挤汁，再加入少许的蜂蜜和半汤匙的黄豆粉，拌匀涂敷面部，15分钟后用清水洗去。

## 🐰 禁用含铅化妆品 ▶▶

孕妈妈千万不要使用有美白祛斑作用的化妆品，这些化妆品常常添加铅、汞等重金属，对宝宝非常不利。铅可以通过胎盘影响胎儿，造成胎儿发育迟缓、功能发育不全、先天畸形或死胎。所以，孕妈妈在怀孕期间一定要避免铅污染。

此外，孕妈妈还要避免接触一些与铅相关的事物，比如在工作中需要接触铅，那么，这时暂时休假，远离铅污染。

## 孕妈妈心理调适计划

没有哪个女人完全不在意自己的容貌，但怀孕却会使孕妈妈自我形象发生颠覆性的改变：体重剧增、妊娠纹、乳房下垂等问题常令某些注重仪表的女性深受心理打击，更有甚者还担心准爸爸会因自己体形的笨拙而变心。

怀孕的确会让女性的身材受到影响，但孕妈妈身材变形主要还是与自身的体质有关。最好的办法是在孕期就注意控制饮食，在孕期将体重增长控制在9～13.5千克；同时，产后合理饮食、适当运动，这样，无论是自然生产还是剖宫产，就都能再度回到窈窕的身材了。

唯一不能恢复的是乳房，因为妊娠之后乳腺管增生是为人工哺乳做准备，分娩之后，乳房的确会有不同程度的下垂。

## 准爸爸爱妻计划

### 给孕妈妈一个拥抱

孕妈妈的情绪变坏，是因为其体内的生理变化，如血糖、血压、激素、水和电解液等发生的急剧变化造成的，知道了这点，准爸爸就应该更加理解孕妈妈了。

在孕妈妈无理取闹的时候，给她一个拥抱，让她暂时安静下来，等她平静了，再好好沟通，消除误会。不过还需要在此提醒的是，如果你发现孕妈妈过度哭泣，或异常安静、孤僻而冷漠，她可能正经受着抑郁的折磨，这时，应及时向她的医生咨询，帮她改变这种不良症状。

## 孕妈妈经验分享

### 经验一：选购孕期胸罩的小窍门

❶ 在妊娠期乳房不断增大，所以要按乳房大小更换胸罩。

❷ 不同厂家生产的胸罩在尺码上可能会有出入，所以购买胸罩时不能只看尺码就买了。最好是亲自试穿一下，看看胸罩是否合身、舒适。

❸ 孕期、哺乳期所戴的乳罩，应选择纯棉质地的。

### 经验二：测量准确胸围的方法

❶ 用皮尺通过两个乳头处量最大胸围。

❷ 量两侧乳房下面的最小胸围（胸罩上标示的胸围尺码是最小胸围）。

❸ 用最大胸围减去最小胸围，除以2，求出乳房的近似高度。

## 孕妈妈3月疾病防治计划

### 预防宝宝佝偻病

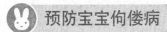

胎儿也可能发生佝偻病，导致佝偻病的主要原因就是缺钙，所以孕妈妈孕期一定要注意补充足够的钙质，同时还要注意多晒太阳，制造维生素D，促进钙质的吸收利用。必须注意的是，某些慢性疾病会影响维生素D的吸收，所以孕妈妈最好能咨询

一下自己的妇产科医生，让医生给你提供最佳的孕期补钙方案。

###  不能乱补维生素

许多孕妈妈早期妊娠反应较强烈，恶心呕吐不能进食，医生往往允许服用少量维生素B$_6$以止吐。而有些孕妈妈以为维生素B$_6$是人体所需物质，就较长时间地服用。其实，长期过多服用维生素B$_6$，可使胎儿对它产生依赖性，医学上称之为维生素B$_6$依赖性。这样胎儿出生后，维生素B$_6$

的来源不如母体里充分，孩子就容易出现兴奋、哭闹不安、易受惊、眼球颤动。

此外，长期大量服用维生素C会导致流产。服用过多的叶酸也会对身体产生不良的影响，如可能影响体内锌的代谢而造成锌缺乏，致使胎儿发育迟缓等。大量服用维生素A可能导致婴儿骨骼畸形、泌尿生殖系统缺损以及腭裂；服用维生素E过多会使胎儿大脑发育异常；过多的维生素D则会导致胎儿的大动脉和牙齿发育出现问题。

所以，孕妈妈孕期补充维生素一定要遵照医嘱，适可而止，万万不可过量。

 孕妈妈经：QUESTION AND ANSWER

**Q** 上班时妊娠反应严重怎么办？

**A** 职场的压力越来越大，怀孕的孕妈妈在妊娠反应的作用下，会有更激烈的孕期反应，导致上班时常常感觉全身倦怠、无精打采。出现这种状况的时候，孕妈妈不必紧张，可以选择去医院咨询一下妇产科的医生，如果医生建议你卧床静养，那么可以跟公司商量一下，在妊娠反应严重的时候请假休息，等妊娠反应消失后可继续上班。

孕妈妈千万不要因为一点困难就放弃工作，要知道适度忙碌的工作以及同事之间的交流与关心，对你有益而无害。

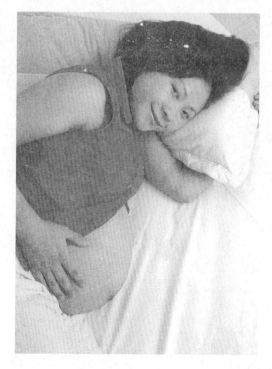

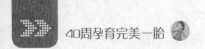
 孕妈妈3月孕事点滴

| 身体方面 | |
|---|---|
| 体重和腰围 | |
| 身体自觉症状 | |
| 异常情况 | |
| 生活方面 | |
| 饮食情况 | |
| 睡眠情况 | |
| 性生活情况 | |
| 运动情况 | |
| 工作情况 | |
| 外出情况 | |
| 心理情绪 | |
| 环境污染 | |
| 用药情况 | 最近1个月是否用药：是（　）　否（　） |
| | 用药名称： |
| | 服用剂量： |
| | 是否遵医嘱： |
| 胎教情况 | |
| 其　　他 | |
| 产前检查情况 | |
| 是否进行产前检查 | 是（　）　否（　） |
| 检查项目 | |
| 检查结果 | |
| 异常情况 | |
| 医生建议 | |
| 异常处理 | |
| 写给胎儿的话： | |
| | 　年　　月　　日 |

**小叮咛**

　　孕妈妈惊喜地发现，到了这个月，难熬的妊娠反应逐渐消失了，胃口变得越来越好了。由于现在胎儿的营养需求也在逐渐增加，所以孕妈妈可以放心大胆地吃对你有益的食物了。不过还要注意均衡饮食并控制体重，超重了对你和胎儿都不是什么好事情。

 # 孕3月孕妈妈胎儿变化对照表

| | | |
|---|---|---|
| **孕妈妈变化** | 妊娠第9周 | 1. 妊娠反应会更加强烈<br>2. 乳房胀大，在乳晕、乳头上开始有色素沉着，颜色发黑<br>3. 腰围也增大了，腰部有沉重感。通过妇科检查，已能查出子宫底在耻骨联合上2~3横指，但腹部外形无明显变化<br>4. 阴道分泌物增多，容易发生便秘和腹泻 |
| | 妊娠第10周 | 1. 妊娠反应还会持续<br>2. 孕妈妈静息时心输血量增加 |
| | 妊娠第11周 | 1. 逐渐摆脱怀孕初期情绪波动大、身体不适等症状的困扰<br>2. 身上的胎记、雀斑、新伤痕、胎痣都会跟随着阴道、子宫颈及阴户颜色的加深而加深。这些现象都是暂时性的<br>3. 子宫将上升到骨盆以上 |
| | 妊娠第12周 | 1. 孕早期在本周结束。妊娠初期症状逐渐消失<br>2. 消化道的各器官随着子宫增大，其解剖位置也发生相应的变化，如胃趋向水平位，肝向上、向右后方移位等<br>3. 子宫如新生儿胎头大，子宫底达耻骨联合上2~3横指 |

(续表)

| | | |
|---|---|---|
| 胎儿变化 | 妊娠第9周 | 1. 胚胎已经可以称为胎儿了，总长约25毫米<br>2. 手臂更加长了，臂弯处肘部已经形成，手部在手腕处有弯曲，两脚开始摆脱蹼状的外表，可以看到脚踝<br>3. 头部很大，脸形初具、眼睑、声带、鼻子已经明显<br>4. 所有的神经肌肉器官都开始工作了，生殖器官已经在生长了 |
| | 妊娠第10周 | 1. 身长可达到4厘米，形状像扁豆荚<br>2. 手臂更加长，肘部更加弯曲。腕和脚踝发育完成并清晰可见，指甲开始出现。手、脚、头以及全身都可以灵巧活动了<br>3. 肠管也内移腹腔了，胃开始产生一些消化液，肝脏开始制造血细胞，肾脏也可以从胎儿血液中析出某些废物（尿酸）<br>4. 视网膜已完全着色，眼睑粘合在一起。味蕾开始形成 |
| | 妊娠第11周 | 1. 身长可达到4~6厘米，体重达到14克左右<br>2. 皮肤变得更厚，没有那么透明了<br>3. 身体比例越来越接近新生儿的比例<br>4. 女性胎儿的阴道开始发育，男性胎儿的阴茎也发育了。胎儿的体形看起来更直了 |
| | 妊娠第12周 | 1. 身长可达到6.5厘米左右，已经初具人形<br>2. 多种器官基本形成，维持生命的器官已经开始工作，如肝脏开始分泌胆汁、肾脏分泌尿液到膀胱等<br>3. 外生殖器官已分化<br>4. 手指和脚趾完全分开，部分骨骼开始变得坚硬。已有皮肤的感觉 |

# 孕3月计划表

| 1 | 加强营养 | 由于孕育的需要，孕妈妈每天热量需要增加到10460~12 550千焦（2 500~3 000千卡）。可适当地多摄入一些有营养的食物，以满足妊娠的热量需要 |
|---|---|---|
| 2 | 第1次正式产检 | 在孕期第12周时，可进行第1次正式产检。一般医院会给孕妈妈们办理"孕妇健康手册"。医生会依据手册内记载的检查项目分别进行并做记录 |
| 3 | 警惕心力衰竭 | 由于这一阶段孕妈妈对血流急剧改变的适应能力降低，因此对于有心脏病的孕产妇来说，可能会发生心力衰竭，应警惕 |
| 4 | 注重衣着 | 换大的胸衣、内裤和宽松的衣服。衣物应该是纯棉制品和丝织品，不要选用化纤制品 |
| 5 | 避免剧烈运动 | 妊娠3月是最容易流产的时期，孕妈妈一定要注意避免激烈的运动、体力劳动、旅行等。尽量避免做使肚子受压迫的动作 |
| 6 | 警惕子宫增大与月龄不符 | 子宫底的高度随妊娠月份而变化，如果子宫增大速度与妊娠月份不符，一定要警惕，及时去医院诊治 |
| 7 | 注意保暖 | 避免过凉刺激，引起流产等不良症状 |
| 8 | 避免强烈的噪声或振动 | 强烈的噪声或振动，会引起胎儿的心跳加快和痉挛性胎动 |

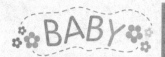

**欣慰在4月：**
**第13~16周 开始皱眉做鬼脸**

# ① 妊娠第13周

 **孕妈妈营养计划**

## 孕妈妈营养关注

❶ 孕妈妈到了这周会变得胃口大开，胎儿的营养需求也加大了。孕妈妈可以放心地吃各种平时喜欢但因为担心发胖而不敢吃的东西了。

❷ 再好吃、再有营养的食物都不要一次吃得过多、过饱，或一连几天大量食用同一种食品。

## 孕妈妈营养加油站

### 清蒸大虾

做法：大虾洗净，剁去脚、须，去皮摘除沙袋、沙线和虾脑，根据虾的大小切成2~4段；葱洗净切条；姜洗净一半切

片，一半切末。将大虾摆在盘内，加入料酒、味精、葱条、姜片、花椒和汤，上笼蒸10分钟左右取出，拣去葱条、姜片、花椒，然后装盘。用醋、酱油、姜末和香油兑成汁，蘸食即可。

功效：大虾含丰富的优质蛋白质、维生素A、维生素B₁、维生素B₂、烟酸及多种矿物质，能补肾健胃，有利胚胎器官的形成。

### 素火腿

做法：将油豆腐皮先用冷水浸一下，取出待用；将盐、酱油、白糖、鸡精及鲜浓高汤汁、虾子、香油等调匀。将上述汤汁均匀涂在油豆腐皮上，将豆腐皮像卷草席一样卷紧，外面再用麻线绳捆紧，在蒸

锅中蒸1小时，以便虾子味透到油皮内。取出凉凉后，将绳打开，即成素火腿，切成薄片，即可食用。

功效：含钙、铁丰富，还含有蛋白质、脂肪、维生素B$_2$、烟酸及磷等营养素，可增加钙质的摄入。

## 孕妈妈生活计划

### 注意控制体重

在这周之前，由于妊娠反应等状况，孕妈妈可能都没有好胃口。但从这周开始，孕妈妈会明显能吃了。毕竟要一个人吃够两个人的食量！不过有好胃口的同时，一定要随时注意自身的体重变化。从这周开始，孕妈妈每周的体重增长应控制在350~500克为宜。增长的体重包括胎儿、胎盘、羊水、子宫、血液、组织间液、脂肪沉积等所有的重量。一旦体重超标或者增长过慢，孕妈妈一定要注意通过饮食和适当运动来进行调节。必要时可以去咨询妇产科医生。

## 孕妈妈运动计划

### 避免强烈的腹部运动

从这周开始，孕妈妈顺利进入了孕中期。孕中期的孕妈妈身体逐渐进入了平稳发展的状态，但从现在开始直到妊娠第28周前，孕妈妈选择运动时还是要注意运动类型的。最好做不紧不慢的运动，如游泳、打太极拳、散步、比较简单的瑜伽等。一定要避免强烈的腹部运动，也要避免做和别人有身体接触的运动。也不能进行跳跃性的或者需要冲刺的运动，要避免做快速爆发的运动，如打羽毛球、网球等，骑马或者潜水等运动也不适合这一时期的孕妈妈。尤其是潜水很容易使孕妇处于缺氧状态，导致胎儿畸形。

### 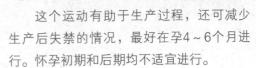会阴肌肉运动

这个运动有助于生产过程，还可减少生产后失禁的情况，最好在孕4~6个月进行。怀孕初期和后期均不适宜进行。

❶ 仰卧，屈膝，双脚脚踝靠拢，膝盖分开约3个拳头的距离。

❷ 收紧腹部、臀部、大腿、肛门、尿道及阴道口的肌肉，持续5秒，然后放松。

❸ 连续做10~15次。

## 孕妈妈心理调适计划

孕妈妈可以有选择地参加文娱活动，通过音乐、游戏、休闲活动等来减轻压力，充实自己的孕期生活，使自己的生活更积极，更充满乐趣。这样可以有效地缓解孕妈妈的不良情绪，并且可以转移自己对孕早期妊娠反应的注意力。

可以有选择地听一些音乐，比如莫扎特的《弦乐小夜曲》、《摇篮曲》、《幻想曲》、《嬉游曲》、《午夜的月光》、《安睡吧小宝贝》等。当然，还有其他的音乐，可以根据自己的条件加以选择，但要避免听速度过快、嘈杂的音乐。听这些音乐，可以起到安胎、养胎的作用。

## 准爸爸爱妻计划

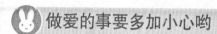
### 做爱的事要多加小心哟

在孕中期（13~28周），由于胎盘完全形成，胎儿处于相对稳定时期。此时，可以进行适当的性生活。并且这还可以使夫妻双方精神和躯体得到放松，保持夫妻之间亲密的关系。

准爸爸一定要注意，在性生活中，方式不要过于激动和剧烈。动作要轻柔，幅度不宜过大，更要注意不要刺激乳头，以免引发流产和感染。

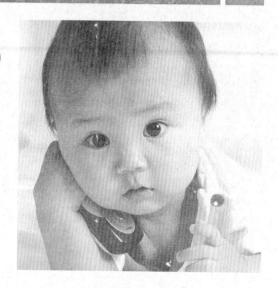

## 孕妈妈经验分享

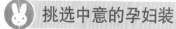
### 挑选中意的孕妇装

孕妈妈现在已经进入了孕中期，腹部开始隆起，原来的衣服开始变得不合体，这时你就需要穿孕妇装了。挑选孕妇装时一定要注意以下4点原则：

① 穿脱方便。上下身分开的衣装非常易于穿脱，可以减少不便。上衣宜开前襟，便于穿着。最好选购一条孕妇裙，去医院检查时穿着比较方便。

② 以宽松为原则，尤其胸、腹部、袖口处要宽松。孕妈妈在此后的几个月内体形变化较大，所以最好选择可调节性的衣裤，这样就不用准备很多孕妇装，节省了开支。

③ 由于生理和心理的变化，孕妈妈易脸色憔悴、情绪不稳定，孕妇服在色彩上可选择健康、明朗、柔和的粉色系，以衬托肤色。

④ 尽量选用质地柔软、透气性强、易吸汗、性能好的天然面料，如棉、麻、真丝等。因为怀孕期间孕妈妈的皮肤非常敏感，若经常接触人造纤维的面料，易引起过敏。

## 孕期全计划 2 妊娠第14周

# 孕妈妈营养计划

## 🐰 孕妈妈营养关注

① 如果有轻微的胃酸反应，可以少吃一些薯类、豆类食物以及糖类，以免产酸过多。粥有中和胃酸的作用，早晨吃粥可以养胃。

② 注意少吃高糖类食物，这些食物会令你体重超标，从而诱发妊娠糖尿病。

## 🐰 孕妈妈营养加油站

### 🍴 什锦沙拉 ·················

做法：将胡萝卜洗净切粒，用少许油炒熟（有利于维生素A的吸收）。将土豆洗

净去皮切丁，煮10分钟后捞出压成泥。黄瓜、火腿切粒。鸡蛋煮熟，蛋白切粒，蛋黄压碎备用。土豆泥拌入胡萝卜粒、黄瓜粒、火腿粒及蛋白粒，加入胡椒粉、糖、沙拉酱拌匀，撒上碎蛋黄即成。

功效：这道菜富含多种维生素、矿物质和蛋白质，且味清淡，易消化，适合孕妈妈食用。

### 🍴 鸭块白菜 ·················

做法：将鸭肉洗净切成块，加水略超过鸭块，煮沸去血沫，加入料酒、姜片及花椒，用小火炖酥。将白菜洗净，切成4厘

米长的段，待鸭块煮至八分烂时，将白菜倒入，一起煮烂，加入盐及鸡精即成。

功效：鸭肉含蛋白质、脂肪、维生素B₁、维生素B₂及钾、钠、氯、铁、钙等成分。鸭肉有滋阴养胃、利水消肿等功效。

 ## 孕妈妈生活计划

### 选购孕妈妈内裤

孕妈妈内裤分为高腰、低腰两种，底部多了一层棉布，可吸收阴道分泌物。高腰的内裤兼具保暖作用，以免腹部受寒，适合冬季穿着；怀孕中后期以低腰内裤为宜。尽量选择腰围可随体形变化，并随怀孕周期而可伸缩调整的内裤；质料选择棉质、易吸汗的较好，以保持会阴部的干爽和舒适。

 ## 孕妈妈运动计划

### 锻炼骨盆底肌肉

怀孕期间孕妈妈的骨盆底肌肉很可能被削弱，因此加强这些肌肉的力量，对孕妈妈以及生产都很重要。要锻炼骨盆底肌肉，可以练习以下动作：

❶ 以青蛙的姿势坐在地板上，背挺直，将双脚的脚心相对。双手握着脚踝，尽量将双脚向身体靠拢，用双肘向下压大腿，保持这种姿势数到10，然后重复15次。

❷ 像憋尿那样用力收紧肌肉，尽可能地多坚持一些时间，然后放松，重复30次。感觉疲劳的时候可以休息一下。

 ## 高龄孕妈妈280天安产计划

### 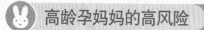 高龄孕妈妈的高风险

高龄产妇通常是指年龄超过35岁的孕期孕妈妈，相对而言，她们往往需要面临更多的孕期问题和风险，如受孕困难、胎儿出现畸形、妊娠并发症、难产等，这些潜在的风险，可能造成高龄孕妈妈更多的紧张和焦虑。

此外，孕妈妈和准爸爸年龄都已不

小，孩子却需要十几年的成长时间，这些都会带来一系列的连锁问题。

## 孕期保健要做好

饮食：高龄孕妈妈容易发胖，体重过度增加容易并发妊娠糖尿病等，给分娩也带来困难。所以高龄孕妈妈要控制好饮食，在保证母婴所需的热量供给的同时，避免过高热量补充。以每日主食供应5 016～7 524千焦（1 200～1 800千卡）为宜，每增加1孕周，增加3%～5%饮食摄入。同时还要保持合理的饮食结构，少吃高糖类食物，避免肥胖。

40岁以上的女性，要特别注意镁、钙等矿物质的摄取，并多吃绿色蔬菜、坚果、谷物、牛奶、鱼油、豆类等。

运动：走路散步是最好的运动，有助顺利生产，但过于激烈的运动不宜，也不能抬重物。

休息：建议高龄孕妈妈在怀孕的第24周起，视腹部膨起状况开始使用"托腹带"保护子宫。自妊娠第32周以后就不宜再工作，应尽可能让身体休息。

## 羊膜腔穿刺预防畸形儿

分娩时间越迟，越容易生下畸形儿。据统计，35岁的孕妇，每1 000名大约有1名怀先天愚型儿。到了40岁，这个数字是每80名有1名的概率。其他先天性的畸形儿，也比一般的孕妈妈的胎儿来得多，而且初生婴儿的死亡率也比一般的高出两三倍。

所以，高龄孕妈妈或有家族基因缺陷史的孕妈妈，除了做常规的孕期体检外，在怀孕10～12周时，最好去医院进行一次羊膜腔穿刺检查，这样可对胎儿先天性和遗传性疾病做出判断，以避免畸形儿的产生。

## 预防妊娠并发症

在孕期，高龄女性的并发症（如心脏病、高血压、糖尿病等）可能增多，会对母婴产生一定的影响，如妊娠高血压综合征、妊娠期糖尿病等，容易造成复杂的高危状况。

产前检查可以减少和控制并发症。所以，高龄孕妈妈一定要在怀孕前做一个全身性、基本的、以抽血为主的健康检查（按本书指导，在孕前1年做体检最好，最迟不超过孕前6个月），看看自己是不是有血压高、糖尿病、肾脏等方面的问题。如果确定都没有问题，就不要太担心，只要在妊娠期乖乖地配合检查，并且做好保护措施，即可放心。

若是检查出来有问题者，建议要积极做适当的治疗，通过有效的治疗后，大部分的妈妈都能很安全地受孕。

## 保持心情愉快

有些高龄孕妈妈，尤其是第一次怀孕的高龄孕妈妈，自确诊怀孕后就忧心忡忡，担心分娩时会出问题，这种不良心理对母婴都很不利。在现代医疗条件下，高龄孕妈妈所担忧的问题，一般都是可以解决的，孕妈妈要做的，只是积极与医生配合，听从医生指导。因此，孕期应保持心情愉快，充满自信。这种良好的情绪，对胎儿的生长发育至关重要，同时还有助于正常分娩呢。

## 提早入院待产

10%的高龄孕妈妈会早产，所以，必要时高龄孕妈妈应早些入院，详细检查和治疗。同时，她们的生产过程也会比一般的年轻孕妈妈长，而且由于女性随着年龄的增长，子宫的收缩力和阴道的伸张力也较差，高龄孕妈妈还容易发生大出血和难产。所以，利用手术、真空吸引生产、产钳生产以及剖宫产的概率很高。一旦高龄孕妈妈发生难产，或者胎儿有生命的危险时，应毫不犹豫地马上做剖宫手术，以抢救孕妈妈和胎儿。

# 孕妈妈心理调适计划

痛苦的早孕期已经过去了，孕妈妈的身体基本已经稳定，一般不会出什么问题，可以松一口气了。所以，怀孕以来一直受到丈夫、家人的呵护，做什么事情都想依赖别人的孕妈妈，这时最好要改改这个习惯了。适当地活动活动、做一些用力平缓的家务、正常地上班，这样可增强孕妈妈的肌肉力量，对日后分娩有一定的帮助，还可以振奋精神，对保持稳定、健康的心理状态大有益处。

相反，如果孕妈妈每天都不干任何事情，凡事都由老公或者家人包办，这样身体就会懈怠，而且还容易引起心理上的郁闷、压抑、孤独，这对胎儿是不利的。

# 准爸爸爱妻计划

## 帮孕妈妈做按摩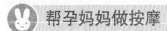

孕妈妈在怀孕后，身体可能会出现很多不适，如水肿、静脉曲张等，这是造成她心情不好的原因之一。准爸爸在这段时期如果能经常为孕妈妈做按摩，对缓解孕妈妈身体不适会很有帮助，而且准爸爸的这种体贴还会让孕妈妈心理放松，使感情得到升华。

当然，按摩不一定非得有什么专业手法，只要找到孕妈妈喜欢的手法就行了。如果准爸爸的手比较粗糙，可以在按摩的时候准备一瓶孕妈妈专用的按摩油或者润肤油。

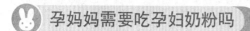 孕妈妈经验分享

###  孕妈妈需要吃孕妇奶粉吗

孕妇奶粉不同于一般的鲜奶，它的营养成分优于鲜奶，几乎强化了孕妈妈所需的各种维生素和矿物质。如丰富的钙质是牛奶的3.5倍，可以为孕妈妈和胎儿提供充足的钙质，防止发生缺钙性疾病。所以，只要条件允许，孕妈妈可以从孕前就开始吃孕妇奶粉。

虽然孕妇奶粉中所含的各种维生素和矿物质，基本上可以满足孕妇的营养需要，但由于每个人的饮食习惯不同，膳食结构也不同，所以对营养素的摄入量也不完全相同。所以，孕妈妈最好在营养专家或医生的指导下吃孕妇奶粉，以免某些营养素过盛，甚至引起中毒。

原则上讲，吃孕妇奶粉就不需要额外再补充别的营养素了，以免造成营养摄取过量。

## 孕期全计划 3 妊娠第15周

 孕妈妈营养计划

### 孕妈妈营养关注

❶ 多吃一些芹菜、萝卜等含粗纤维的蔬菜或水果，对清洁口腔有利，而且充分地咀嚼可以起到锻炼牙齿、按摩牙龈的作用。

❷ 含咖啡因的饮料和食物会影响胎儿大脑、心脏、肝脏等器官的发育；辛辣食物会引起便秘；一些含有添加剂和防腐剂的食物可能导致畸胎和流产，要注意少吃。

### 孕妈妈营养加油站

🥄 猪肉火腿香菇合

做法：选择菌伞较大的香菇，用温水泡好，去蒂洗净，摊开压平。猪肉、火腿、葱均切成碎末，鸡蛋打开，与淀粉、15毫升酱油、2克盐一起拌匀，做成肉馅待用。将香菇摊开，把调好的肉馅摊在香菇片上，另用一片香菇盖起来，制成香菇盒，然后整齐地平放在大盘子上，上屉蒸

15分钟，取出。另起锅热油，将少许酱油、盐、鸡汤调成汁，勾芡，烧开，浇在香菇合上即成。

功效：火腿、猪肉可滋养肝血，香菇还有益气补虚、健脾和胃的功效。

###  香菇油菜

做法：油菜择洗干净，切成3厘米长的段，梗叶分置；香菇用温开水泡开去蒂。锅置火上，放油烧热，先放油菜梗，至六七成热，加盐，再下油菜叶同炒几下。放入香菇和浸泡香菇的汤，烧至菜梗软烂，加入鸡精调匀即成。

功效：含钙、铁丰富，同时还含蛋白质、脂肪、维生素B$_1$、维生素B$_2$、维生素C及磷等营养素，孕期常食能补充钙质。

# 孕妈妈生活计划

① 不要整天大鱼大肉，要注意蔬菜中维生素的摄取。美国医学科学家的一项新研究显示，如果在孕前多摄取蔬菜、水果和蛋白质食物，有助于预防新生儿白血病。

② 自己制订一个科学、营养的孕期食谱，保持又营养又均衡的饮食习惯，这不仅对你自身的健康和胎儿的发育有利，也能帮助你滋养皮肤，取得一举两得的效果。

③ 从本月起每7天空腹测试一次体重，每周增长以350克为宜，不得超过500克，增加过快或不增都应引起注意。

# 孕妈妈运动计划

## 游泳的最佳时间

孕中期是孕妈妈进行游泳锻炼的最佳时间。游泳能改善心肺功能，增加身体的柔韧性，增强体力，促进孕妇的血液循环，有利于为胎儿输送营养物质，还有助于排出胎儿所产生的废物。国外研究发现，经常游泳的女性大多顺产。孕妈妈可以在咨询医生后，再确定是否去游泳。

专家建议，孕妈妈可以每周游泳1~2次，每次500米左右。游泳教练强调，游泳池水一定要干净合格，以免发生感染，不利于胎儿。

不过，锻炼依然要控制好运动量，每次运动时间不宜超过半小时。运动量以活动时心跳每分钟不超过130次，运动后10分钟内能恢复到锻炼前的心率为限。

# 孕妈妈妊娠纹防治计划

## 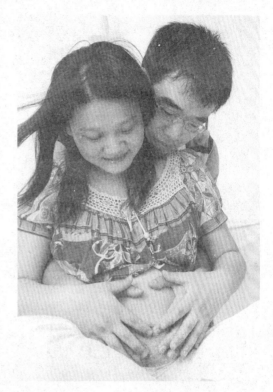 孕妈妈为啥长妊娠纹

随着胎儿的成长、羊水的增加，孕妈妈的子宫也会逐渐膨大。当腹部的快速膨胀超过肚皮肌肤的伸张度，就会导致皮下组织所富含的纤维组织及胶原蛋白纤维因经不起扩张而断裂，产生妊娠纹。妊娠纹好发于腹部、臀部、乳房、大腿内侧、腰部等部位。在医学上，妊娠纹被称为"扩张性条纹"。

这些"扩张性条纹"可不只是孕妈妈的专利，许多健康的男性或是女性，在青春期的快速生长期时，身体也会出现类似于妊娠纹的"生长纹"。另外，体重急速增减、使用大量类固醇等，这些人也容易出现这类扩张性条纹。

妊娠纹与遗传、个人体质有很大关系，如果孕妈妈的母亲留下了很深的妊娠纹，或者自己本身体质易长妊娠纹，一定要注意预防。

## 预防才是上上策

妊娠纹一旦出现后即难以消失，使孕妈妈的皮肤出现松弛、褶皱、乳房下坠、腹部脂肪堆积，大大损害了孕妈妈的形象和自信心。所以，孕妈妈一定要做好预防，尽可能将妊娠纹减少到最低限度。

❶ 多吃纤维丰富的蔬菜、水果和富含维生素C的食物；避免摄取过多的甜食及油炸食品，改善皮肤的肤质。喝脱脂奶，少喝全脂奶。

❷ 避免过多摄入糖类和过剩的热量，导致体重增长过多。

❸ 勤做按摩，特别是针对容易堆积脂肪的部位，如腹部、臀部、大腿内外侧、乳房和腋下等部位，都应该温柔地搓揉、轻推、轻捏一番，以增加皮肤和肌肉的弹性以及促进血流的顺畅。

❹ 适度的运动对增加腰腹部、臀部、乳房、大腿内侧等部位的皮肤弹性效果明显。

❺ 在怀孕初期就开始使用妊娠纹防护霜或精华液，进行局部按摩，可以有效预防妊娠纹生成或淡化已形成的细纹。乳液

或妊娠霜约从怀孕3个月开始使用，可以一直用到产后3个月。

## 防止妊娠纹护体油DIY

**维生素E：** 用2~3粒维生素E胶囊，把胶囊剪开，滴入强生婴儿润肤油里。盖上盖子摇晃均匀，维生素E与润肤油完全融合后，再用来涂抹易发生妊娠纹的部位即可。

**橄榄油：** 选择可以食用的橄榄油来按摩、涂抹即可。

涂抹护体油必须持之以恒，这样才能取得最佳的效果。此外，护体油若含有维生素A、果酸的，千万不能在孕期使用。要使用新产品的时候，最好能咨询一下医生，以免对胎儿造成伤害。

# 孕妈妈心理调适计划

许多孕妈妈怀孕以后，都会担心营养补充不够，对宝宝的生长不利，也因此强迫自己猛吃猛喝，更有甚者购买大批的营养素盲目乱补。殊不知这样反而会给自身和胎儿的健康埋下隐患。

其实大多数的孕妈妈和正常的健康人没有什么太大不同，她们只需在医生的指导下补充所需的食物和营养即可，完全没有必要乱补。有的孕妈妈一旦怀孕后，就把自己看成了一个患者，认为自己缺这少那，于是只要有营养就大补特补。

对那些身体健康的孕妈妈来说，她们其实并不缺什么，如果要补充营养，最好的办法就是食补；而对那些身体欠佳的孕妈妈来说，也不要盲目乱补，应在医生指导下，有针对性地进补。

# 准爸爸爱妻计划

## 送份小礼物给她

不要认为只有在生日，或者结婚纪念日才应该给孕妈妈买礼物。如果孕妈妈发现下班回家的丈夫竟然带着一件礼物，这样的意外惊喜当然会给她一份好心情。给孕妈妈准备的礼物不一定非要多么贵重，重要的是一份关心。一条漂亮的孕妇裙，一本她喜欢的小说，一件送给未来宝贝的漂亮衣服，相信都可以让孕妈妈惊喜连连。

## 陪孕妈妈一起学习孕产知识

孕妈妈心理状态不佳，很多原因是担心自己和胎儿出现各种不测，以及害怕分娩。准爸爸要与孕妈妈一起学习孕产知识，对各种异常情况的预防和处理也要有所了解。这样，有助于消除孕妈妈的紧张。

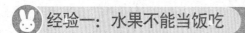

# 孕妈妈经验分享

## 经验一：水果不能当饭吃

水果口感好，且含丰富的维生素C、矿物质和膳食纤维，许多孕妈妈就将水果当饭吃。还有的孕妈妈为了生个健康、漂亮、皮肤白净的宝宝，拼命吃水果。其实，这种做法是片面的、不科学的。

水果吃得多了，自然其他食物就吃得少了，这就减少了孕妈妈食物的种类，违背了孕妈妈的饮食原则。此外，水果中糖分含量很高，孕期饮食糖分含量过高，还可能引发孕妇糖尿病等其他疾病。所以，孕妈妈不能将水果当饭吃，而是应该有选择地吃各种各样的食物，均衡营养。

## 经验二：外用药也要慎用

孕妈妈不仅要慎用内服的药物，外用的药物也不可粗心大意，因为一些外用药能透皮被吸收进血液，引起胎儿或婴幼儿中毒，造成胎儿或婴幼儿神经系统器官的损害。

一般需慎用的外用药如下表所示：

总之，在孕期、哺乳期的妇女无论是使用口服药物还是外用药物，都应该在医生的指导下进行，才能保证用药安全、有效。

| 外用药 | 对孕妈妈的危害 |
| --- | --- |
| 杀癣净 | 动物实验发现它不仅有致胚胎毒性作用，哺乳期妇女外用，其药物成分还可以分泌入乳汁 |
| 达克宁霜 | 孕妈妈皮肤较敏感，使用该药易发生接触性皮炎，或者因局部刺激发生灼感、红斑、脱皮起疱等 |
| 百多邦软膏 | 会被全身吸收且蓄积，可能引起一系列不良反应 |
| 阿昔洛韦软膏 | 属抗病毒外用药，对人体细胞DNA聚合酶也有抑制作用 |
| 皮质醇类药 | 孕妈妈若大面积使用或长时期外用时，可造成婴儿肾上腺皮质功能减退，并能通过透皮吸收，小剂量分布到乳汁中。此外，这类药还可造成妇女闭经、月经紊乱，故欲生育妇女最好不用 |

## 孕期全计划

### 4

# 妊娠第16周

## 孕妈妈营养计划

### 孕妈妈营养关注 >>

现在是胎儿长牙根的时期，孕妈妈要多吃含钙的食物，让胎儿长上坚固的牙根。

白砂糖有消耗钙的不良反应，且易使人发胖。孕妈妈可以用红糖来代替白糖。红糖中钙的含量比同量的白糖多2倍，铁质比白糖多1倍，还有人体所需的多种营养物质，有益气、补中、化食和健脾暖胃等作用。

### 孕妈妈营养加油站 >>

#### 酸菜炒牛肉

做法：牛肉洗净剁碎（直接买肉馅也可），用花生油、酱油和淀粉拌好备用。酸菜洗净，挤掉水分，也剁碎备用。用花生油烧热锅，炒熟牛肉馅，装起备用。锅置火上，放花生油烧热，放入酸菜煸炒，加入白糖和少许盐，放入牛肉馅一起煸炒片刻即成。

功效：营养丰富，能获得全面的营养素，有利于胎儿神经系统、骨骼等各器官的发育，增强孕妈妈体质。

#### 香干拌青芹

做法：绿豆芽掐去两头，芹菜洗净，切成3厘米长的段。分别放入沸水锅内焯一下（不能焯烂），用凉开水泡凉，沥水备用。香干洗净，切成细丝，放入芹菜、豆芽中，加入香油、醋、盐、蒜泥，拌匀即成。

功效：含有丰富的铁、钙、磷、维生素C、蛋白质等多种营养素，可预防高血压、血管硬化、贫血、神经衰弱等。

## 孕妈妈生活计划

### 护发有方 >>

怀孕后的孕妈妈体内雌激素量增加，延长了头发的生长期，很多原本应该脱落的头发开始超期服役。所以在妊娠期，孕妈妈的头发会看起来格外浓密亮泽，同时也变得易脏、发黏、蓬乱。为使头发舒散、清爽，要勤梳洗头发，至少每3天洗一次。如果因为腹部的挺起而导致不方便，请准爸爸代劳也是不错的选择。

孕妈妈的皮肤十分敏感，为了防止刺激头皮影响到胎儿，孕妈妈要选择适合自己发质且性质比较温和的洗发水。

此外，染发剂对胎儿有致畸作用，烫发剂的刺激对母体和胎儿均不利，因此，孕妈妈不要在孕期烫发、染发。

 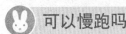 孕妈妈运动计划

##  可以慢跑吗

孕期的孕妈妈总是需要特殊保护的，不过适当的运动是绝对有益而无害的。那么孕妈妈可以慢跑吗？

答案是肯定的。到了第16周，胎儿的发育基本稳定，孕妈妈身体也没有变得过于沉重，只要你的妇产科医生同意你慢跑，那么你就可以开始这项迷人的运动了。

先给自己挑选一双合脚的慢跑鞋，然后选择一个适宜慢跑的环境，最好是空气新鲜又比较安静的林荫小道。慢跑一定要在家人的陪同下进行，而且要注意速度，量力而行。途中，一旦孕妈妈出现疼痛、气急、虚脱、头晕等不适反应时，就应立即停止运动，及时就医。

## 等待期待中的胎动

###  胎动，你感觉到了吗

到了这一周，一些孕妈妈可能已经迎来了最期待的惊喜——胎动！生育第一胎的孕妈妈一般在妊娠16~20周时开始感觉到胎动。但也因人而异，孕妈妈的感觉灵敏度不同，胎儿的胎动开始很微弱，只有比较敏感的孕妈妈才会感觉到。有的孕妈妈羊水较多，或者腹壁较厚，对胎动的感觉也会迟钝一些。

妊娠32周时，胎动最频繁，每天胎动的次数最多的时候能达到上千次。随着怀孕月份的增加，胎儿慢慢长大，子宫内可以供他活动的空间会越来越少，因此他的胎动也就会减少一些，没有以前那样频繁。

### 胎动的规律

胎儿一般早晨活动最少，中午以后逐渐增加，晚6~10时胎动活跃。大多数胎儿是在妈妈吃完饭后胎动比较频繁，因为那时妈妈体内血糖含量增加，胎儿也"吃饱喝足"有力气了。而当孕妈妈饿了的时

候，体内血糖含量下降，胎儿没劲了，也就比较老实了。

## 掌握胎动的办法

孕妈妈感知法：既简单又方便，准确率也比较高，大多数的医生都会推荐孕妈妈使用这种方法。孕妈妈依靠自己的感觉，在孕晚期每天数胎动。每天早、中、晚各选1个时间段，数1个小时胎动。这个时间段可以根据自己的时间灵活掌握。例如早上起床前的1小时，中午午休的1小时，晚饭后1小时。然后将3个小时的胎动次数相加乘以4，即为12小时胎动次数。如果12小时胎动次数大于20次，为正常；如果12小时胎动次数少于20次，属于胎动减少，就应该仔细查找原因，必要时到医院进行胎心监测。

B超检查观察：这种方法一般是针对有特殊状况的孕妈妈，而且只能在医院进行。

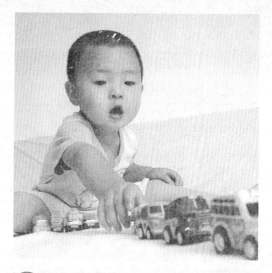

## 胎动异常需及时就诊

一般医生建议，孕妈妈应该以24小时作为一个周期，来观察胎儿的胎动是否正常。如果一天内发现胎儿的胎动规律明显异于平时，就应该查找原因，及时到医院就诊。出现胎动异常的原因，以及注意事项，请参考下表：

| 胎动异常 | 可能原因 | 专家建议 |
|---|---|---|
| 胎动减少 | 孕妈妈血糖过低、发热 | 1. 坚持每天数胎动，一旦出现异常胎动的情况，马上去医院检查<br>2. 有妊娠高血压综合征的孕妈妈，应该定时到医院做检查，并注意休息，不要过度劳累<br>3. 注意随气温变化增减衣物，避免感冒<br>4. 无论是走路还是乘公共汽车，尽量和他人保持距离，防止外力冲撞和刺激<br>5. 经常开窗通风，保持室内的空气流通<br>6. 适当进行锻炼，尽量避免到人多的地方去<br>7. 多喝水、多吃新鲜的蔬菜和水果<br>8. 保持良好的心态，放松心情，控制情绪 |
| 胎动突然加剧，随后慢慢减少 | 缺氧、受到外界刺激 | |
| 急促胎动后突然停止 | 脐带绕颈 | |

# 孕妈妈心理调适计划

在孕期，你将拥有很多的空闲时间。无聊的时候，不妨给自己买一本装饰漂亮的日记本，利用空闲的时间记日记。每天都写上一段，记录下每一天的心情、每一天胎儿的变化。

等宝宝长大了，孕妈妈可以把这本日记拿出来，一起和宝宝回顾这些精彩的片段。同时，孕妈妈还可以通过写日记的方式，反省一下自己所做的事情是否正确，如果不正确，那么就找出改变的方法，这样也可以很好地排解孕妈妈心中的抑郁和沮丧情绪。

# 准爸爸爱妻计划

## 🐰 毫不吝惜地赞美孕妈妈

几乎所有的孕妈妈都担心自己因为怀孕而失去了完美的身材，失去了白净无瑕的肌肤，不再具有往昔的魅力。不要摇头哦，准爸爸，女人天生都是爱美的，当孕妈妈艰难地挺着肚子、不惜牺牲身材与容貌孕育你们的爱情结晶的时候，准爸爸应毫不吝惜地告诉孕妈妈，她是全世界最美丽的女人！

多给孕妈妈一些真诚的赞美，告诉她你喜欢她现在这个样子。给她一个拥抱，或者将耳朵安静地贴伏在孕妈妈的肚子上，享受一下温馨的甜蜜，这都可以帮孕妈妈找回自信。准爸爸还可以主动带孕妈妈去逛逛商场，给她买件漂亮的孕妇装，而不要觉得孕妇装穿的时间不长是一种浪费。这会让孕妈妈体会到你对她的爱，使她的心情开朗起来。

# 孕妈妈经验分享

## 🐰 经验一：少吃过敏食物

怀孕以后，孕妈妈的体质变得比以前更敏感了。怀孕期间如果孕妈妈吃太多容易引发过敏的食物，可能导致本身过敏发作。此外，过敏与遗传息息相关。因此，

孕妈妈的过敏体质还可能会进一步诱发胎儿的过敏体质，未来宝宝出生之后，成为过敏儿的概率就会大增。

所以，容易敏感的孕妈妈，尤其是那些已有过敏体质的孕妈妈，最好避免食入

容易引发过敏的食物，如柑橘类、杧果、核果类、巧克力、带壳的海鲜等，才能减少胎儿过敏的概率。

 **经验二：厨房也会有污染**

根据国内外有关研究表明，粉尘、有毒气体密度最大的地方，不是在工厂、街道，而是在生活中天天都离不开的厨房里。因为煤气或液化气的成分很复杂，燃烧后在空气中会产生多种对人体极为有害的气体，加之煎炒食物时产生的油烟，使厨房被污染得更加严重。尤其是那些通风状况差的厨房，如果孕妈妈长久地待在油烟较重的厨房，就会吸入这些有害气体，影响到胎儿的正常生长发育。所以，孕妈妈最好少入厨房，如果需要去，一定要尽量减少停留时间。最好在厨房中安置抽油烟机或排风扇，让厨房保持良好的通风。

# 孕妈妈4月疾病防治计划

 **预防滴虫性阴道炎** >>

滴虫性阴道炎是一种女性常见的阴道炎症，它是由阴道毛滴虫感染而引起。滴虫不仅在孕妈妈阴道内的皱襞上寄存，还可侵入到尿道，甚至上行到膀胱、肾盂，引起泌尿道的感染。如果没得到医生及时的诊治，可能会引起急性肾盂肾炎，严重时还会导致孕妈妈患上败血病。

而且一旦孕妈妈患了滴虫性阴道炎，往往继发其他细菌感染，感染可由阴道上行蔓延到子宫腔，进一步引起宫腔感染。在孕早期感染容易引起流产、胎儿发育畸形，孕中期感染可引起绒毛膜发炎，造成胎膜早破、胎盘早剥，同时通过胎盘直接引发胎儿感染。

要预防滴虫性阴道炎，孕妈妈和准爸爸最好养成以下卫生习惯：

❶ 孕妈妈一定要注意孕期卫生，不要光顾不正规的游泳、洗浴场所。

❷ 孕期检查要选正规的医院，避免去不正规的医疗单位做器械检查而发生间接感染。

❸ 准爸爸患病，应严禁同房，积极治疗，以免引起滴虫的直接传播。

❹ 用过的内裤、浴巾及洗浴用盆，应该采取5~10分钟的煮沸消毒。

❺ 已经患有滴虫性阴道炎的孕妈妈，必须先向医生进行咨询，然后在医生指导下进行治疗，以免对胎儿造成影响。

 **必须及时就诊的12种孕期表现**

❶ 阴道出血或有其他污迹。

❷ 持续的腹痛或提前子宫收缩。

❸ 持续时间长达两三小时的剧烈头痛。

④ 视力障碍，如视力模糊或复视。

⑤ 晕厥或眩晕。

⑥ 有发热、打寒战，小便的时候有烧灼感或腹泻等感染的症状出现时。

⑦ 体重的增长较快。

⑧ 胸腔里面胃上面的位置有剧烈的疼痛。

⑨ 面部、双眼或双手有肿胀或虚胖（水肿）。

⑩ 连续几天呕吐，而且每天呕吐超过2～3次，尤其是发生在孕早期以后。

⑪ 在第20周后，胎动异常或停止时间超过24小时。

⑫ 在未满37周前"破水"，即提前破膜，表现为阴道有液体的滴流、不停止地滴漏或大量地涌出。

 孕妈妈经：QUESTION AND ANSWER

**Q 吃工作餐怎么保证营养均衡?**

**A** 工作餐是困扰孕妈妈的一个头疼问题。本来怀孕期间继续上班已经很辛苦了，同时还要吃没有营养、千篇一律的工作餐，营养会不会跟不上呢？尤其是到了孕中期，孕妈妈胃口大开，外面卖的清汤寡水的工作餐，根本没有办法满足孕妈妈的好胃口，怎么办？

吃工作餐不可避免，但孕妈妈也不必过于担心，只要做到以下三点，工作餐也可以吃得营养又安全：

首先，对待工作餐要秉持挑三拣四的第一原则，避免吃那些对孕期不利的食物。毕竟工作餐是为普通人设计的，可不会对孕妈妈进行特殊照顾。必须禁忌的食物如下表所示：

| | |
|---|---|
| 过度油腻的食物 | 油腻的食物不易消化，会加重肠胃不适、害喜的症状 |
| 刺激性的食物 | 刺激性的食物容易刺激胃黏膜，加重怀孕末期的胃灼热感 |
| 生冷食物 | 如生鱼片、生肉等，易引发弓形体感染等疾病 |
| 不新鲜的食物 | 已遭细菌污染、不新鲜的熟食易引发食物中毒，危及孕妈妈及胎儿的健康 |
| 发霉的食物 | 真菌所产生的有害物质可以渗入到更深，且不受到烹调加热所破坏 |

(续表)

| | |
|---|---|
| **过度加工的食物** | 加工食品往往添加了大量的盐和糖，对孕妈妈不利 |
| **含酒精的食物** | 酒精会通过胎盘进入胎儿血流造成流产及"胎儿酒精综合征" |
| **浓 茶** | 浓茶中的单宁酸会与铁结合，降低铁的正常吸收率，易造成缺铁性贫血。大量的单宁酸还会刺激胃肠，会影响其他营养素的吸收 |
| **含咖啡因的饮料** | 会通过胎盘影响胎儿心跳及呼吸，同时容易刺激孕妈妈的胃酸分泌，加重肠胃不适症状 |
| **某些药膳** | 药膳的药材最好能请中医师按个人体质来调配为佳 |

其次，孕妈妈应该讲究五谷杂粮、平衡膳食，不能再由着性子爱吃什么就吃什么，而应从营养的角度出发来选择食物，降低对口味的要求。

最后，自备些零食，如水果、面包、坚果等，饿了就吃。

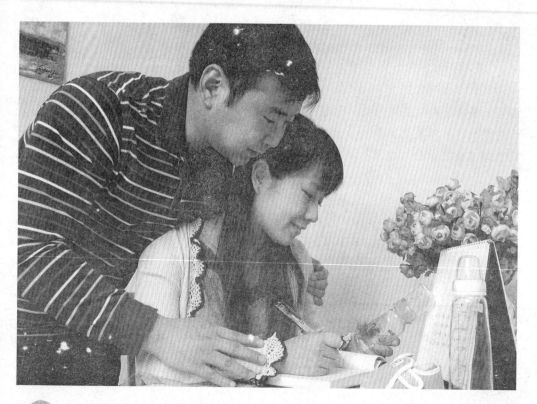

孕妈妈4月孕事点滴

| 身体方面 | |
|---|---|
| 体重和腰围 | |
| 身体自觉症状 | |
| 异常情况 | |
| **生活方面** | |
| 饮食情况 | |
| 睡眠情况 | |
| 性生活情况 | |
| 运动情况 | |
| 工作情况 | |
| 外出情况 | |
| 心理情绪 | |
| 环境污染 | |
| 用药情况 | 最近1个月是否用药：是（　）　否（　） |
| | 用药名称： |
| | 服用剂量： |
| | 是否遵医嘱： |
| 胎教情况 | |
| 其　　他 | |
| **产前检查情况** | |
| 是否进行产前检查 | 是（　）　否（　） |
| 检查项目 | |
| 检查结果 | |
| 异常情况 | |
| 医生建议 | |
| 异常处理 | |

写给胎儿的话：

　　　　　　　　　　　年　　　　月　　　　日

**小叮咛**

　　孕妈妈的身体变得丰满起来，胎儿在这个月便犹如跳动的小鱼般，在子宫的羊水中蠕动、挺身，他已经是个运动小健将了。孕妈妈可以和准爸爸一起用抚摸胎教参与到这让人欣喜的胎动中来，也让胎儿感受到爸爸妈妈的幸福、喜悦之情。

 # 孕4月孕妈妈与胎儿变化对照表

| 孕妈妈变化 | 妊娠第13周 | 1. 已进入了孕中期，腹部开始隆起<br>2. 妊娠反应缓解消失，胃口很好 |
| --- | --- | --- |
| | 妊娠第14周 | 1. 乳房明显增大，随时保持乳头的清洁，避免按摩乳房，以免诱发子宫收缩而流产。如发现乳头凹陷，要特别注意卫生，必要时请医生处理<br>2. 腹部开始隆起，但还不是很明显<br>3. 子宫会变大，会出现多尿，由于骨盆腔充血，并影响结肠，经常会发生便秘 |
| | 妊娠第15周 | 1. 外形特征越来越明显了<br>2. 胃口很好，食量大增<br>3. 脸上的妊娠斑、肚皮上的妊娠纹可能越来越多<br>4. 有时还会出现牙龈充血或出血现象 |
| | 妊娠第16周 | 1. 子宫膨隆，使腹部向前突出，腰椎前凸增加，骨盆前倾<br>2. 乳房继续膨胀。身体重心前移，加重了背部肌肉的负担，常常会感到腰痛<br>3. 易感疲倦，并且有便秘、胃灼热和消化不良、胀气和水肿等症状，偶尔头痛或眩晕、鼻塞、牙龈出血等<br>4. 可出现脚和足踝轻微水肿，腿部静脉曲张，以及有稍许的白带等症状 |

(续表)

| 胎儿变化 | 妊娠第13周 | 1. 身长有75~90毫米，体重增加，胎盘有大约28克<br>2. 眼睛与耳朵更加接近成人，眼睑仍然紧紧地闭合，视觉在孕期第13周就已形成<br>3. 皮肤依旧比较薄，皮肤上有胎脂和毳毛出现。手指开始能与手掌握紧，手指上出现了指纹；脚趾与脚底也可以弯曲<br>4. 条件反射能力加强，如果妈妈用手轻轻在腹部碰触，胎儿就会蠕动起来，但孕妈妈感觉不到 |
|---|---|---|
| | 妊娠第14周 | 1. 身长有75~100毫米，体重达到28克<br>2. 心脏搏动更加活跃，内脏发育也完成，消化器官与泌尿器官已开始发育，并有尿意，从由肝脏制造血液而转移到由脾脏制造血液<br>3. 可以做皱眉、鬼脸、斜眼睛、吸吮手指等动作 |
| | 妊娠第15周 | 1. 身长大约有12厘米，体重达到50克<br>2. 开始打嗝，这是胎儿开始呼吸的前兆<br>3. 腿长超过了胳膊，手的指甲完全形成，指部的关节也开始运动。身体可在羊水中慢慢地游动 |
| | 妊娠第16周 | 1. 身长大约有12厘米，体重150克左右<br>2. 肌体器官发育更完善，循环系统和尿道已完全进入了正常的工作状态<br>3. 能不断地吸入和呼出羊水，会抓、拉脐带玩耍 |

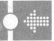
## 孕4月计划表

| | | |
|---|---|---|
| 1 | 注意饮食卫生 | 如果孕妈妈不注意饮食卫生，有可能引发牙周炎 |
| 2 | 第二次产检 | 做基本的例行检查，包括称体重、量血压、问诊及听胎儿的胎心音等 |
| 3 | 先天愚型筛检 | 16周以上可抽血做先天愚型筛检（以16~18周最佳） |
| 4 | 性生活注意安全 | 若孕妇本身曾有早产倾向，需特别小心。在性交姿势方面，以不刺激、温和、安全为首要 |
| 5 | 注意休息 | 随着胎儿重量增加，多休息是最好的方法。而且适时使用托腹裤或托腹带来支撑，也可以缓解腰酸背痛的困扰 |
| 6 | 控制体重的增加 | 体重的增加，以每周不超过500克为最理想状况 |
| 7 | 警惕妊娠并发症 | 除了例行产前检查外，如果出现异常情况，则需警惕，如阴道出血、剧烈腹痛、胎动明显减少等，应及时去医院进行诊治 |
| 8 | 做一次B超检查 | 诊断胎儿是否异常，万一发现胎儿有并发重大且无法矫治的畸形，应立即遵医嘱终止妊娠 |
| 9 | 适当运动 | 适当参加一些体育活动，过多的卧床休息会使孕妈妈的胃肠蠕动减慢，从而引起食欲下降、消化不良、便秘等，对胎儿的发育和分娩都不利 |
| 10 | 补钙 | 第4个月是胎儿长牙根的时期，孕妈妈要多吃含钙的食物 |

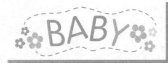

# 呵护在5月：
# 胎儿在努力成长
## 第17~20周

孕期全计划

**1**

# 妊娠第17周

 孕妈妈营养计划

## 孕妈妈营养关注

① 可以把早餐当作正餐来吃，重视早餐的质量和营养均衡。既可以加强营养和能量供给，又不至于使体重增长得过快。

② 孕妈妈胃肠道功能下降，胃酸分泌减低，胃肠蠕动减弱，所以一定要注意避免冷热食物的刺激，并尽量减少外出就餐次数，以免碗筷不卫生。

## 孕妈妈营养加油站

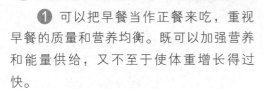

### 拔丝瘦肉

做法：把瘦猪肉切成宽0.5厘米、长3厘米的肉条，放进少许蛋清、淀粉、面粉拌匀。锅内放花生油，烧热，将肉条炸到金黄色捞出。另起锅放入香油烧热，加入白糖，用微火熬到起泡，可以拉丝时，将炸好的肉条放入，迅速搅一下，即盛盘中，待稍凉，外皮光亮酥脆即成。

功效：富含蛋白质、脂肪、维生素$B_2$、维生素$B_1$和钙、磷、铁等多种营养素。

###  鸡汤煲松仁海带丝

做法：松子仁用清水洗净；水发海带洗净，切成细丝。锅置火上，放入鸡汤、松子仁、海带丝用小火煨熟，加盐调味即成。

功效：松子仁健脾滋阴，海带散结软坚、通便，含碘丰富。孕期食用可壮体，有利安胎。

### 蒜茸空心菜

做法：将空心菜择洗干净，切成6～9厘米长的段，也可以不切。准备适量葱末、姜末，将半头大蒜去皮、切末。锅烧热入油，放入葱末、姜末、蒜末，略炒出香味，放入空心菜，大火翻炒，随即加入盐、鸡精调味即可。

功效：含钙、镁、钠、钾、磷、硒等微量元素及膳食纤维，有通便解毒的作用，夏季可以经常食用。

### 猪蹄香菇炖豆腐

做法：将猪蹄去毛，清水洗净，用刀斩成小块（超市有洗净切块的猪蹄出售），用沸水烫一下，待用。把豆腐放入盐水中浸泡10～15分钟，切成小块。丝瓜去皮，洗净，切成薄片。香菇去蒂，清水浸软后洗净。将猪蹄置锅中，加水约2 500毫升（还可加入泡香菇的水），煎煮至肉烂时，放入香菇、豆腐并加入盐、姜丝、葱段、鸡精，再煮5分钟，加入丝瓜，烧沸后即可离火。

功效：含蛋白质、脂肪、糖类、钙、磷、铁、维生素A、维生素$B_1$、维生素$B_2$、烟酸、维生素C等，能益气生血、养筋健骨。

## 孕妈妈生活计划

### 给嘴唇做个清洁

估计孕妈妈很少想到要给嘴唇做清洁工作。这样是不是做得有点太过了？

不会。因为空气中不仅有大量的尘埃，而且其中还混杂不少的有毒物质，如铅、氮、硫等元素。它们落在孕妈妈的身上、脸上以及嘴唇上。然而孕妈妈外出的时候，也许会注意洗手，却经常在没有清洁嘴唇的情况下喝水、吃东西，或时不时地去舔嘴唇。这种理所当然的粗心大意，往往会使空气中的有害物质通过嘴唇进入孕妈妈的体内。孕妈妈的身体可不能跟普通人相提并论哦，她的身体内孕育着一个对有害物质十分敏感的胎儿呢。

所以，为了胎儿的健康，孕妈妈外出时，最好在嘴唇上涂上能阻挡有害物的护唇膏。如果要喝水或吃东西，一定要先用清洁湿巾擦拭干净嘴唇。回到家后，洗手的同时别忘了给嘴唇做个清洁工作。

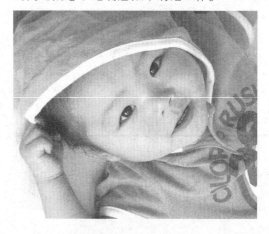

# 孕妈妈运动计划

 **减少腰部酸痛的运动**

手扶椅背，慢慢吸气；手臂用力，使身体重力集中于椅背；脚尖立起，使身体抬高，腰部挺直，下腹部靠紧椅背；慢慢吐气，手臂放松，脚还原。这个腰部运动能减少腰部酸痛，增强腹压及会阴部弹性，缓解孕期不适。

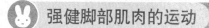 **强健脚部肌肉的运动**

身体靠在椅背上，挺直背部，腿与地面呈垂直状态，并脚心着地；然后脚背绷直，脚趾向下，使膝盖、踝部和脚背成一直线，双腿交替做这个动作。这个动作在任何时候、任何地方都可以做，通过脚尖和踝关节的柔软运动，强健脚部的肌肉，以承受日益增加的体重，避免脚踝扭伤。

 # 孕妈妈心理调适计划

 **你是哪种妈妈**

孕妈妈的情绪对胎儿生长发育非常重要。孕期的不良情绪，可能导致胎儿的各种变化，如个性、身体、性格、气质等，保证良好的心态与情绪，才能孕育出最棒的宝宝。对比下表，看看你是哪种类型的孕妈妈：

| 序号 | 类 型 | 特 征 |
|---|---|---|
| 1 | 理想型妈妈 | 这类孕妈妈盼望得到孩子，也会更加爱护自己肚子里的胎儿。这类孕妈妈怀孕时感觉最佳，分娩最顺利，生下的孩子身心也健康 |
| 2 | 矛盾型妈妈 | 这类孕妈妈表面上似乎对怀孕很高兴，可是内心深处，却对胎儿有着排斥心理。这类孕妈妈孕育的胎儿出生后可能会有行为问题和肠胃问题 |
| 3 | 淡漠型妈妈 | 这类孕妈妈不想得到孩子，却希望怀孕，可是怀孕后又对自己和宝宝不看重，有种自生自灭的感觉。这类孕妈妈孕育的胎儿出生后可能会有情绪情感冷漠，昏昏欲睡的情况 |

（续表）

| 4 | 腻烦孕育型妈妈 | 这类孕妈妈不愿意得到孩子，即使怀孕，她们也很不愿意接受，更不想着爱惜自己，所以在怀孕阶段容易生病，且易发生流产、早产等异常情况 |
|---|---|---|

看出你是哪种类型的孕妈妈了吗？如果恰巧发现自己属于对自己和胎儿的健康都不利的类型，可要开始积极调整自己的心理状态了哦！

# 准爸爸爱妻计划

## 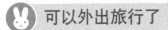 可以外出旅行了

怀孕4～6个月是外出旅行的最佳时期。准爸爸不妨在这段时间，在孕妈妈身体变得更沉重前，带着她一起来一次浪漫而舒适的孕期旅行，一扫孕妈妈孕早期的不良反应和不良情绪。不过在出发前，准爸爸一定要先陪孕妈妈去进行产检的医院咨询一下医生，自己的旅行计划是否可行，征得医生同意后方可实施旅行计划。

## 旅行计划的出行守则

选择人少的旅游地：尽量避开热线，选一些较冷的线路出行，感受大自然的恩赐。对将去的地方进行了解，避免前往传染病流行地区。不要去医疗水平落后的地区，以免发生意外情况无法及时就医。

日程安排要合理：选择真正是轻松休息的旅游为主，时间为2~3天的旅行比较理想。

交通工具要舒适：长途旅行，最好乘坐飞机，尽量减少长时间的颠簸，短途有条件的可以自行驾车出游，避免拥挤碰撞孕妈妈的腹部。不论在火车、汽车还是飞机上，最好能使孕妈妈方便每15分钟站起来走动走动，以促进血液循环。

外出饮食要规律：孕妈妈要多吃蔬菜、水果，保证充足的纤维。还要让孕妈妈多喝水，防止出现脱水、便秘以及消化不良等现象。同时要注意饮食卫生。

住宿环境要舒适卫生：一定要选卫生条件好的宾馆住宿，可勤洗、勤换衣物，以保证孕妈妈身体清洁。

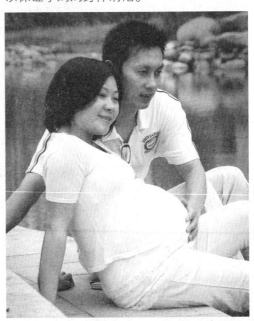

## 孕妈妈经验分享

### 发生鼻出血时的应对措施

孕妈妈怀孕以后，不仅卵巢黄体分泌雌激素，胎盘绒毛也产生大量雌激素。在雌激素的影响下，孕妈妈的鼻黏膜肿胀，局部血管扩张充血，容易破损出血。因此，一些孕妈妈经常在孕期发生鼻出血的症状。

当发生鼻出血时，坐下来，将头部微仰，立即用手指将出血侧鼻翼压向鼻中隔，时间稍微长些，还可用冷毛巾或冰袋敷在额鼻部，以促使局部血管收缩，可以减少出血，加速止血。如果血液流向鼻后部，一定要吐出来，不可咽下去，以免因刺激胃黏膜而呕吐。

鼻出血切忌精神紧张，否则会使血压增高加剧出血，也切忌自己滥用滴鼻液和抗过敏药物。

此外，有一些全身性疾病，如高血压、血管硬化、心脏病、肝脏病、高热、鼻外伤、鼻腔异物、鼻窦炎或肿瘤亦可引起鼻出血。所以，如果孕妈妈发生严重的鼻出血时，应立即去医院检查治疗。

## 孕期全计划

# 2 妊娠第18周

## 孕妈妈营养计划

### 孕妈妈营养关注

❶ 考虑到胎儿骨骼发育和即将开始的视网膜发育，孕妈妈应注意补充维生素A、钙和磷。

❷ 由于食欲增加，孕妈妈的进食会逐渐增多，有时会出现胃中胀满。此时可服用1~2片酵母片，以增强消化功能。也可每天分4~5次吃饭，既补充相关营养，也可改善因吃得太多而胃胀的感觉。

### 孕妈妈营养加油站

**鱼头木耳汤**

做法：将鱼头1个（约350克）刮净鳞、去鳃片，洗净，在颈肉两边各划两刀，放入盆内，抹上精盐。冬瓜切片，油菜切薄片，水发木耳择洗干净。炒锅上火，倒油50毫升烧热，把鱼头沿锅边放入，煎至两面金黄时，烹入料酒，加盖略焖，加精盐、葱段、姜片、清水，用大火烧沸，盖上锅盖，用小火焖20分钟，待鱼眼凸起，鱼皮起皱，汤汁呈乳白色而浓稠时，放入冬瓜、木耳、油菜，加鸡精、胡椒粉，烧沸后即可。

功效：有益于胎儿脑和神经系统的生长、发育。

### 嫩豆腐鲫鱼羹

做法：嫩豆腐、鲫鱼肉切丁，鸡蛋打散，香菜切小段。锅内加水，煮沸后加入豆腐、鲫鱼肉、玉米，至熟，加盐调味，再以水淀粉勾芡，最后淋上蛋液，撒上姜丝及香菜即可。

功效：鲫鱼味甘性温，利尿消肿，益气健脾，消热解毒，通脉下乳，与富含蛋白质的嫩豆腐煲汤味道鲜美，可补充胎儿大脑发育所需营养。

### 鲜蔬百合汤

做法：胡萝卜洗净切片，黑木耳以水发泡，去蒂洗净切片，西蓝花洗净切花束，百合剥成片洗净。高汤煮沸，放入胡萝卜、木耳、百合，起锅前加入西蓝花，煮熟加盐调味即可。

功效：此汤富含大量的维生素和植物纤维，能健胃安脾，增强人体的免疫力，促进胎儿生长发育。

### 核桃芝麻糯米粥

做法：糯米洗净泡水1小时备用；核桃放入塑料袋中，敲成碎末状备用。深锅内放入核桃末、芝麻粉、糯米和适量水，一起煮沸，改小火煮至粥稠，加糖调味即可。

功效：核桃和芝麻都有健脑益智的功效，有利于胎儿大脑发育。

## 孕妈妈生活计划

### 公用电话传疾病

你经常边打电话边吃东西吗？你打电话时经常离话筒很近吗？使用公用电话后，你会洗手吗？

许多人都忽略了电话这个疾病的传播器。人们打电话时，随着喷到话筒上的唾液，将口腔中潜藏的病菌送到话筒上。有

资料显示，黏附在电话机上的细菌和病毒有480种以上，尤其使用率高的公用电话，所黏附的细菌和病毒更多。

这些常年积累在电话机上的病毒，就会浩浩荡荡地进入孕妈妈的口腔和鼻孔中，并在此进行生长繁殖。然后，再通过这些部位的黏膜和一些微小的创口等进入

人体，从而引起多种不良反应，如上呼吸道感染、胎儿生长发育不良等。

所以，孕妈妈尽量不要用外面的公用电话，不得已使用时，讲话时尽量与话筒保持远一点的距离，只要对方能听见即可，并在使用后马上洗手。对于自己固定使用的办公电话及家庭电话，可以用超市售的电话消毒膜来进行消毒的处理，也可用75％酒精棉球来擦拭电话机的外壳部分。但由于酒精容易挥发，消毒效果比较短暂，所以应当经常擦拭。

 ## 孕妈妈运动计划

 ### 锻炼骨盆肌肉的运动

#### 动作一

❶ 以舒适姿势侧卧在地毯上，上身抬起，右小臂着地并屈肘做支撑动作，右腿向内屈膝，左手臂自然地放在胸前，左腿抬起并向前伸直。

❷ 心里默数到10，先深吸气再做呼气动作，身体恢复原状，增加大腿牵引力，使骨盆放松变得灵活。

❸ 保持刚才的姿势，身体再转向相反方向侧卧，做同样的动作。

#### 动作二

❶ 取舒适的姿势端坐地毯上，左腿屈膝盘起，右腿向前伸直，右手臂自然地放在身体旁边，左手臂自然地放在左腿旁边，弯腰并上身向前倾，头低下。

❷ 心里默数到10，先深吸气再做呼气动作，伸展脊柱，活动骨盆底肌肉和髋关节。

❸ 保持刚才的姿势，两条腿交换位置，右腿屈膝盘起，左腿向前伸直，做同样的动作后，身体恢复原状。

## 孕妈妈心理调适计划

### 放松身心的呼吸法

❶ 平躺在床上或铺了垫子的地板上，闭上双眼，深吸气，屏气并慢慢数到5，然后呼气。尽可能地把呼吸放慢而且要匀速。

❷ 保持深呼吸，并依次放松脚趾、脚背、脚跟、脚踝、小腿、膝关节、大腿、髋关节、骨盆、腹肌及腹部脏器、臀肌、腰背肌肉、胸腔器官、肩膀、手臂、左（右）手、颈部、头部。

❸ 把精力集中在呼吸运动上，倾听自己的呼吸，还可自言自语"吸气、屏气、呼气"。也可以随着自己的意愿自由联想，如可爱的孩子的笑脸等。

这种呼吸法可消除紧张不安及焦虑的情绪，使你感到平静和安详。每次可以做15分钟，但要在饭前或饭后1小时以后进行。

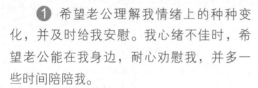

## 准爸爸爱妻计划

### 听听孕妈妈的心声

❶ 希望老公理解我情绪上的种种变化，并及时给我安慰。我心绪不佳时，希望老公能在我身边，耐心劝慰我，并多一些时间陪陪我。

❷ 当我因体形容貌发生改变而郁郁不乐时，我希望老公能耐心地劝慰我、接纳我、鼓励我，一如既往地爱我。

❸ 希望老公能像我那样关注宝宝的成长，关心宝宝的健康，为宝宝设计出生后的成长计划。

❹ 希望老公能陪伴我一同去孕妇学校学习孕产知识，陪我去医院做检查，一起参加分娩准备及分娩前的训练。

❺ 在这个时期，我的身体不舒适，又怕流产，因此对性生活提不起兴趣。我知道这样做对老公不公平，希望老公能理解我的心情，并愉快地与我配合。

❻ 希望孩子的性别或容貌出乎意料时，第一个来安慰我的人是老公。

以上6条内容，可是综合了许多孕妈妈的内心独白后整理出来的哦。准爸爸看到这些内容后，应该知道自己怎样做才能让孕妈妈更开心了吧？！

## 孕妈妈经验分享

### 如何进行乳房保健

**乳房保健**

怀孕以后，由于体内孕激素水平增高，乳腺组织内的腺泡和腺管不断增生，乳房的皮下脂肪渐渐沉积，使乳房的外形有了很大的变化。孕妈妈从怀孕起就要开始呵护自己的乳房，以保证乳房的健美挺拔。适时地开始乳房、乳头的保养按摩，可使乳头坚韧、挺起，利于宝宝吸吮和乳房美观。

孕妈妈可以参考以下的乳房保健建议：

❶ 进行乳房保养包括选用合适的胸衣。持续按摩乳房有利于乳房的血液循环，使分娩后排乳通畅。

❷ 做乳房保健按摩操，从乳房的四周向中心轻轻按摩。

❸ 经常用清水擦洗乳头，清洗完后在

乳头部位涂一些冷霜膏或橄榄油等，并用拇指和食指按顺时针方向轻轻做按摩乳头及乳晕的动作，直到乳头突出来。这样会有助于产后哺乳。

④ 一些扁平乳头、凹陷乳头的孕妈妈，可以每天用手向外牵拉乳头，也可以使用乳头纠正工具进行矫治。

### 乳房按摩操

孕妈妈最好从大约20周开始进行乳房按摩。每天有规律地按摩一次，也可以在洗澡或睡觉前进行2～3分钟的按摩。动作要有节奏，乳房的上下左右都要照顾到。按摩的力度以不感觉疼痛为宜。

有些孕妈妈不适宜做乳头按摩，所以，孕妈妈做乳房保健操前，需要得到医生允许。有早产、习惯性流产史的孕妈妈，不宜做乳头按摩，以免引起流产或早产。如果子宫出现频繁收缩，要马上停止按摩。

按摩方法如下：

❶ 用右手覆在腋窝附近，左手大拇指的指尖压在右手上面，以肩膀为中心轻柔地前后运动肘部，右手从左向右循环按摩左侧乳房。

❷ 用右手由下向上轻轻按摩左侧乳房，用左手拇指按压右手背，以肩膀为中心，缓缓上下运动。

❸ 用右手的拇指向上托起左侧乳房，将左手抵住右手背，用力从下往上推动乳房。

❹ 换右侧乳房重复动作。

## 妊娠第19周

孕期全计划 **3**

## 孕妈妈营养计划

 ### 孕妈妈营养关注

❶ 脂质是脑及神经系统的主要成分。孕妈妈应适度摄入脂肪，吃一些鱼肉及核桃、腰果等干果，有利于大脑的发育。

❷ 可以把午餐和晚餐的重点安排成补脑和补充维生素A；早餐和加餐重点安排成补钙，多吃一些干果和奶制品。

## 🐰 孕妈妈营养加油站 》》

### 🥕 虾片粥

做法：将大米淘洗干净，放入盆内，加盐拌匀备用；将大虾去壳并挑出沙肠洗净，切成薄片，盛入碗内，放入淀粉、花生油、料酒、白糖和少许盐，拌匀上浆。锅置火上，放水烧沸，倒入大米，再沸后小火熬煮40～50分钟，至米粒开花、汤汁黏稠时，放入浆好的虾肉片，用大火烧滚即可。食用时分碗盛出，撒上香葱葱花、胡椒面即可。

功效：大虾含钙丰富，具有补肾益气、健身壮体的作用。

### 🥕 黄豆海带焖鸡翅

做法：黄豆、海带加葱姜等调料煮熟，鸡翅用花椒水、姜汁、盐、葱等腌制入味。炒锅加油烧至八成热，下入煨好的鸡翅，翻炒至变色，加其他原料及适量汤，转小火，焖至汁浓即可。

功效：黄豆、海带能大大增加以各种肉类为主料的菜肴的含钙量，补充人体钙质。

### 🥕 四丁炒虾米

做法：胡萝卜洗净，与豆腐干、水发香菇分别切成小方丁；虾米用温水、料酒泡发；姜切末。锅置火上，放入植物油烧热，下胡萝卜、豆腐干丁炸透，呈黄色时捞出，然后下青豆滑炒后起锅。锅中留余油，下甜面酱、姜末及水100毫升，炒至均匀，放入虾米，翻炒至上色，下胡萝卜、豆腐干、青豆、香菇，加酱油、白糖调味，再炒至酱汁入味，用水淀粉勾芡，淋

入香油即成。

功效：含丰富的胡萝卜素、蛋白质、糖类、钙、磷、铁和维生素B$_1$、维生素B$_2$、维生素B$_5$及维生素C，补充人体所需营养素。

### 🦶 海带素焖饭

做法：将大米300克淘洗干净；水发海带100克放入凉水盆中洗净泥沙，切成小块。锅置火上，放入海带块和水，大火烧开，滚煮5分钟，煮出滋味，随即放入大米和盐，再沸后不断翻搅，烧10分钟左右，待米粒涨发、水快干时，盖上锅盖，用小火焖10～15分钟即熟。

功效：海带含碘、钙丰富，孕期食用，有利胎儿的生长，还可防治孕妈妈肌肉抽筋。

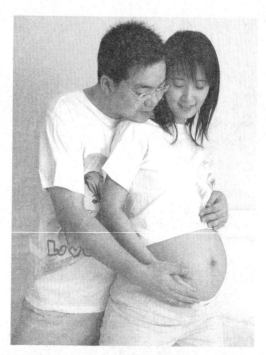

# 孕妈妈生活计划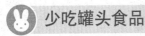

## 少吃罐头食品

常见许多孕妈妈抱着水果罐头吃，尤其是逢水果淡季，有些孕妈妈就以水果罐头代替水果而大量食用。殊不知，这样对自己和胎儿都是有害的。因为，为了延长水果的保存期，罐头都加入了防腐剂，有的还增添了人工合成色素、香精、甜味剂等，这些物质对孕妈妈和胎儿的危害是很大的。所以，孕妈妈应避免食用罐头食品。

不光是水果罐头，像鱼类罐头，或其他的肉罐头也不可以吃。尤其是金枪鱼罐头含水银量极高，如果孕妈妈食用，会影响胎儿智力发育，并且可导致畸胎，不可掉以轻心。

# 孕妈妈运动计划

## 预防、缓解腰痛的云雀式

孕妈妈的肚子已逐渐隆起，胎儿的胎动也越来越明显了。这时期因为腹部凸起或姿势不良，容易使孕妈妈感到腰部沉重且酸痛。孕妈妈可以多练习以下动作预防、缓解腰部疼痛。

① 跪坐深呼吸。练习时注意进行有规律的深呼吸。

② 左脚往后伸直，脚跟置于会阴下。深呼吸，感到身体平衡后，两手向两侧伸直。

③ 上身尽量往后仰，脸孔朝上，保持数十秒后，还原，调息，换脚做。

这个动作是瑜伽中的云雀式，能刺激腰椎、腿部，可调整自主神经，增强孕妇抵抗力，强化身体功能及训练平衡感。孕妈妈在产后也可以练习这个动作，来达到恢复体力、预防月经障碍和激素失调的目的，还可改善手脚冰冷现象。

每天练习的时间控制在15～20分钟，如果感觉非常疲累，可缩短练习时间。练习前1小时避免进食，饭后2小时避免练习。练习时要保持愉快的心情，精神要专

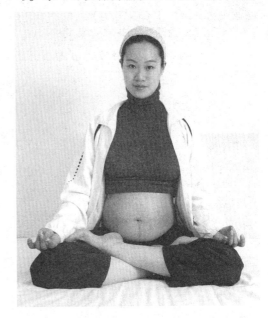

注，动作要按部就班，不可操之过急。

孕妈妈如出现晕眩、恶心或疲劳等情况，应立即停止；如发生腹痛或阴道出血等，要及时上医院检查。

##  孕妈妈心理调适计划

###  你有孕期抑郁症吗

抑郁的心境是一种忧伤、悲哀或沮丧情绪的体验，也就是我们常说的"不快活"。有将近10%的女性，在孕期会感觉到不同程度的抑郁。孕期抑郁症与产后抑郁症一样普遍，但往往容易被忽视。如果在一段时间（至少是2周内）有以下的4种或4种以上症状，则说明你可能已患有孕期抑郁症：

注意力无法集中，记忆力减退；

总是感到焦虑、迷茫；

脾气变得很暴躁，非常容易生气；

睡眠质量很差，爱做梦，醒来后仍感到疲倦；

非常容易疲劳，或有持续的疲劳感；

不停地想吃东西或者毫无食欲；

对什么都不感兴趣，懒洋洋的，总是提不起精神；

持续的情绪低落，莫名其妙地想哭；

情绪起伏很大，喜怒无常。

###  调整孕期抑郁情绪

孕期的抑郁情绪如果得不到及时调整，就很容易增加患产后抑郁症的概率。如果孕妈妈在孕期长期抑郁，可造成胎盘血液循环不良，影响胎儿发育，诱发妊娠高血压综合征，引起胎儿畸形，导致难产等。还会使孕妈妈照料自己和胎儿的能力受到影响，出生的婴儿问题更多。因此，孕妈妈一定要学会调节自己的孕期抑郁情绪。

首先，孕妈妈要尽量通过各种方式来使自己放松，也可以暂时离开令你郁闷的环境，培养一些积极的兴趣爱好，转移自己的注意力。

其次，对孕期生活中遇到的难题，孕妈妈要注意和准爸爸多沟通，和准爸爸保持良好的关系，让准爸爸成为你的坚强后盾。还可以跟亲密的朋友倾诉，让她们给予你理解和帮助。

最后，幻想一下宝贝出生后的美好生活，这样，当前的困难就变得不那么难以解决了。一切的付出都会得到回报的。

如果你做了种种努力，情况仍不见好转，或者有伤害自己和他人的冲动，那么你应立即寻求医生的帮助，医生会指导你服用一些对自身和胎儿都没有不良反应的抗抑郁药物，以免病情延误，给自己和胎儿带来不良后果。

 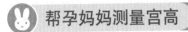 **准爸爸爱妻计划**

###  帮孕妈妈测量宫高

这个时期胎儿的生长发育很快，有必要进行家庭监护以利于随时了解胎儿的情况。这份重要工作当然就交到准爸爸身上了。监测胎儿发育状况的一个重要内容就是测量宫高。宫高是指从下腹耻骨联合的上沿至子宫底间的长度。从20周起，一般每周增加1厘米。到了孕晚期，胎头进入骨盆后，宫高的上升速度会减慢。如果持续2周宫高都没有变化，准爸爸就应及时带孕妈妈去做产检的医院请医生做检查。

此外，准爸爸还需要帮孕妈妈监测胎儿的胎动、胎心、体重等。

 **孕妈妈经验分享**

### 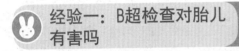 经验一：B超检查对胎儿有害吗

B超检查对胎儿到底有无伤害，在医学领域中尚没有权威性定论。至今尚没有B超检查引起胎儿畸形的报道。目前，各医院在产科领域中使用的B超检查对胎儿是安全的。

### 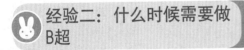 经验二：什么时候需要做B超

**正常检查**

❶ 怀孕12周左右可通过B超检查排查胎儿畸形。

❷ 妊娠中晚期可以通过B超检查了解胎儿生长发育情况，是否有胎儿宫内发育

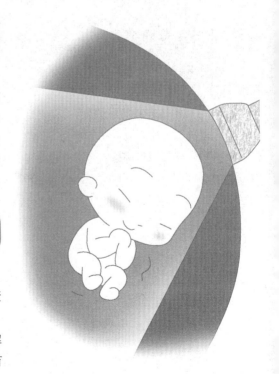

迟缓等。

③ 临产前估算胎儿大小，确定是否能经阴道分娩。

**出现异常状况时检查**

① 孕初期有阴道出血，可以通过B超排除是否有宫外孕，是否有先兆流产、葡萄胎。

② 妊娠周数与腹部大小不符时，可以通过B超检查了解胎儿发育情况，是否有胎儿停止发育。

③ 当检查怀疑胎位不正又不能确定时，通过B超检查帮助诊断。

④ 妊娠超过预产期，要通过B超检查了解胎儿、羊水和胎盘的情况。

# 妊娠第20周

孕期全计划 4

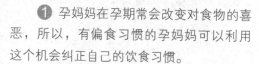

## 孕妈妈营养计划

### 孕妈妈营养关注

① 孕妈妈在孕期常会改变对食物的喜恶，所以，有偏食习惯的孕妈妈可以利用这个机会纠正自己的饮食习惯。

② 孕妈妈日渐增大的子宫很容易压迫血管及神经，使腿部血液循环不良，并出现痉挛的现象。因此，孕妈妈在饮食方面要保持营养均衡，多摄取富含钙、钾、镁的食物，如牛奶、豆腐、蔬菜等。

### 孕妈妈营养加油站

#### 虾皮烧冬瓜

做法：冬瓜去皮，切成块；虾皮浸泡洗净待用。锅大火热油，下入冬瓜快炒，然后加入虾皮和盐、鸡精，并加少量水，调匀，盖上锅盖，烧透入味即成。

功效：冬瓜含有大量的水分和维生素C，虾皮含有丰富的钙、碘等成分，可提高免疫力，有利于胎儿的骨骼生长。

#### 菠菜鱼片汤

做法：将净鱼肉切成0.5厘米厚的薄片，加盐、料酒腌30分钟；菠菜择洗干净，切成2.5厘米长的段，用沸水汆一下；火腿切末；葱择洗干净，切成小段；姜洗净，切片。锅置火上，放油烧至五成热，下葱段、姜片爆香，放鱼片略煎，加水煮沸，用小火焖20分钟，投入菠菜段，调好味，撒入火腿末，放鸡精，盛入汤碗即成。

功效：含有丰富的蛋白质、脂肪、钙、磷、铁、锌、维生素B$_1$、维生素B$_2$及维生素E、维生素C等多种营养素，补充人体所需营养素。

### 五谷皮蛋瘦肉粥

做法：小米、高粱米、糯米、紫米、糙米等五谷杂粮共100克洗净、煮熟备用。皮蛋1个去壳切块，水发香菇洗净切丝，备用。炒锅中放油加热，倒入香菇、虾皮爆香，后加水煮沸。放入主料、猪肉丝50克和皮蛋，煮熟后加上打散的鸡蛋、胡椒粉、盐等调料，关火前撒上葱丝即可。

功效：补充维生素E和B族维生素，可增加粗纤维的摄取量，有助肠胃的蠕动消化和营养吸收。

### 猪肝虾仁拌菠菜

做法：将煮熟的猪肝切成小薄片，干虾仁用温水浸泡好。将菠菜择洗干净，切成3厘米的段，放入沸水中烫一下捞出，再放入凉开水中浸凉，控净水；将香菜择洗干净，切成2厘米长的段。将菠菜放在盘内，上面放上猪肝片、香菜段、虾仁。取一碗，放入盐、味精、酱油、醋、蒜泥、香油，兑成调味汁，浇在菜上即成。注意兑成的调味汁不要过咸、过酸，要咸酸适中，否则菜就失去了清香。

功效：含有优质蛋白质及易被人体吸收利用的铁、钙、锌和维生素，可预防妊娠贫血。

## 孕妈妈生活计划

### 孕妈妈的最佳睡姿

随着胎儿在子宫内逐渐长大，孕妈妈的睡姿显得越来越重要，特别是到了妊娠晚期，即怀孕8~10个月时，孕妈妈不良的睡姿不仅会影响到子宫的位置，而且会增加妊娠子宫对周围组织及器官的压迫，影响子宫和胎盘的血流量。医学专家对孕妇的睡姿进行了长期的临床研究和实践后证实：孕妇在妊娠期，特别是妊娠晚期，采取左侧卧位是孕妇的最佳睡眠姿势。

原因一：左侧卧位可以减轻增大的子宫对主动脉及下肢静脉的压迫，维持正常子宫动脉的血流量，保证胎盘的血液供给，给胎儿提供生长发育所需的营养物质。

原因二：左侧卧位可以减轻子宫对下腔静脉的压迫，增加回到心脏的血流量，使肾脏血流量增多，改善脑组织的血液供给，有利于避免和减轻妊娠高血压综合征的发生。

原因三：在妊娠晚期，子宫呈右旋转，左侧卧位可改善子宫的右旋转程度，

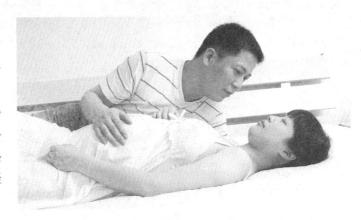

由此可减轻子宫血管张力，增加胎盘血流量，改善子宫内胎儿的供氧状态，有利于胎儿的生长发育。

有下肢水肿或腿部静脉曲张的孕妇，在取左侧卧位的同时最好将腿部适当垫高，以利于血液回流，减轻下肢水肿。

# 孕妈妈运动计划

## 能帮助分娩的运动

❶ 身体靠在椅背上，轻轻吸气，腹壁收缩，缓缓下压膀胱部分，像解大小便一样；收缩会阴的肌肉，使尿道及肛门处肌肉收缩，像忍住大小便一样，重复10～15次。可增加阴道与会阴部肌腱的弹性，可帮助分娩时减少阴道撕裂伤。

❷ 站在椅背后，手扶椅背，先固定一脚，另一脚做360°的旋转，做完再换脚。这样可以强韧骨盆肌肉，增加骨盆及阴部肌肉的弹性，帮助顺利分娩。

# 孕妈妈心理调适计划

## 拍个幸福大肚照

选择风和日丽的日子，让准爸爸陪你去拍摄一套"大肚婆"的纪念照，和你的婚纱照一样，这将成为最美丽的纪念。将来还可以拿给孩子，告诉他，妈妈当年怀他的时候是多么辛苦、多么幸福！

拍摄环境可以选择在自己家里，这样就避免了出门的麻烦。也可以选择行人较少、拍摄环境条件很好的户外。如果去影楼或外出拍摄，孕妈妈要带上自己的安全化妆用品，避免使用影楼的化妆用品。

注意拍摄时间不宜太长，也不宜设计"高难动作"，最主要的就是突出孕妈妈幸福的感觉。最好照几张与准爸爸一起的温馨照片。

## 准爸爸爱妻计划

 **关爱孕妈妈的眼睛**

孕期的孕妈妈由于身体的变化，眼睛也往往会发生一些不好的变化，这时候，准爸爸应更加细心地关照孕妈妈的身体，关爱孕妈妈的眼睛。下面列出了孕妈妈可能出现的眼部不适及应对方法：

**干眼症**

正常眼睛有一层泪液膜，覆盖在角膜及结膜之前，起保护眼球及润滑作用。但孕期的孕妈妈受激素分泌的影响，泪液膜的均匀分布遭到破坏。而且到了孕晚期，约80%的孕妈妈泪液分泌量会减少，这就很容易造成干眼症现象。

应对办法：准爸爸应关注孕妈妈的孕期卫生保健，同时让孕妈妈多摄入对眼睛有益的维生素A、维生素C等营养素。

**眼角膜水肿**

孕妈妈因黄体酮分泌量增加及电解质的不平衡，易引起角膜及晶状体内水分增加，形成角膜轻度水肿，其眼角膜的厚度平均可增加约3%，且越到怀孕末期越明显。由于角膜水肿，敏感度将有所降低，常影响角膜反射及其保护眼球的功能。

应对办法：这种现象一般在产后6~8周即恢复正常。准爸爸和孕妈妈都不必担心。

**屈光不正**

眼角膜的弧度在妊娠期间会变得较陡，产生轻度屈光不正现象，在孕晚期更加明显。其结果可导致远视及睫状肌调节能力减弱，如看近物模糊等。孕妈妈若原本近视，此时眼睛的近视度数则会增加。

应对办法：这种异常现象多在产后5~6周恢复正常。所以，孕妈妈若出现远视或近视度数加深情况，不必忙于配换眼镜，可在分娩1个多月后再验配，如此验出的度数才相对准确。

## 孕妈妈经验分享

 **采用托腹带安全吗**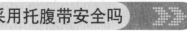

托腹带有减轻其腰部负担及耻骨被压迫的作用。托腹裤兼具内裤和托腹带的功能，可减轻孕妈妈腰部负担。在妊娠中期可以使用托腹带、托腹裤，这样可以防止腹壁过度伸展，有保护腹部的作用，并且能使妊娠行动轻便自由，同时也能固定胎盘，保护胎盘。

使用托腹带的时间有早有晚。有些情况可以提早使用，比如多胞胎或胎儿过大，有非常明显的骨盆或腰部酸痛，托腹带都能起到帮助作用。如果一切正常，怀孕六七个月以后可以考虑使用。

需要长时间站立、走动的孕妈妈或方便外出旅游时使用，穿戴托腹带时最好躺卧床上固定之后站立起来，才能完整地固定住，达到托腹效果。而托腹裤比较方便，按照内衣的穿法即可，一般供怀孕中后期的孕妈妈使用。为了不影响胎儿发育，孕妈妈使用时不可包得过紧，晚上睡觉时应解开。

孕妈妈应尽量选择穿戴方便的，最好能随腹部增大调整长度和松紧度的托腹带。挑选透气性好的托腹带，特别是夏季不会造成过度闷热，否则容易引起疾病或过敏。

##  孕妈妈孕5月胎教计划

怀孕第5个月的时候，就可以进行对胎儿六感功能的胎教（即皮肤的感觉、鼻子的嗅觉、耳的听觉、眼的视觉、舌的味觉和躯体的运动觉训练）了。

### 对话胎教

17～20周，胎儿除了开始令你惊喜的胎动之外，其听力也开始逐渐形成，此时的他就像一个小小"窃听者"，能听到妈妈的心跳声、血流声、肠鸣声和说话的声音。所以，从现在开始，孕妈妈可以对心爱的胎儿进行抚摸胎教了。

孕妈妈可以在每天散步时或睡觉前，轻轻做一下腹部按摩（具体按摩方法可参考本书妊娠第2周的"孕妈妈10月胎教计划"）。可以边做按摩边和胎儿打个招呼。比如"宝贝，我爱你"、"你知道吗？我是你的妈妈"、"外面的天气真好！阳光明媚"等。

从妈妈那儿传来的声音使胎儿感到亲切和安全。关于这种安全感的记忆可以持续很久，以后当你的宝宝因烦躁或惊扰而夜间哭闹，让你感到束手无策时，请你平躺下，让宝宝趴在你身上，那熟悉亲切的心跳声和妈妈的爱抚可以使他很快安静下来，安然入睡。

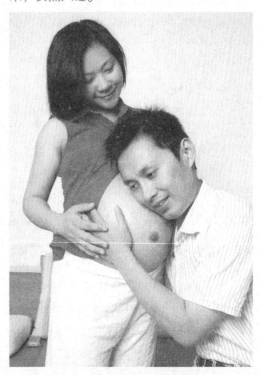

## 抚摸胎教的方法

① 孕妈妈在饭后1~2小时后，以最舒服的姿势躺着或坐下，用一只手压住自己腹部的一边，再用另一只手压住腹部的另一边，轻轻挤压，感觉胎儿的反应。

② 反复几次，胎儿可能就感觉到有人触摸他，就会踢脚。此时可轻轻拍打被踢的部位几下。一般在一两分钟以后，胎儿会再踢，这时再轻拍几下。拍打时，可换换部位，胎儿就会向改变的部位踢，但注意改变的部位不要离上次被踢部位太远，手法须十分轻柔。

## 给宝贝起个乳名

给宝贝起个可爱的乳名吧，平时呼唤宝贝的时候就用这个名字。这会在胎儿的脑海中留下深刻记忆。宝贝出生后，当呼唤其乳名时，他听到曾经熟悉的名字时，可有一种特殊的安全感，烦躁、哭闹明显减少，有时会露出高兴的表情。

准爸爸也可以参加进来跟胎儿说话。每天晚上临睡前，准爸爸可以把手放在孕妈妈的腹部说："我是你的爸爸呀！你今天长了那么多。"准爸爸的爱抚，对于情绪不稳定的孕妈妈来说，是一件非常快乐的事。

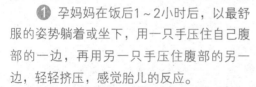

# 孕妈妈5月疾病防治计划

## 妊娠合并卵巢囊肿

妊娠合并卵巢囊肿比非孕期危害大：

① 怀孕早期时可嵌入盆腔引起流产。

② 怀孕中期时活动的囊肿容易发生蒂扭转，表现为腹痛。

③ 怀孕晚期时如果肿瘤较大可导致胎位异常。

④ 分娩时肿瘤因受压容易发生破裂，如果囊肿位置偏低，则会阻塞产道影响分娩。

孕早期的良性卵巢肿瘤，医生一般会建议到妊娠中期(4~7个月)再考虑手术切除。妊娠晚期的良性卵巢肿瘤若不影响足月妊娠及分娩，原则上不立即手术，可密

切观察，待分娩后再做手术。恶性卵巢肿瘤原则上均应终止妊娠，治疗肿瘤。

有这种病症的孕妈妈如果出现腹痛，特别是一侧腹痛明显加剧要立刻去医院急诊治疗。平时的生活起居也要严格遵照医生的叮嘱行事，切不可大意。

## 妊娠合并子宫肌瘤

子宫肌瘤是女性生殖器官中最常见的一种良性肿瘤，妊娠合并子宫肌瘤在临床上并不少见。肌瘤可以随着孕周而增大。因为肌瘤增长迅速，可以出现肌瘤局部供血不足，出现红色退行性变；有些部位的肌瘤如浆膜下肌瘤，可发生子宫肌瘤的蒂

153

扭转。这些情况都可表现为腹部疼痛、发热呕吐、局部压痛及血白细胞增高等急腹症状，继发产生子宫收缩，出现阴道出血。

妊娠早期合并子宫肌瘤者容易出现流产，而且出血较多。大的肌瘤会影响胎儿在宫腔内的生长，可能出现胎位不正，手术率增大。巨大子宫肌瘤可能会阻塞产道，造成难产。分娩后，由于肌瘤影响子宫正常的收缩，易出现子宫收缩乏力和产后出血。

妊娠期的子宫肌瘤以保守治疗、积极观察为原则，具体根据妊娠的月份、肌瘤的大小、临床表现等因素而定，孕妈妈一定要听从医生的建议和决定。

 孕妈妈经：QUESTION AND ANSWER

**Q 上班老坐着，腿脚水肿怎么办?**

**A** 在孕中期以后，孕妈妈的小腿开始水肿，这是肾负担加重的表现。这里就为办公室里的孕妈妈介绍几招对抗水肿的小窍门。

❶ 足量饮水，每天控制在2 000毫升（包括流质食物的含水量），缩短代谢废物在体内停留的时间。

❷ 可在办公室放一张小凳或一个木箱，借以搁脚，帮助脚部的体液回流，减少水肿。

❸ 每工作2小时后，可稍做伸展，并按摩小腿部位（按淋巴回流的方向由下向上按摩），可以减轻水肿。

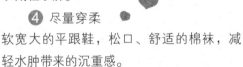

❹ 尽量穿柔软宽大的平跟鞋，松口、舒适的棉袜，减轻水肿带来的沉重感。

一旦发现小腿水肿出现在早晨，或者水肿趋势有"扩大化"的征兆——蔓延到膝盖以上或脸部，需及时就医。

**Q 孕妈妈上班坐车有什么技巧吗?**

**A** ❶ **搬到公司附近住。** 比较适合那些家离公司很远的孕妈妈。这样就可以把路上的时间争取为休息时间。而且可以每天步行上班，达到了锻炼身体的目的。

❷ **拼车。** 在自己居住区的网络社区上发个帖子，看看有没有同路的有车一族，搭他的顺风车。他友情让你搭车，你友情赞助油钱，互惠互利，大家都开心。

❸ 没办法要挤公交车或地铁的时候，可以大方地亮出自己的孕妇身份（挺起的大肚子和孕妇装就是最好的证明），请别人给你让个座位。如果不好意思向其他乘客开口，和司机或售票员说吧，告诉他们你随时可能会孕吐，他们一定会帮你安排一个靠窗通风的好位子。

# 孕妈妈5月孕事点滴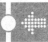

| 身体方面 | |
|---|---|
| 体重和腰围 | |
| 身体自觉症状 | |
| 异常情况 | |
| **生活方面** | |
| 饮食情况 | |
| 睡眠情况 | |
| 性生活情况 | |
| 运动情况 | |
| 工作情况 | |
| 外出情况 | |
| 心理情绪 | |
| 环境污染 | |
| 用药情况 | 最近1个月是否用药：是（　　）　否（　　） |
| | 用药名称： |
| | 服用剂量： |
| | 是否遵医嘱： |
| 胎教情况 | |
| 其　　他 | |
| **产前检查情况** | |
| 是否进行产前检查 | 是（　　）　否（　　） |
| 检查项目 | |
| 检查结果 | |
| 异常情况 | |
| 医生建议 | |
| 异常处理 | |

写给胎儿的话：

年　　　　月　　　　日

**小叮咛**

怀孕第6个月的时候，胎儿已经成长为一个皱巴巴的小老头了，这个时候，孕妈妈可以感觉出自己的身体越来越重，很简单的行动都会感觉很吃力，不过这个时候胎儿在腹中的胎动会更加明显，因此，孕妈妈要相信，新生命活动给你带来的喜悦会帮助你顽强地挺过这一艰难时期！

##  孕5月孕妈妈胎儿变化对照表

| | | |
|---|---|---|
| **孕妈妈变化** | 妊娠第17周 | 1. 由于下腹部膨隆，此时宫底高度已平脐<br>2. 孕妈妈常有心悸、气短的感觉，有时还会有便秘现象，血红蛋白下降<br>3. 食量增加，体重逐渐增加（每周增加350克左右为正常，如果超过500克，则应该控制食量） |
| | 妊娠第18周 | 1. 子宫继续增大，宫底在肚脐下面两横指的位置上<br>2. 由于体形的变化及身体负荷的增加，变得容易疲倦，偶然还会出现身体失去平衡的情况<br>3. 体温一般高于正常人，腋下温度可达36.8℃，比孕前略高 |
| | 妊娠第19周 | 1. 可以明显感到胎动<br>2. 乳晕和乳头的颜色加深了，而且乳房也越来越大 |
| | 妊娠第20周 | 1. 子宫像幼儿的头部般大小了，下腹部的隆起开始明显，这时的子宫在脐下二指，高16~17厘米<br>2. 早孕反应结束，身心皆进入安定期 |

（续表）

| 胎儿变化 | 妊娠第17周 | 1. 身长大约有13厘米，体重150~200克<br>2. 骨骼都还是软骨，可以保护骨骼的"卵磷脂"开始慢慢地覆盖在骨髓上<br>3. 开始长出头发，嘴开始张合，眼睛会眨动。全身长出细毛，眉毛、指甲等也出齐<br>4. 已出现的器官不断增大，日趋成熟，但是不会再有新的器官出现。女婴的卵巢里已经存在着最初的卵子了 |
| --- | --- | --- |
| | 妊娠第18周 | 1. 身长大约有14厘米，体重约200克<br>2. 心脏的活动活跃，胃部出现制造黏液的细胞，大脑出现折痕。骨髓中血细胞生长增快，肝内造血功能下降。胰腺开始分泌胰岛素<br>3. 指尖和脚趾上发育成各具特色的指纹。眼睛开始向前看，而不是朝左右看。已经有了轮廓分明的脖子<br>4. 皮肤颜色加红并增厚了，有了一定的防御能力 |
| | 妊娠第19周 | 1. 身长大约有15厘米，体重200~250克<br>2. 头发在迅速的生长。味觉、嗅觉、触觉、视觉、听觉从现在开始在大脑中专门的区域里发育<br>3. 开始能吞咽羊水<br>4. 体内基本构造已是最后完成阶段。肾脏已经能制造尿液 |
| | 妊娠第20周 | 1. 身长为18~27厘米，体重为250~300克<br>2. 大脑皮质结构形成，沟回增多。运动能力增强，已经能和初生儿一样。女婴的子宫在此期就已完全形成<br>3. 味觉、嗅觉、视觉和触觉等感觉器官发育的关键时期。视网膜也形成了，开始对光线有感应<br>4. 眉毛形成，头上开始长出细细的头发，不是胎毛 |

# 孕5月计划表

| 1 | 第三次产检 | 主要是看胎儿外观发育上是否有较大问题。医生会仔细量胎儿的头围、腹围，看大腿骨长度及检视脊柱是否有先天性异常 |
|---|---|---|
| 2 | 预防妊娠期贫血症 | 注意铁元素的补充，多吃些瘦肉类的食物、血类食物、鱼类食物、黄豆类食物、蛋黄类食物、蔬菜类食物等 |
| 3 | 乳房保健 | 从5个月开始，每天轻轻按摩乳房，为哺乳做些必要准备 |
| 4 | 使用腹带 | 在妊娠中期使用腹带，可防止腹壁过度伸展，保护腹部，同时也能固定胎盘，保护胎盘 |
| 5 | 测量子宫底高度 | 子宫底高度可比较准确地提示胎儿生长发育情况。一周测量一次，并做好记录，下次去做产前检查时，拿去请大夫评估 |
| 6 | 多去户外活动 | 呼吸新鲜空气，接受阳光照射，合成维生素D，促进身体对钙、磷的吸收，帮助胎儿骨骼与牙齿的发育，并预防孕妈妈患骨软化病 |
| 7 | 产前学习 | 参加一些产前教育学习培训班或其他的有关孕育的讲座，减轻心理负担，学习一些生产时的小窍门。为了让妊娠过程顺利一些，可以开始每天做一些简易体操 |
| 8 | 补铁、补钙 | 孕期补充足够的钙质、铁质，可以避免出现脚部抽筋的现象，但在补充前应跟妇产专科医师讨论，以把握最恰当的服用时机 |
| 9 | 均衡饮食 | 此阶段害喜状况大致消失，食欲会变得较好，容易变胖，所以在饮食上要有所节制。应根据医生建议均衡饮食，控制体重 |

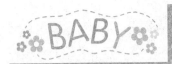

# 轻松在6月：
# 皱巴巴的小老头
## 第21～24周

## ① 妊娠第21周

### 孕妈妈营养计划

 **孕妈妈营养关注**

❶ 孕妈妈在这个时候会发现自己异常能吃，很多以前不喜欢的食品现在反倒成了最喜欢的东西。因此，可以好好利用这段时间，加强营养，增强体质，为将来分娩和产后哺乳做准备。

❷ 这个时期，胎儿会大量吸收孕妇体内所含的铁质，为防止缺铁性贫血的发生，孕妈妈应多吃富含铁质的食物，如瘦肉、鸡蛋、动物肝、鱼、含铁较多的蔬菜及强化铁质的谷类食品。有贫血症状的孕妈妈，可在医生的指导下补充铁剂。

❸ 如果恰逢冬季或春季，孕妈妈还要注意预防感冒，平时注意多喝水。如果有轻微的感冒症状可以通过饮食清淡、多喝汤水及在医生指导下服用药物治疗。

**孕妈妈营养加油站**

🥕 **猪肝炒菠菜**

做法：将猪肝切成薄片，用酱油、葱、姜、料酒等浸泡；把菠菜洗净切成段，梗、叶分别放置。锅置火上，放油烧热，放入猪肝快炒后起出，备用，再把油烧热后加盐，先炒菜梗，稍缓下菠菜叶，炒至半熟，放入猪肝，并倒入余下的酱油、料酒，仍用旺火快炒几下即成。

功效：含丰富的蛋白质、脂肪、维生素A、维生素$B_2$、维生素$B_1$、维生素C和钙、磷、铁等多种营养素，对缺铁性贫血、妊娠水肿有预防作用。

### 枸杞子猪肝汤

做法：将猪肝洗净切块，枸杞子洗净。锅置火上，放入花生油烧八成热，放猪肝煸炒一下。锅洗净火上，注入适量肉高汤，然后放入猪肝、枸杞子、盐，共煮炖至猪肝熟透，再以味精调味即成。

功效：滋补肝肾，预防贫血。

### 归参炖母鸡

做法：当归15克，党参15克，母鸡1只。母鸡如常法处理，将当归、党参放入鸡腹内，用牙签固定，置砂锅中，加葱、生姜、料酒、食盐、清水适量，放火上炖烂即可食用。

功效：有补血壮体的功效，适用于肝脾血虚的慢性肝炎和各种贫血。

### 姜糖鸡蛋

做法：鲜姜洗净，用刀拍松，切块。

锅置火上，倒入开水，加红糖和少许醋、姜块，煮5分钟，倒出，拣出姜块，凉凉姜糖水备用。将鸡蛋磕入盆中搅散，再加入凉凉的姜糖水搅匀，入笼蒸10分钟即成。

功效：鸡蛋含有优质蛋白质，还含有较多的钙、铁、维生素A、维生素D等营养物质。红糖、生姜有活血祛痰、温中散寒的作用，可预防风寒感冒。

### 蚕豆冬菜

做法：剥去蚕豆皮，洗净；冬菜洗净，切成碎末。锅置火上，放油烧热，随即将蚕豆和冬菜末放入急炒，加入酱油、糖等调料，再略炒几下，即成。

功效：含蛋白质、脂肪、维生素B$_1$、维生素B$_2$、维生素C、烟酸及钙、磷、铁等营养物质，尤其磷、铁丰富，有孕期防治缺铁性贫血的保健功效。

# 孕妈妈生活计划

## 孕妈妈怎样穿更俏

美丽是女人的第二生命，对于职场女人来说，美丽更是重要，10月怀胎，是女人生命历程中一段特别的日子，幸福与满足使孕妈妈更具有迷人的魅力，很多专门为孕妈妈设计的孕妇装，只要把握搭配原则、场合需求以及个人的特色，相信你能像孕前一样充满魅力。

❶ 上班服：可选择较正式的洋装或套装，或是以长裤搭配俏丽的上衣。可先准备一些不可少的基本款。例如，容易搭配的单件上衣、衬衫、黑白裤装，以及不可或缺的背心裙、变化多端的一件式短洋装或长洋装，再搭配购买合适的服装，以少量衣服，变出多种穿法。

❷ 居家/休闲服：可选择针织类、棉绒类休闲套装，不失流行的牛仔布系列服

装，或是以运动服加以变化的孕妇装。宽松的短裤和T恤是比较舒服的休闲装扮。无袖连衣裙是夏季最好的选择，内穿T恤外配罩衫都可以，有很多种变化方法。

**3** 宴会服：一般孕妈妈参加宴会的机会应不是太多，可只购买一件较有质感的服装，再搭配一条项链或披肩，也能营造出宴会的效果。

**4** 睡衣：市面上有为孕妈妈设计的睡衣，宽松的腰围设计，能让你睡觉时更为舒服。

 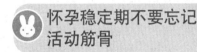 

## 孕妈妈运动计划

###  怀孕稳定期不要忘记活动筋骨

此时孕妈妈的身体已能充分适应怀孕状态，身心趋于舒畅。最好多散步或做适度的运动活动筋骨，并且要有充分的休息和睡眠，双休日的短程旅行可以进行，仍然按照正常的生活步调即可。

## 孕妈妈心理调适计划

随着孕妈妈的腹部一天天隆起，"大肚子"的体征越来越明显，怀孕这一事实已无法掩饰，你可以大大方方地接受朋友们的祝福和陌生人的照顾，享受孕妈妈的幸福生活。

对于职场女性来说，这个时候你也许会感觉到来自工作的竞争压力或被照顾的同时带来的冷落，并因此害怕会丢掉工作或失去晋升的机会，即使真的是这样也没什么大不了，做任何事情都会有得有失。

事实上，很多人性化的公司的管理者都意识到做了妈妈的女性处理事务会更果敢、更成熟、更干练呢。

## 准爸爸爱妻计划

### 享受性爱代偿的乐趣

妊娠中期，夫妻可以同房，如果真的不适合同房，也别丧气，可以通过其他方法来追求"性福"！

亲密爱抚：准爸爸应多多抚慰孕妈妈，因为，有"身孕"的女性有时并不需要真正的性生活，而只是想有热情的拥抱、接吻与亲密的爱抚而已。所以，准爸爸要善于利用这一手法，来满足孕妈妈的性心理。

以手代劳：如果条件真的不适合性生活，那么，温柔地替对方进行自慰，也是很好的替代方案，但要注意卫生，必须洗净手和外阴，以免细菌趁机而入，造成感染。

当然，除了这些，准爸爸和孕妈妈还可以通过自己的需要和沟通，寻找到适合自己的方式。但是，不要勉强，要注意，一切性行为必须在保证胎儿健康、不会对胎儿造成伤害的情况下进行。否则，应尽量避免！

 孕妈妈经验分享

### 妊娠期穿衣要宽大、舒适

妊娠期间，孕妈妈的形体变化是孕育胎儿所必需的。所以，不要抱怨自己的身材不美观，更不能穿瘦紧的衣服来"保持"体形！因为这个时候，你穿得越紧小越能显现你的臃肿，所以一定要穿舒适、宽大的衣服，当然，在此前提下，也可以在布料和款式上进行改进，也能增添美感，比如可以尽量选择棉、麻、真丝的面料，尽量选择竖条纹的花色，为了不显肚子，稍加宽肩部，亦可在领口装上花边或佩戴上胸花。

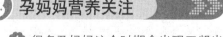
### 孕期全计划 2 妊娠第22周

 孕妈妈营养计划

### 孕妈妈营养关注 ≫

**1** 很多孕妈妈这个时期会出现牙龈出血的现象，这是因为孕激素使牙龈变得肿胀，蔬菜和水果中含的维生素可帮助牙龈恢复健康，防止牙龈流血，排除口腔中过多的黏膜分泌物及废物。因此要多吃蔬菜、水果，如橘子、梨、番石榴、草莓等。

②用餐后喝一些柠檬水（在水中加上1片柠檬）或漱口，可令口腔保持湿润，还能刺激唾液分泌，减少因鼻塞、口干或口腔内残余食物引起的厌氧细菌造成的口臭。

③这段时间还要注意不要摄入过多简单的糖类食品（如蔗糖、果糖、葡萄糖等），注意能量平衡，否则易引发妊娠糖尿病。

## 孕妈妈营养加油站

### 拌三丝

做法：卷心菜、胡萝卜、青椒洗净，沥净余水后切成细丝，撒上盐腌5～10分钟，去掉生味，

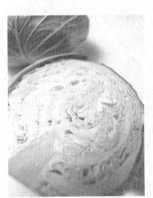

去掉余水，撒上姜末、蒜泥、鸡精，拌匀后装盘。花椒数粒、大料2～3瓣、红尖椒剪成细丝，放在小碗内；将烧热的素油倒入，凉后再淋到菜丝上。

功效：健脾开胃。

### 大枣莲藕章鱼汤

做法：莲藕1根去皮洗净，切片；红豆2把洗净；大枣10粒去核洗净；章鱼干浸软，切丝。猪肚用碱搓洗，放滚水中煮5分钟，取出过冷水洗净，切丝。把适量的水煲滚，放入莲藕、红豆、章鱼、猪肚肉猛火煲滚，再用慢火煲3小时，下盐调味。

功效：补血健身。

### 香菇蹄筋

做法：水发蹄筋洗净后，每条切成两半。先用葱、姜、料酒煮开，去腥后捞出；香菇泡软，去蒂后切半。用二大匙油爆香葱段和姜片，焦黄时捞出，放入香菇略炒，再加入蹄筋和蚝油二大匙，半匙糖，少许胡椒粉、盐等调味料；加高汤2杯烧开，改小火烧入味，熟软时淋水淀粉勾芡；豆苗洗净，用二大匙油炒熟，加盐调味后盛出，放盘内垫底，再铺上烧好的蹄筋即成。

功效：开胃提神。

## 孕妈妈生活计划

### 孕妈妈洗澡有讲究

妊娠5月以后，有些孕妈妈会发生皮肤瘙痒的情况，有时，还会出现红色小疹，皮肤痛痒。

防治方法：可用温水洗澡，不要用肥皂，避免搔抓以防感染，或在医生的指导下用外用药膏消除症状。

孕妈妈运动计划

 **孕妈妈的孕期体操**

上班的时候长期待在空调房内不运动、上下班均坐出租车，这不仅会影响孕妈妈自身的身体健康，而且还会给分娩带来困难。妇产科医生指出：孕妈妈们在产前要有科学、正确的运动方式。有条件的话，孕妈妈每天应做15分钟左右的孕期体操，这对妊娠有益。

**热身运动**：运动前要先做热身运动，如抖抖手、晃晃脖子、甩甩腿、活动活动脚腕等。之后，再进行下面的运动。

**猫式运动**：双手扶地，双膝跪在地上，吸一口气，把腰躬起来，慢慢向后坐，一直坐到脚上，静止2秒，边呼气边抬头，后背和腰自然放松。这种运动是模仿猫的姿态，可缓解腰痛。

**使骨关节柔软的运动**：身体坐直，两脚脚心相对，边短促呼吸边双手按双膝盖，反复按压10次，两腿呈90°展开，屈左腿，边吸气边将右手沿体侧上举，目光看向手指的正前方，停2秒，边呼气边将身体倒向左侧，再次吸气，身体还原到脚心相对时，双手按双膝盖，反复按压10次，向相反方向练习。这个动作可使骨关节柔软，有助于孕妈妈顺产时的正确坐姿培养，让背部挺直，重心落在臀部的正中央。

**腿部伸屈动作**：站立，双脚分开与肩同宽，膝盖稍微向外，双手放在脑后，吸气，边呼气边屈膝，停5秒。吸气，边呼气边直膝，双手伸直，吸气，边呼气边屈膝，停5秒。吸气，边呼气边直膝，最后整个是蹲的姿势。这个动作会使腿部肌肉具有充分的耐力，有助于顺利分娩。

在做这些动作时，要注意做好防护，运动前先喝杯水，如果动作做不到位，不可勉强，要知道，慢慢的锻炼，带着愉悦的情绪去做，这比严格按规范动作去做要有意义得多。

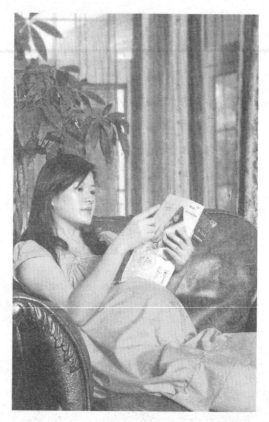

## 孕妈妈心理调适计划

还在上班的孕妈妈，因为容貌和体态的变化，难免会引起担心。脸上的蝴蝶斑、肚皮上的妊娠纹、变大的骨盆、变形的乳房、变肥的体态都让孕妈妈变得懊恼不已，担心自己是不是还能恢复到怀孕之前。这些担心是必然的，毕竟美丽是女性特别是职场女性最关心的话题。

其实，孕妈妈们大可不必为此过虑。

据统计，大约80％的孕妈妈，只要稍加注意，都可以在产后逐渐恢复到以前的体重。一般能做到自己给宝宝哺乳、产后及时进行恢复性训练、孕期注意控制体重过度增长的孕妈妈，恢复得会更好。

因此，孕期对于孕妈妈来说，心情美，一切都美。

 ## 准爸爸爱妻计划

### 给孕妈妈准备一个小药箱

很多孕妈妈会因为受了"吃药对妊娠不利"的宣传的影响，以至于妊娠期间拒绝吃一切药物，可是有病不吃药，同样会给自身和胎儿带来伤害。所以，准爸爸在必要时，还是要让孕妈妈服药。

在家庭中，准爸爸可以根据专家或医生的指导，为妊娠的孕妈妈准备一些必备的药品，如补血类药、助消化类药、防治痔疮药等。但准备的这些药，都必须在医生的指导下服用，不能随便乱用，如果误服了致畸或可能致畸的药物后，应找医生根据自己的妊娠时间、用药量及用药时间长短，结合自己的年龄及胎次等问题综合考虑是否要采取挽救措施。

 ## 孕妈妈经验分享

### 孕期要保护好自己的牙

牙齿出现问题的时候，孕妈妈更要坚持刷牙，这是为了避免发生更严重的蛀牙而必须采取的预防措施。选择防酸牙膏、含氟牙膏；自己用舌尖按摩牙龈；每日用一次牙线彻底清除藏在牙缝内的牙垢；用软毛刷，或选择刷头小的儿童牙刷，都可以减轻出血症状。

## 孕期全计划 3 妊娠第23周

 孕妈妈营养计划

### 孕妈妈营养关注

❶ 妊娠23周的时候，孕妈妈会特别偏好某些食品，看到平时爱吃的冰激凌、麻辣豆腐或者可乐饮料时你是不是非常眼馋？没关系，这个时候偶尔可以稍稍地放松一下对自己的要求，但一定要有节制，尽量用其他的健康食品来替代这些可能给你和胎儿带来损害的食物。此外，为了胎儿将来能长一口好牙，孕妈妈要多补充钙质。

❷ 继续保持以前的良好饮食方式以及良好的饮食习惯，中餐和晚餐要多选用豆类或豆制品，一般来讲，摄取100克左右豆制品就可摄取到100毫克的钙。同时，多选用乳酪、海米、芝麻或芝麻酱、西蓝花及羽衣甘蓝等，保证钙的摄取量至少达到每天1 000毫克。

### 孕妈妈营养加油站

#### 蔬果沙拉

做法：番茄烫过，去皮，切块；香蕉去皮，切小丁，与番茄混合，调以沙拉酱即成。

功效：最大限度地保留了原料中的番茄红素和维生素C，有祛斑美容的作用。

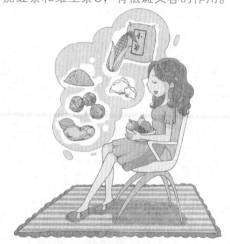

#### 香鱼菜丝

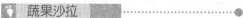

做法：将鱼肉（鲤鱼或草鱼）切丝，凉水漂洗后沥水，加入盐、鸡蛋清、淀粉上好浆，把盐和料酒、味精、胡椒粉、淀粉放在小碗里加少许水兑成汁；再将青椒、红椒、黄椒洗净分别切成丝，水发冬菇切成丝后用沸水氽透。将炒锅烧热，加入植物油烧至五六成热，放入鱼丝划散，随即放入椒丝，片刻，倒入漏勺中。炒锅内留少许底油，放入葱丝、姜丝、冬菇丝，炒出香味后烹入兑好的汁，放入鱼丝，颠翻使芡汁均匀即可。

功效：提供适量的脂肪和丰富的钙质。

### 🦐 虾仁烧豆腐 ·········●

做法：将青虾仁洗净，把料酒、葱花、姜末、蒜末及淀粉等调汁浸好；豆腐洗净，切成小方丁。锅置火上，放油烧热，倒入虾仁，用大火快炒几下，再将豆腐放入，继续搅炒，并将盐、鸡精等调料倒入，再炒几下即成。

功效：含钙丰富，还含有磷、铁、蛋白质、脂肪、维生素A、维生素$B_1$、维生素$B_2$等营养物质，增加钙质，防治小腿抽筋。

## 孕妈妈生活计划

### 🐰 做点水饺当早餐 ▷▷▷

孕妈妈往往因为工作忙而导致饮食不规律，为了保证营养供给，孕妈妈可以用猪肉、水发海参、虾肉、水发木耳，加入香油、酱油、料酒、盐、鸡精、葱末、姜末等调成肉馅，做成三鲜水饺当早餐。水饺可以冻存在冰箱里，随吃随煮，极为方便。

### 🐰 有选择地干些家务活 ▷▷▷

在此期间，孕妈妈应干点儿活。但不宜做弯腰、爬高、向上伸手、挑水、抬东西等劳动，更不要干接触农药、消毒液、杀虫剂之类的家务活。

## 孕妈妈运动计划

### 🐰 孕妈妈运动胎儿健康 ▷▷▷

妊娠中期孕妈妈可适度地进行体育锻炼，游泳、散步、跳慢舞都是可行的运动项目。

一定要根据自己的情况来做运动，并且运动前一定要先做一下热身。但要记住，不要做爬山、登高、蹦跳之类的平衡运动，以免发生意外。

实验表明，孕妈妈在妊娠期适当运动，对新生儿心脏有好处。

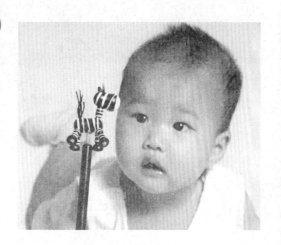

# 孕妈妈心理调适计划

瓦格纳曾说："多年来医学忘记了爱情是疾病防治中一个重要因素，是非常不对的。"近年来"爱情"医学又逐渐受到了人们的重视。诚挚的爱情，夫妻恩爱、感情融洽、家庭和睦，是妊娠期保胎养胎的重要举措之一。所以，这个时期孕妈妈的心理调适准爸爸起着很关键的作用。

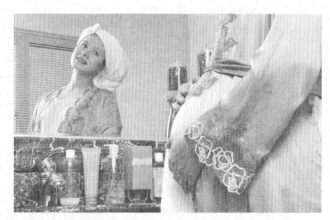

 # 准爸爸爱妻计划

##  帮孕妈妈赶走可恶的水肿

妊娠期，孕妈妈出现下肢水肿现象很严重，所以作为准爸爸，要好好疼爱你的爱妻，多替她敷敷腿，也可以适当地准备些小吃，冬瓜汤、绿豆汤等，都可以帮孕妈妈消除妊娠水肿的不适。

 # 孕妈妈经验分享

##  上班的间隙和胎儿做个游戏吧

这时的胎动次数有所增加，并更加明显。孕妈妈可以在上班的间隙试着和宝宝做做游戏，当他把你的肚皮顶起一个小鼓包时，你可以一边跟他说话，一边用手摸摸他，轻轻推一下，看他有什么反应。经常这样做，胎儿会发现这是个有趣的游戏，会和你玩得很起劲的。

孕期全计划

## 4 妊娠第24周

 孕妈妈营养计划

### 孕妈妈营养关注

① 孕24周时的胎儿体内也开始储备脂肪。孕妈妈在饮食上对植物油与动物油的摄入量要有适当的比例，平常孕妈妈不可额外摄入动物油，因为在孕妈妈的饮食中，所食用的肉类、奶类、蛋类均含有较高的动物性油脂。在烹调食品时用植物油就可以了。

② 孕妈妈可多吃些鱼。这对促进胎儿脑发育、增强孕妈妈的记忆力有益。

③ 这个时期的孕妈妈很容易被便秘所困扰，发生便秘现象后，孕妈妈要注意饮食调节，多吃一些润肠通便的食品，如各种粗粮、蔬菜、黑芝麻、香蕉、蜂蜜等。也应注意适当运动，以促进肠蠕动，有利于消化。孕妈妈不要自己随便服用泻药。

### 孕妈妈营养加油站

#### 蜜汁枣泥红薯

做法：红薯洗净，去皮，先切成长方块，再分别削成鸽蛋形；大枣洗净去核，切成碎末。炒锅上火，放油烧热，下红薯炸熟，捞出沥油，盛在盘中。浇上蜂蜜，

撒入大枣末拌匀，即成。

功效：能祛病强身，促进胎儿的生长发育，防止便秘。

#### 莴笋萝卜球

做法：将等量的莴笋、胡萝卜、白萝卜去皮洗净，削成直径约1.5厘米的球状，用沸水焯透捞出。炒锅上火，放油，烧热后放入葱段、姜片炸至金黄色时捞出，加入白萝卜、莴笋、胡萝卜翻炒，再加少许高汤，再沸后，小火煨熟，放盐，收汁，淋香油，即成。

功效：能强身健体，增加食欲，帮助消化，防治便秘，有利于安胎。

#### 银耳大枣冰糖汤

做法：银耳5克，大枣10枚，冰糖25克。将银耳用清水泡发12小时，置碗中加大枣、冰糖，隔水蒸1小时。每天早晨空腹食用，连服数天。

功效：补血、润肠、通便。

#### 番茄肉末蒸蛋

做法：番茄去皮切小丁，急火快炒5

秒；鸡蛋打散、调味、加水，小火蒸至七成熟时加番茄丁，继续蒸熟即成。如果作为正餐主菜，还可以加上些肉末，味道会更好，营养也更加均衡。

功效：补充多种营养元素，口感滑嫩，美味可口。

 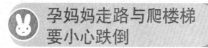 孕妈妈生活计划

###  孕妈妈走路与爬楼梯要小心跌倒

怀孕的妇女，要注意万事"肚"为先。所以，在生活中一定要保护好膨大的肚子，尤其是这时候，孕妈妈的肚子越来越大，其身体的重心有些前移，很容易跌倒。所以，孕妈妈干什么事都要小心：走路时，要注意脚下，别滑倒。上下楼梯时，也要注意脚下，看准了再踩上去，避免悬空摔倒！更不要登高或跳跃，这都是很危险的。

 孕妈妈运动计划

### 上班孕妈妈更需要适度锻炼

如果身体状况允许，坚持适度的锻炼是非常好的放松自己的办法。户外散步、做各类动作舒缓的体操（包括瑜伽、孕妇分娩体操等）、游泳、跳慢舞等都是适合孕妈妈的运动方式。

需要说明的是，如果孕妈妈白天上班的时候需要经常站着工作，那晚间最好的运动是游泳或做垫上体操。如果你白天需要经常坐着工作，晚间就可以安排散步或瑜伽。这样可以保证你身体的每部分肌肉都得到舒展和放松。

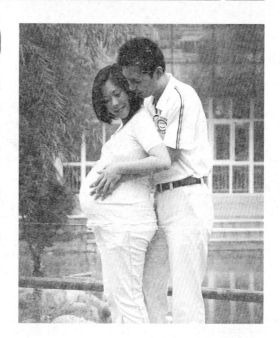

# 孕妈妈心理调适计划

焦急，常会感到紧张，有突发的、无从解释的惊慌失措，神经过敏，有时心脏突突地跳得使人发慌。

感到压抑、惶惶不安，忧愁或恐惧，常有惊恐性的幻想或空想，害怕自己有病或胎儿有病，或身边亲近的人有病，或担心胎儿将要死亡，或担忧或自我感到死亡逼近，很容易被激怒。

担心某些可怕的事情会临头，担心自己在他人面前出洋相或做出愚蠢的举动。

害怕自己会孤独，怕遭到家人非难，怕会被遗弃，会无人理睬。

怕分娩，有时甚至会神经质地发抖或害怕引起颤抖，或惊恐性发汗。

至于身体表现方面，会有胸口疼痛、压迫或紧缩感；头晕目眩；便秘或腹泻；头痛、颈背部疼痛；疲乏、虚弱或稍微活动就筋疲力尽等。

如果孕妈妈有以上这些表现，并且所出现的症状越多，也就越能证明你正在受焦虑之苦。及时找医生聊聊，让医生帮帮你。另外，孕妈妈自己也要注意分散一下注意力，如看看电视电影、听听音乐、散散步、做做操、找朋友聊聊天等，都会使你的精神放松，头脑冷静。

# 准爸爸爱妻计划

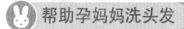
## 帮助孕妈妈洗头发

孕妈妈挺个大肚子，洗头真的不容易，尤其是缺少淋浴条件的家庭，让孕妈妈勉强弯腰洗头，则有可能诱发早产。所以准爸爸应当一回孕妈妈的"美发师"、"护花使者"，主动帮孕妈妈洗洗头，而且帮助爱妻洗头，是一件浪漫且温馨的事情哦。

可以让孕妈妈躺在舒服的长沙发上，或是躺在床上，在身下铺上大的塑料垫，然后，你就可以打来温度适宜的水，拿来洗发用品，轻柔地为孕妈妈洗头了。

相信，在你这样亲密的"美发师"身上，孕妈妈一定会找到浪漫和幸福的感觉，对妊娠有益。

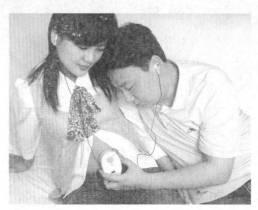

**孕妈妈经验分享**

 **孕妈妈的声音对胎儿来说最安全**

进行胎教的孕妈妈都知道，胎儿对外界音响的反应是比较敏感的，但是过分的噪声甚至是音乐的刺激会导致胎儿失聪，因此你要特别慎重。可以肯定的一点是，妈妈的声音对胎儿来讲是最安全的。

 **孕妈妈孕6月胎教计划**

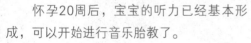 **用冥想放松身体和情绪**

孕妈妈在整个孕期都要保持好的情绪，冥想能使人心情平静，也能提高孕妈妈的自信心，并能最大限度地激发胎儿的潜能，孕妈妈在进行冥想的时候有利于保持良好的情绪状态，可以防止情绪大起大落，在情绪不稳定时，冥想有助于孕妈妈设法转移注意力，对克服妊娠抑郁症也很有效果。

做法：摆出舒服的姿势让身体放松，然后想象最令人愉悦和安定的场景。

**音乐胎教**

怀孕20周后，宝宝的听力已经基本形成，可以开始进行音乐胎教了。

宝宝喜欢听抒情优雅的古典音乐，孕妈妈可以一边上班一边听音乐，也可以回家后躺在床上完全放松身心来听音乐。

在椅子上采用舒服的体位坐着，然后打开音乐，音量开到适中，音乐以自己喜爱的为主，节奏较明快为好，闭上眼睛，全身放松，静静地听音乐（注意，不可将耳机贴着自己的肚皮，那样可能对胎儿造成刺激）。

要在听音乐的同时感受音乐，如随着音乐的奏起，全身自然放松，首先感受到音乐如轻风一般一次一次有节奏地向你吹来，吹走了疲乏，吹走了烦恼……时间约5分钟或一首乐曲为限。

当放些节奏快声音响的音乐时，你会感觉到胎儿在你的肚子里胎动很剧烈，而当你换成轻柔舒缓的音乐时，胎儿会安静下来。可见胎儿对音乐和声音的敏感程度。

最后，孕妈妈可以睁开眼，随着音乐的节奏，手、脚有节奏地晃动，时间约2分钟或一首乐曲为限。当音乐停止以后，起身活动一下。这样，你会发现，你的头脑变得很清醒，昏沉感和身体的疲乏感一扫而光。如此胎教，还可以当作上班族孕妈妈感到疲累或者头脑不清醒时候的休息呢。

不过，也有专家提醒我们，过度地对胎儿进行胎教，会使胎儿压力过大。孕妈妈应在进行胎教时，仔细观察胎儿的情况，避免刺激的时间过长。当胎儿明显胎动或是不再回应时，你就该考虑一下了，看看是不是因为你给的任务太难或不够有趣造成的。

##  运动胎教

孕妈妈在孕期做一些手工编织，会使腹中的胎儿心灵手巧。因为，手指的动作精细、灵敏，可以促进大脑皮质相应部位的生理活动，提高人的思维能力。孕妈妈的编织活动，能通过信息传递的方式，促进胎儿大脑发育和手指的精细动作。

孕妈妈可以给宝宝织小围巾、小衣服，也可以做一些DIY制作，比如绣十字绣、鞋垫等，都是不错的考虑。

# 孕妈妈6月疾病防治计划

##  妊娠期糖尿病防治

糖尿病患者在妊娠期及分娩时，由于新陈代谢变化复杂，对糖尿病难以控制。在妊娠期，产科医生、内科医生和孕妈妈要密切合作，每1~2周做一次检查，包括尿酮体及蛋白尿的检查，血压、体重的测定，以及心血管检查等。并且要注意在产前3周左右住院待产，以便更好地控制糖尿病，对胎儿进行密切的监护，这样可以降低胎儿畸形和新生儿死亡的概率。

## 吃太"好"易患脂肪肝

怀孕期间，由于担心胎儿营养跟不上，孕妈妈们往往会吃一些比较"好"的东西，这些东西大多含脂类物质丰富，而肝脏是脂肪代谢的重要器官。若因各种原因使肝脏脂肪代谢功能发生障碍，就会使脂类物质平衡失调，脂肪在组织细胞内储积。当储积量超过肝重量的5%以上或在组织学上有5%以上肝细胞脂肪化时便可称为脂肪肝。

平时预防脂肪肝，孕妈妈不能吃得太"好"，更要控制热量摄入。要多吃粗粮和蔬菜来增加饱腹感。这样，才能降低发生脂肪肝的概率。

## 多胞胎孕妈妈要谨慎对待

多胞胎妊娠，一举数得固然是可喜可贺，但其怀孕的过程也必然加倍的辛苦。

对于孕妈妈本身而言，一次孕育的胎儿数目愈多，生理上的变化与负担愈大，更易引起各种妊娠并发症，如妊娠剧吐、母体贫血、妊娠高血压或子痫前症、胎盘异常、脐带意外、产后出血等。因此，多胞胎确实是一种高危妊娠。

如果早期超声波诊断为多胞胎者属于高危妊娠，应慎重考虑多胞胎妊娠与接受减胎手术之间的利弊得失。

要进行规则且较密集的产前检查，必须多次进行超声波检查，要充分了解每一个胎儿的生长发育情况。对于子痫前症、产前出血、早期子宫收缩等常见并发症，施以卫生教育，提醒孕妈妈保持警觉。并且妊娠期要注意补充充足的营养，中期以后注意卧床休息，避免过度劳务活动。妊娠28周开始，定期接受胎心音与宫缩监测，特别是三胞胎以上者，干脆直接住院卧床观察，以便能及早给予安胎治疗。

 孕妈妈经：QUESTION AND ANSWER

## Q 孕妈妈怀孕中后期如何保持好的工作情绪？

**A** 怀孕期间孕妈妈的工作会受到一定程度的影响，在怀孕后期会出现疲劳、心不在焉、做白日梦等情况。这时你也许期待自己能精力充沛地工作，如果同事问及你的情况并给你提供帮助，你可以与那些已经有了孩子的女同事交流一下自己的感受，大家可能会给你最好的鼓励和帮助。

怀孕时孕妈妈的体态虽说变化很明显，但毕竟这是你自己的事，如果你想继续做一个职业女性，不要太多地去抱怨或与同事谈论你的怀孕。在你个人的工作区，你可以尽情感受怀孕的感觉，做白日梦、触摸你隆起的腹部等，但在公共场合，特别是会议期间应避免做这些事情。

## Q 孕妈妈怀孕中后期如何保持自己的形象？

**A** 怀孕中后期孕妈妈更应注意自己的着装，穿上一身得体的孕妇装会把你的形象衬托得更利落。这时还应注意皮肤的变化，由于孕期体内激素水平的变化，怀孕后会出现妊娠斑，这时要注意多吃富含维生素C的食物，多准备一些苹果、草莓等水果，随时补充营养。还要保证充足的睡眠，以确保皮肤得到充分的休息。

你应树立这样的新观念，在怀孕期，心理与身体健康是怀孕的基础。因此，虽然怀孕是一件艰苦的事情，但更是创造幸福的一个美丽过程，因此一定要心情愉快地度过这个时期。

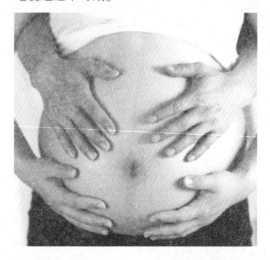

# 孕妈妈6月孕事点滴

| 身体方面 | |
|---|---|
| 体重和腰围 | |
| 身体自觉症状 | |
| 异常情况 | |
| **生活方面** | |
| 饮食情况 | |
| 睡眠情况 | |
| 性生活情况 | |
| 运动情况 | |
| 工作情况 | |
| 外出情况 | |
| 心理情绪 | |
| 环境污染 | |
| 用药情况 | 最近1个月是否用药：是（　）　否（　） |
| | 用药名称： |
| | 服用剂量： |
| | 是否遵医嘱： |
| 胎教情况 | |
| 其　　他 | |
| **产前检查情况** | |
| 是否进行产前检查 | 是（　）　否（　） |
| 检查项目 | |
| 检查结果 | |
| 异常情况 | |
| 医生建议 | |
| 异常处理 | |

写给胎儿的话：

年　　　　月　　　　日

**小叮咛**

　　胎儿在这个时期眼睑打开，长出眼睫毛，开始睁开眼睛看世界了，而孕妈妈的孕中期也很快会过去，即将进入的是妊娠的第三个阶段，你的肚子也许会长得比你想象的还要大。在孕后期，你要注意保证充足的睡眠，因为睡眠中孕妈妈的脑垂体会不断产生促进胎儿生长的激素。因此，预约一个"优质"宝宝，现在就要养成良好的睡眠习惯哦。

##  孕6月孕妈妈胎儿变化对照表

| | | |
|---|---|---|
| 孕妈妈变化 | 妊娠第21周 | 1. 孕妈妈的肚子越来越大，子宫底高18~21厘米<br>2. 体重增长快，容易感到疲劳，腰部疼痛<br>3. 乳房也有明显变化，偶有淡初乳溢出<br>4. 由于母体的钙质被胎儿摄取利用，有时准妈妈会患上轻微的牙病<br>5. 头发会比以前更柔软发亮，皮脂溢出也有所减轻 |
| | 妊娠第22周 | 1. 孕妈妈身体越来越重，大约以每周增加250克的速度迅速增长<br>2. 由于子宫日益增大压迫肺，在上楼时感到呼吸相对困难<br>3. 感受到胎儿的胎动次数增加，胎儿的心跳十分有力 |
| | 妊娠第23周 | 1. 孕妈妈身体越来越重，上楼很吃力，呼吸相对困难<br>2. 阴道的分泌物增加<br>3. 泌尿道的平滑肌松弛，膀胱感染的危险性增高 |
| | 妊娠第24周 | 1. 孕妈妈身体越来越沉重，子宫底位于肚脐上约一横指的位置，宫高约24厘米<br>2. 脸上和腹部的妊娠斑更加明显并且增大<br>3. 孕妈妈有时还会有下列的症状：如感觉眼睛发干，畏光，胎动明显，白带增多，下腹疼痛，便秘，胃灼热和消化不良，胀气，头痛，晕眩，鼻塞，流鼻血，耳塞，牙龈出血，腿抽筋，腰酸背痛，腿部静脉曲张，腹部瘙痒，憋闷，睡不稳，尿频等现象 |

（续表）

| 胎儿变化 | 妊娠第21周 | 1. 胎儿身长大约18厘米，体重300～350克<br>2. 胎儿外表面目清楚、骨骼健全、体瘦、皮肤红而皱<br>3. 用听诊器可以听到胎儿的胎心音<br>4. 脐带中的血液流动快速 |
|---|---|---|
| | 妊娠第22周 | 1. 胎儿身长大约19厘米，体重350克左右<br>2. 胎儿已经长出浓浓的头发、眉毛和睫毛等<br>3. 骨骼已相当的结实，骨关节开始发育，身体逐渐匀称<br>4. 皮肤上覆盖了一层白色的滑腻的物质，皮下脂肪少，皮肤呈黄色<br>5. 牙齿开始发育 |
| | 妊娠第23周 | 1. 胎儿身长大约19厘米，体重400克左右<br>2. 开始出现呼吸样运动、能啼哭，此时出生可存活数小时<br>3. 胎儿听力基本形成，还会不断吞咽<br>4. 大脑继续发育，大脑皮质已有6层结构，沟回明显增多<br>5. 手足的活动逐渐增多，身体的位置常在羊水中变动，如果出现臀位也不必害怕，因为胎位没固定 |
| | 妊娠第24周 | 1. 胎儿身长大约为25厘米，体重500克左右<br>2. 身体逐渐匀称，皮下脂肪的沉着进展不大，因此还很瘦，脸蛋儿开始变得丰满，睫毛、眉毛等都已长成<br>3. 骨骼已经相当结实，如果拍射X线照片，可清楚看到头盖骨、脊椎、肋骨及四肢的骨骼 |

**孕6月计划表**

| 1 | 注意休息 | 保证充足的睡眠，每天至少10小时 |
|---|---|---|
| 2 | 乳房保健 | 乳头扁平或凹陷，要用手指慢慢捏出来，但如果有早产史或出现子宫变硬等早产症状，则不宜或应停止捏乳头 |
| 3 | 进行产前准备 | 应准备分娩期用品和婴儿用品，和丈夫商量如何迎接宝宝 |
| 4 | 运动适度 | 运动不可过多，严禁从事剧烈活动，避免挤压和震动腰部，如急跑、跳、跃、举重、滑雪、登山、溜冰、打保龄球等 |
| 5 | 产前检查 | 去医院做第2次产前检查，至少要在妊娠中后期检查2次血红蛋白，以便及早发现贫血 |
| 6 | 补充铁元素 | 多吃富含铁质的食物，如瘦肉、鸡蛋、动物肝脏、鱼、含铁较多的蔬菜以及强化铁质的谷类食品，如果有必要，可以在医生的指导下补充铁剂 |
| 7 | 学习正确睡眠姿势 | 采用侧卧位睡眠，尤以左侧卧位为好 |
| 8 | 保持愉快的心情 | 由于体重的变化，孕妈妈感觉越来越辛苦，一定要适当缓解，找到自己感兴趣的事情转移注意力 |

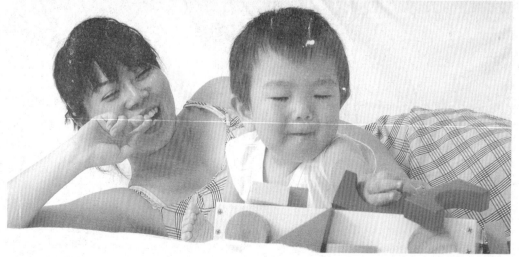

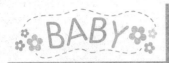

# 准备在7月：
# 第25~28周 睁眼看世界的胎儿

## 孕期全计划
## ① 妊娠第25周

## 孕妈妈营养计划

 **孕妈妈营养关注**

这个阶段，孕妈妈的食欲大增，体重开始增加，应注意在均衡饮食的基础上，减少高脂肪、高热量的食品，适量增加富含维生素食物的摄取。

在妊娠7个月时宜少吃寒凉饮食。不需要额外进补，只要按饮食的内容正确选择及分量上适量摄取，或者改成自行烹煮简单菜肴即可。

孕妈妈应好好利用周末在家的时候慰劳一下自己的胃，可以做一些美味的炒饭做加餐，再配一杯牛奶或豆浆，或者配上一杯鲜黄瓜汁或西瓜汁就更好了。

**孕妈妈营养加油站**

**鲜蔬咖喱炒饭**

做法：番茄去蒂、洋葱去皮，洗净切丁；鲜香菇去蒂、洗净，对切成4块；胡萝卜洗净去皮，切片；西蓝花撕去老筋、洗净；葱洗净切末；鸡蛋打入碗内，搅成蛋汁备用。锅内放入一大匙油烧热，爆香葱末，倒入蛋汁炒熟，盛出备用。锅内放油烧热，加入香菇、洋葱、西蓝花、胡萝卜炒熟，加入咖喱粉一小匙、盐和白胡椒粉拌炒，再加入白饭炒匀，最后加入熟豌豆仁、番茄（可用番茄酱代替）及炒熟的鸡蛋拌炒一下，盛入盘中即可。

### 🥕 葱香腊肠炒饭

做法：葱、姜洗净，切丝；腊肠2根洗净切片，上屉蒸熟。锅内放入两大匙油烧热，放入葱、姜丝、白饭拌炒，打入1个鸡蛋，加入盐、胡椒粉及蒸熟的腊肠，全部炒匀，撒上香葱即可盛出。如果出锅前能加入一些黄瓜丁、熟豌豆等则营养更佳。

### 🥕 虾仁草菇菠萝饭

做法：虾仁、草菇洗净；火腿切丁；菠萝洗净去皮，拦腰切成两半，取1/2个菠萝，挖中间的果肉、切小丁，做成菠萝盅，放入盘内备用。炒锅上火放入油烧热，加入葡萄干、虾仁、火腿、熟豌豆仁、草菇及菠萝丁，加入盐、胡椒粉及白饭炒匀，盛入菠萝盅内即可。

### 🥕 清蒸冬瓜鸡

做法：将炖熟的白鸡肉去皮，切成象眼块，把鸡肉皮朝下，整齐地码入盘内，加入鸡汤、酱油、盐、味精、料酒、葱段、姜片，上笼蒸透，取出，拣去葱、姜，把汤汁滗入碗内待用。冬瓜洗净切块，放入沸水内焯一下，捞出码入盘内的鸡块上，将盘内的冬瓜块、鸡肉块一起扣入汤盘内。炒锅上火，倒入碗内的汤汁，烧沸后撇去浮沫，盛入汤盆内即成。

## 孕妈妈生活计划

### 🐰 缓解孕期腰酸背疼 ▶▶

现在孕妈妈可能会感到有些疲惫，由于腹部越来越沉重，为保持平衡，需要腰部肌肉持续向后用力，腰腿痛因而更加明显。在散步的时候，可以用一只手扶住腰部，能够稍有缓解。

### 🐰 眼睛不适要点眼药水 ▶▶

如果感到眼睛不适，怕光、发干、发涩，别担心，这是比较典型的孕期反应，可以使用一些消除眼部疲劳、保持眼睛湿润的保健眼药水，以缓解不适。

## 孕妈妈运动计划

### 🐰 孕妈妈不宜进行激烈的运动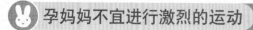

这个时候注意不要进行激烈的运动，散步和简单的孕妇体操是本周最好的运动方式。

## 孕妈妈心理调适计划

这个时期是妊娠抑郁症的高发期，如果孕妈妈有易怒、持续的疲劳感、持续的情绪低落、情绪起伏很大，就要引起注意。尽量使自己放松，把情绪表达出来，缓解坏心情有很多实用的办法，比如倾诉、唱歌、运动、哭泣、吵架（理智的吵架）、咨询都是很好的宣泄方法。让房间充满快乐的色彩，比如阳光的黄色；吃自己喜欢的坚果、饼干、蔬菜片等零食；静静地冥想（想美好的事物）；记心情日记；深呼吸及温水浴等，这些都是转移自己注意力、使精神放松的好方法。

## 准爸爸爱妻计划

### 给孕妈妈换一张宽大舒适的床

为孕妈妈换一张较大的床，这样更容易让她保持舒适的体位。不过，床铺不可太软，也不可太硬。太软，会让孕妈妈感觉更疲劳，且由于增大的腹部，容易造成慢性腰肌劳损。而太硬，则缺乏对身体的缓冲力，从而转侧过频，多梦易醒。所以，原则上不要选用硬板床，可以选用质量上乘的席梦思床，软硬适度，才不至于使孕妈妈太难受。并且床上用品最好都是棉制品，不宜使用化纤混纺织物做被套及床单。

### 当孕妈妈工作上的好帮手

孕妈妈比起一般怀孕的女性来说，更加不容易，如果这个时候孕妈妈还没有回家休息，准爸爸要注意孕妈妈上下班的出行问题，还要定时和孕妈妈通电话，避免意外的发生，以及及时处理意外事件。

## 孕妈妈经验分享

### 经验一：产前一定要进行触诊

在定期产前检查中，孕妈妈应进行一项特殊的检查，即触诊。触诊的方法是由孕妈妈腹壁上感觉胎儿的情形，触诊无法了解胎儿头部情形时，医师可能会怀疑胎儿是无脑儿。这时，会进行超声波检查。无脑儿的情形有很多种。例如，无头盖症、半脑症及无脑症等。这项检查很重要，可以及时发现胎儿脑部的情况，及时做出处理。所以在产前检查时，一定要认真做此项检查。

**经验二：孕期中药补品要慎选** ▶▶

　　这个时期选用中药补品一定要慎重，若要按照食谱制作一些药膳，最好能先征询中医药师的意见。

**孕期全计划**
# 2 妊娠第26周

## 孕妈妈营养计划

 **孕妈妈营养关注** ▶▶

① 继续保持以往的良好饮食方式和饮食习惯。另外，在此周要注意以下饮食要点：不宜多吃动物性脂肪；日常饮食以清淡为佳，水肿明显者要控制盐的摄取量，限制在每日2～4克；可多选些富含B族维生素、维生素C、维生素E的食物食用；忌用辛辣调料，多吃新鲜蔬菜和水果，适当补充钙元素。

② 在饮食上除了多吃一些含铁丰富的食物外，还应注意多吃一些含维生素C较多的食品，以帮助身体吸收更多的铁质。

③ 维生素大部分在体内无法合成，必须通过食物补充，但在烹饪过程中特别容易损失，所以要注意烹调方式，以防维生素流失。绿叶蔬菜应先洗后切，蔬菜入锅要快火急炒。关于维生素的种类和作用，请参考下表：

| 维生素 | 含量多的食物 | 缺乏时容易引起的疾病 | 作用 | 溶水性 | 耐热性 |
|---|---|---|---|---|---|
| A | 蛋黄、黄油、肝、胡萝卜、番茄、南瓜、菠菜 | 夜盲症 | 促进成长、增强抗病能力，有利于皮肤黏膜、视力的健康及乳汁分泌 | 不溶解 | 耐热 |

（续表）

| 维生素 | 含量多的食物 | 缺乏时容易引起的疾病 | 作　用 | 溶水性 | 耐热性 |
|---|---|---|---|---|---|
| $B_1$ | 谷类的胚芽、荞麦面、花生、酵母、豆类、肝、山芋 | 水肿、脚气、多发性神经炎、流产、早产 | 促进糖类的代谢、增进食欲、帮助消化吸收、通便 | 溶解 | 不耐热 |
| $B_2$ | 牛奶、干酪、豆豉、蛋类、青菜、肝 | 胎儿发育不良、口唇炎、皮肤炎 | 促进发育、乳汁分泌，有益于肝功能 | 溶解 | 耐热 |
| $B_{12}$ | 肝 | 恶性贫血 | 有益于肝功能与造血功能 | 溶解 | 耐热 |
| C | 新鲜蔬菜、水果 | 胎儿发育不良，分娩时出血、牙龈出血 | 与血液的再生、凝固有关，给予身体细胞活力 | 溶解 | 不耐热 |
| D | 干蘑、白萝卜干、干鱼、黄油 | 佝偻病、软骨病、抵抗力减退 | 促进骨骼和牙齿的成长，帮助钙和磷的代谢 | 溶解 | 不耐热 |
| E | 莴苣、油菜、菜花、玉米 | 流产、早产 | 促进胎儿发育，预防流产、早产，增强生殖功能 | 溶解 | 耐热 |
| K | 卷心菜、紫菜、菠菜、肝 | 新生儿黑粪症 | 保持血液的凝固性 | 溶解 | 耐热 |

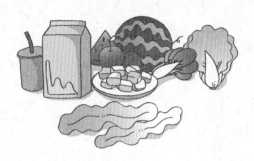

## 孕妈妈营养加油站

### 翠衣肉丝

做法：将西瓜皮的绿色外皮和靠近瓤的白色软层削去，清洗干净，先片成薄片，再切成细丝，放入小盆内，撒上少许盐拌匀，腌10分钟后将瓜皮丝挤去水分。注意腌西瓜丝的时间不宜长，否则太咸影响菜的味道。将瘦猪肉洗净，切成细丝，然后放在水淀粉内拌匀；辣椒去蒂和子，洗净切成细丝；将葱、姜洗净，切成细丝。锅置火上，烧热后放入花生油，油烧至七成热时，放入肉丝，迅速炒散；见肉丝变色后，放入葱丝、姜丝，加入料酒，炒匀后盛入碗中；锅中再倒入花生油，油热后，放入辣椒丝煸炒，炒出辣味，放入瓜皮丝、盐、白糖，煸炒几下，再倒入炒好的肉丝翻炒均匀，加入鸡精，炒匀盛入盘中即成。

功效：含有动物蛋白质及多种矿物质，清热解毒、利尿消肿，适宜夏季食用。

### 糯米大枣

做法：将无核大枣250克用水浸泡10小时备用。将100克糯米粉加入30克温水，搅拌均匀后揉成团，再搓成小条。用小刀将大枣在中间纵向切一刀，然后夹入搓好的糯米小条，再洒上冰糖水，上笼蒸1小时即可。

功效：补铁补血。

### 山药瘦肉煲乳鸽

做法：将山药、莲子冲洗干净。乳鸽去毛，除去内脏洗净，与姜片、葱段、清水一同放入锅中，水沸后煮3分钟，捞出乳鸽冲净。将瘦猪肉洗净，切成小块。瓦煲注入清水煲滚，加入乳鸽、肉块、怀山药、莲子煲30分钟，改慢火再煲2小时，下盐调味即成。

功效：除了供应丰富的蛋白质外，更含有丰富的铁质及B族维生素，有助于生成红细胞，预防妊娠期贫血。

## 孕妈妈生活计划

### 孕妈妈出行需小心

孕妈妈外出不宜走太多的路，不要超过1 000米。行走速度不宜快，不要在城市人流高峰时间出去挤公共汽车，不宜到人群过于拥挤的市场去。

# 孕妈妈运动计划

##  孕妈妈体操

**动作一：**盘腿坐在垫子上，挺直背部，两手轻轻放在膝盖上，每呼吸一次，手就按压一次，反复进行。按压时，要用手腕向下按压膝盖，一点点地加力，让膝盖尽量接近垫面。

**动作二：**保持双脚脚掌相贴，向身体靠近坐直。用手抓住脚，呼气的同时向前压低上身，同时保持腰部挺直。

**动作三：**挺直腰部，两腿完全重叠坐下。两手放在脚踝上，慢慢向下压低上身。两条腿交换上下位置，重复做数次。

**动作四：**仰卧在垫子上，两手伸直放在身体两边，右腿屈膝，右脚心平放在垫子上，膝盖慢慢向右侧倾倒，待膝盖从右侧恢复原位后，左腿屈膝同样向左侧倾倒；然后，两腿屈膝，并拢，慢慢有节奏地用膝盖画半圆形，带动大小腿左右摆动，双肩要紧靠在垫子上。

#  孕妈妈心理调适计划

孕妈妈在这个时候可能会觉得睡眠不安，经常做一些记忆清晰的噩梦，梦见自己在努力逃避什么，甚至梦见自己从很高的地方掉下来，这是你在怀孕阶段对即将承担的母亲的重任感到忧虑不安的反应，是正常的。为了胎儿的健康发育你应保持良好的心境，或者向丈夫或亲友诉说你的内心感受，他们也许能帮助你放松下来。

#  准爸爸爱妻计划

##  给孕妈妈准备些开胃食物

虽然，妊娠中期大部分的女性食欲都很好，可是有些孕妈妈却因为种种原因而导致没食欲。可是孕妈妈必须得吃东西，因为还要满足胎儿的生长发育需要。这时准爸爸可以帮孕妈妈做几道开胃小点，来帮助她多吃些东西。

**凉拌萝卜缨：**小水萝卜缨子1把，择洗干净，在沸水中焯一下，盛在大碗里，用水冲凉，滗干水分，加醋、盐、蒜茸、香油、白胡椒粉拌匀即可。酸香可口，可改善孕妈妈不思饮食的症状。

**孕妈妈经验分享**

### 防妊娠期腿部抽筋小秘诀

妊娠期，由于子宫变大，压迫到下腔静脉，进而导致下肢的负担增加，容易造成局部血液循环不良，因此很多女性都有过小腿抽筋的现象，尤其是在久坐之后或睡眠中。

为了缓解这种不良症状，孕妈妈可采用局部按摩、热敷，或做好腿部保暖，均衡运动来进行防治。

**孕期全计划**

## ③ 妊娠第27周

 **孕妈妈营养计划**

### 孕妈妈营养关注

① 这一周，胎儿的生长速度依然较快。胎儿身体的生长、孕妈妈的细胞修复等全都需要蛋白质和热量。蛋白质在肉、鱼、干酪、蛋、豆类中含量最高，尤其是豆类含有均衡的蛋白质、脂肪、维生素A、B族维生素、维生素D、维生素E以及铁和其他矿物质，是孕期极好的营养来源。

② 从现在开始到分娩，应增加谷物和豆类的摄入量，因为胎儿需要更多的营养。富含纤维的食品中B族维生素的含量很高，对胎儿大脑的生长发育有重要作用，而且可以预防便秘。比如全麦面包及其他全麦食品、豆类食品、粗粮等，孕妈妈都可以多吃一些。

### 孕妈妈营养加油站

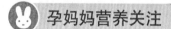 **番茄荸荠鸡片**

做法：将鸡脯肉洗净，用刀切成薄片，放入碗中，加入精盐、鸡蛋清、湿淀粉腌制，待用。荸荠刮去外皮，用清水洗净，切成薄片。锅置火上，放入猪油烧至三成热时，加入少许精盐，随后放入鸡片，用筷子迅速划散，大火炒至鸡片变白成形后捞出。原锅留底油少许，放入荸荠片、清水、精盐、白糖、番茄汁、醋，大

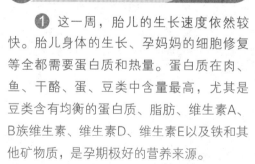

火将其烧沸，用湿淀粉勾芡，倒入鸡片，翻炒均匀即成。

功效：荸荠含淀粉、蛋白质、脂肪、粗纤维，有健脾开胃、清热化痰的功效。

###  枣香红薯饭

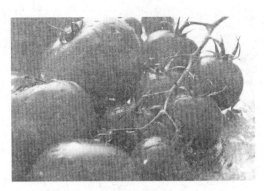

做法：将红薯去皮、洗净，切成小丁；大枣洗净。将锅置火上，加适量清水，放入粳米、大枣、红薯，先用大火煮沸，后改用小火煮至饭熟即成。

功效：红薯含蛋白质、粗纤维、维生素、微量元素等营养成分，有补虚益气、健脾胃之功效。

### 番茄炖牛肉

做法：番茄洗净，切成方块；卷心菜择洗干净，切成薄片；牛肉洗净，切成薄片。锅置火上，放入牛肉，加清水至没过牛肉为度，大火烧沸，将浮沫撇去，然后放入料酒，烧至牛肉快熟时，再将番茄、卷心菜倒入锅中，炖至菜熟，加入精盐、鸡精，再略炖片刻，即可食用。

功效：含多种人体必需氨基酸、维生素C、胡萝卜素、维生素$B_1$、维生素$B_2$、烟酸、蛋白质、脂肪、粗纤维、钾、钙等，具有利五脏、调六腑、填脑髓等功效。

## 孕妈妈生活计划

### 保证正常的生活节奏

孕妈妈不要去热闹、聚会的场合，以免被传染上感冒或其他疾病；避免长期外出和旅游，不要过度劳累，不做激烈的活动。特别是以往有流产或早产史的孕妈妈，以免发生早产。

## 孕妈妈运动计划

### 在力所能及的范围运动

散步、在医生的指导下练习轻柔的瑜伽动作是本周比较可行的运动方法，但是一定要在力所能及的范围，若是感觉疲劳就应休息。

## 孕妈妈心理调适计划

　　马上就要进入孕晚期了，这时由于腹部迅速增大，孕妈妈会感到很容易疲劳。同时，脚肿、腿肿、痔疮、静脉曲张等不适也可能困扰着孕妈妈。

　　注意休息，不时变换身体姿势，舒缓的伸展运动、热水浴和按摩，都能帮孕妈妈缓解不适。还有，放松的心情和家人的关心也非常重要。

## 准爸爸爱妻计划

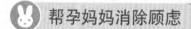
### 帮孕妈妈消除顾虑

　　漫长的妊娠期对孕妈妈来说是一段艰难的历程，孕妈妈始终忍受着躯体变化的负担和种种心理压力，直到分娩，对此准爸爸可以加以正确引导，让孕妈妈多想一些对胎儿有益的事，消除那些对胎儿不利的想法。尤其是关于胎儿性别这一方面，更不能造成孕妈妈的心理负担。准爸爸要自己摆正心态，也要劝家里的老年人摆正心态，不要给孕妈妈造成心理压力。

## 孕妈妈经验分享

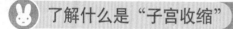
### 了解什么是"子宫收缩"

　　了解这个问题，可以预防一些妊娠意外的发生。正常妊娠4个月以后，孕妈妈就有可能感觉到子宫有收缩：子宫收缩时，子宫壁会变硬，约半分钟以后，子宫壁恢复变软。这种收缩是不规律的，无疼痛感觉，常常在走路活动时出现，是正常的。但是如果你感觉子宫这种不规律的收缩太过于频繁，如每小时4~5次，并觉得有轻微的腹痛时，则应及时去医院就诊，避免意外发生。

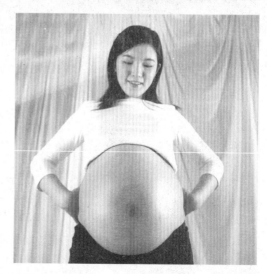

# 4 妊娠第28周

## 孕妈妈营养计划

 ### 孕妈妈营养关注

① 本周开始，是胎儿生长最快的阶段，孕妈妈的膳食要保证质量、品种齐全。应在前期基础上，适当增加热量、蛋白质和必需脂肪酸的摄入，适当限制糖类和脂肪的摄入。强调营养的多样化、合理性，不偏食，适当补充维生素A和维生素D，注意体内钙、磷平衡等。还要保持食物的酸碱平衡。肉类、鱼类、蛋类、虾贝类、糖类等食物属于酸性食物；蔬菜、草莓、葡萄、柠檬等属于碱性食物。两类性味不同的食物合理地搭配起来，才能满足身体的需要，对妊娠有益。

② 为了预防下肢水肿，孕妈妈可以多吃一些鲤鱼、鲫鱼、黑豆、冬瓜等有利水作用的食品，以利于体内水分由肾排出，缓解水肿症状。

③ 这一时期胎儿大脑的发育已经进入了一个高峰期，胎儿的大脑细胞在这时候迅速增殖分化，体积增大，孕妈妈在此时可以多吃些健脑的食品如核桃、芝麻、花生等。

 ### 孕妈妈营养加油站

#### 莴笋猪肉粥

做法：粳米300克，莴笋200克，猪肉100克，盐、酱油适量。莴笋去皮，用清水洗净，切成细丝；粳米淘洗干净，猪肉洗净，切成末，放入碗内，加少许酱油、精盐腌10～15分钟，待用。锅置火上，加适量清水，放入粳米煮沸，加入莴笋丝、猪肉末。改小火煮至米烂汁黏时，放入精盐、味精、香油，搅匀，稍煮片刻即可食用。

功效：莴笋中含丰富的莴笋素、乳酸、苹果酸、天冬碱、琥珀酸、维生素C、蛋白质、粗纤维、钾、钙、磷、铁等，不但可以加强孕妈妈的营养，对通便利尿也有很好的效果。

#### 大枣黑豆炖鲤鱼

做法：将鲤鱼去鳞、去鳃、去肠脏后洗净。黑豆放锅中炒至豆壳裂开，洗净。大枣去核，洗净。将鲤鱼、黑豆、大枣放入炖盅里并加入适量水，盖好，小火炖3小时即成。

功效：可预防妊娠期四肢水肿。

**眉豆煲猪脬汤**

做法：将猪脬（即猪膀胱）放入滚水中煮5分钟，捞起，刮净，用清水洗干净。洗净眉豆、大枣，大枣去核。把适量清水煲滚，放入全部材料煲滚，慢火煲至眉豆熟烂，下盐调味即可。

功效：健脾调中，利水消肿。

##  孕妈妈生活计划

###  给上班族孕妈妈的5条建议

① 要准备些小零食放在办公桌抽屉里，如奶制品或水果等，饿时吃一点，可以补充营养和热量。

② 要少使用电脑、复印机等。

③ 要注意多喝水，这样可促进体内代谢废物的排出。

④ 注意合理的休息，尤其是中午，可以稍稍休息一下，以消除疲劳。

⑤ 如果你的工作太劳累、压力太大，那么建议你还是提早请假为妙。

##  孕妈妈运动计划

### 工作间隙做些轻柔活动

孕妈妈在上班的空隙最好坚持每天做一些轻柔动作，不过每次都不要太累，运动量以不感到吃力为宜，微微出汗时就可停止，不要勉强。

##  孕妈妈心理调适计划

孕妈妈应把自己的需要明确地告诉爱人和家人，积极寻求他们的帮助。不要因为害羞、怕惹人麻烦或撒娇使小性子，而让家人去猜想你的需求。这有可能引起家人的误会和不愉快。

##  准爸爸爱妻计划

###  给孕妈妈进行甜蜜按摩

准爸爸可在晚间为孕妈妈轻轻按摩，通过按压的动作，不但促进血液循环、减少不适感觉、舒缓压力，增强抵抗力，还有助于松弛神经，让孕妈妈酣睡入梦。由准爸爸来按摩，可以让孕妈妈直接感受丈夫的关怀，使孕妈妈依赖心理得到满足，焦虑情绪得到改善。

**头部按摩：**用双手轻轻按摩头和后脑3~5次。用手掌轻按太阳穴3~5次，可缓解头痛，松弛神经。

**胸部按摩：**从腋下以乳晕为中心聚拢胸部，然后向中央聚拢胸部，反复6次以上。可促进乳腺分泌，预防产后乳疮。

**腿部按摩：**促进血液循环。把双手放在大腿的内外侧，一边按压一边从臀部向脚踝处进行按摩，将手掌紧贴在小腿上，从跟腱起沿着小腿后侧按摩，直到膝盖以上10厘米处，反复多次，可消除水肿，预防小腿抽筋。

##  孕妈妈经验分享

###  妊娠期水肿不要轻视

这个时候孕妈妈有可能出现脚面或小腿水肿现象，站立、蹲坐太久或腰带扎得过紧，水肿就会加重。一般水肿不伴随高血压和蛋白尿，属于怀孕后的正常现象。如果水肿逐渐加重，要到医院检查。

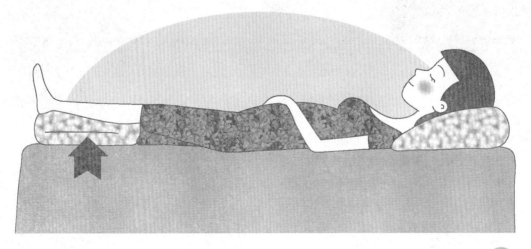

孕妈妈7月胎教计划

## 语言胎教

此期的小生命具有出色的学习能力，他将利用一切可能的机会学习，他学习吞咽、学习吮吸、学习运动、学习呼吸……当然，他还是一个小小的"心理学家"，通过母亲传递过来的一切信息揣摩着母亲的心绪，学习心理感应。鉴于胎儿这种潜在的学习能力，母亲在妊娠期间，尤其是妊娠后半期应强化与胎儿的交流。可以培养自己良好的道德修养和高雅的情趣、广博的学识、文雅的举止等，再把这些美传达给孩子，这样，可使胎儿在母体内受到美的感染，有益于胎儿的发育。

和胎儿的对话不仅限于交谈，心灵的交流也是很重要的方式。孕妈妈应多看画展、花展，多阅读一些轻松乐观、文字优美的文学作品，还可以学习插花、摄影和刺绣等，经常看一些美丽的风景画或照片，到郊外或公园欣赏美丽的自然风光、

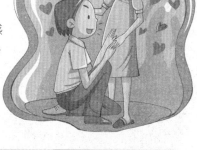

雕塑等，陶冶自己的情操，孕妈妈应边看边给胎儿讲，把自身获得的美感和情趣传递给腹中的胎儿。

## 音乐胎教

这个时候孕妈妈可以坚持听胎教音乐，每天听2次，每次20分钟。

胎教音乐推荐：柴可夫斯基《如歌的行板》、巴赫《G弦上的咏叹调》、舒伯特《罗莎蒙德》。

 孕妈妈7月疾病防治计划

## 定期去医院检查身体

这个时期别忘了定期到医院检查身体，这期间是孕期糖尿病、贫血高发期，应关注相关的检测指标并根据医生的建议进行防治。有的孕妈妈此时开始出现下肢水肿，预防的办法是，不要长时间站立或

行走，休息或睡觉时要把脚垫高，这样有利于下肢静脉血液回流。

由于孕期体内分泌的肾上腺皮质激素等能对抗胰岛素，胎盘也会分泌一些抗胰岛素的物质，使胰岛功能失调，因此，要注意预防孕期糖尿病。已经出现尿糖阳性

的孕妈妈应在医生的指导下，适当控制饮食或者用药，并加强对胎儿的监护。

一般建议妊娠28周之后，每2周应做一次例行的产前检查。在这个阶段如果发觉孕妈妈的健康受到威胁，如重度子痫前症，胎儿出现窘迫征象，如胎盘早期剥离、胎心搏动异常等，就必须当机立断，予以引产或紧急剖宫产。一般来说，超过28周以上的早产儿，通常会有比较高的存活机会。

 **孕妈妈防治腰酸背痛** ▶▶▶

本周，尤其要防治孕妈妈的腰背痛。因为，随着妊娠月龄的增加，孕妈妈很容易出现腰背痛，所以采取一些有效的方法可以缓解此期孕妈妈的痛苦。

如使用肚带、腹带；局部按摩、热敷；穿着弹性袜；避免久站、久坐；注意营养摄取和运动；不宜穿高跟鞋、不宜搬

提重物，捡东西时应先取蹲姿再弯腰。

只要孕妈妈能做到以上几点，对缓解这一时期的腰酸背痛还是很有好处的。

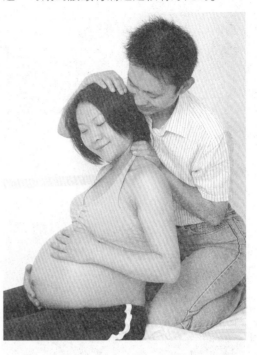

## 孕妈妈经：QUESTION AND ANSWER

**Q 上班时，孕妈妈身体发生不适怎么办？**

**A** 相当一部分孕妈妈在白天工作的时候会出现不同程度的身体不适。医生的建议是在办公室里准备好毛巾、呕吐袋，同时尽量让自己的位子离洗手间近一些。如果持续感觉不舒服，建议你在有人陪同的情况下，尽快到医院咨询医生，以免耽误某些隐藏的病情。千万不可掉以轻心！

**Q 工作时如何照顾自己怀孕的身体？**

**A** 将脚抬起：你可以在座位前放一只箱子，把脚放在上面，减少腿部水肿；穿舒适柔软的平跟鞋减少脚部压力；穿舒适柔软的保暖的衣服。适当的活动：工作一段时间后要适当地做伸展运动，抬腿并适当按摩小腿部以放松压力。多喝水：准备一个能盛水的大杯子，经常保持充盈状态。不要憋尿：如果你想方便，千万别憋着。

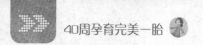 

 **孕妈妈7月孕事点滴**

## 身体方面

| | |
|---|---|
| 体重和腰围 | |
| 身体自觉症状 | |
| 异常情况 | |

## 生活方面

| | |
|---|---|
| 饮食情况 | |
| 睡眠情况 | |
| 性生活情况 | |
| 运动情况 | |
| 工作情况 | |
| 外出情况 | |
| 心理情绪 | |
| 环境污染 | |
| 用药情况 | 最近1个月是否用药：是（　）　否（　） |
| | 用药名称： |
| | 服用剂量： |
| | 是否遵医嘱： |
| 胎教情况 | |
| 其　　他 | |

## 产前检查情况

| | |
|---|---|
| 是否进行产前检查 | 是（　）　否（　） |
| 检查项目 | |
| 检查结果 | |
| 异常情况 | |
| 医生建议 | |
| 异常处理 | |

写给胎儿的话：

年　　　　月　　　　日

**小叮咛**

　　进入本月，孕妈妈可以感觉到胜利在望了。此时，孕妈妈子宫已经占据了大半个腹部，由于胃部被挤压，饭量受到影响，因而常有吃不饱的感觉，身体也感觉笨重而行动不便。不过，在这个时期，母体基础代谢率增至最高峰，而且胎儿生长速度也达到最高峰，胎儿比起先前来说，更加圆润可爱了。因此，受多大的苦，孕妈妈都会是喜悦的哦。

 # 孕7月孕妈妈胎儿变化对照表

| 孕妈妈变化 | 妊娠第25周 | 1. 孕妈妈的腹部变得更大，下腹部与上腹部都变得更为隆起<br>2. 腹部由于过度隆起可出现少许的"妊娠纹"<br>3. 增大的子宫压迫盆腔静脉，使下肢静脉曲张更加严重，有的孕妈妈还会出现便秘和痔疮、腰酸、背痛等症状 |
| --- | --- | --- |
| | 妊娠第26周 | 1. 子宫高度为24~26厘米，肚子感到分外沉重<br>2. 受激素水平的影响，有的孕妈妈髋关节松弛而导致步履艰难。有些人可能会发生水肿、高血压和蛋白尿等 |
| | 妊娠第27周 | 1. 子宫更加膨大，子宫底在肚脐上7厘米的位置上，宫高27厘米<br>2. 子宫接近了肋缘，孕妈妈有时候会感觉气短<br>3. 孕妈妈的食欲会降低，这是因为子宫对胃部的压迫，让孕妈妈很容易有饱胀感 |
| | 妊娠第28周 | 1. 孕妈妈对胎动的感觉更加明显<br>2. 子宫底到达了肚脐上8厘米<br>3. 孕妈妈的体重较妊娠前增加了7~9千克 |

(续表)

| 胎儿变化 | 妊娠第25周 | 1. 妊娠第25周的胎儿，身长约为30厘米，体重约600克<br>2. 舌头上的味蕾正在形成<br>3. 大脑的发育也已经进入了一个高峰期，大脑细胞迅速增殖分化，体积增大<br>4. 胎儿的传音系统完成，神经系统发育到相当程度，声音、光线及母亲的触摸都能引起胎儿的反应，这时胎儿已有疼痛感、刺痒感，喜欢被摇动 |
|---|---|---|
| | 妊娠第26周 | 1. 妊娠第26周的胎儿身长约32厘米，体重约800克<br>2. 胎儿开始有了呼吸，但呼出吸入的不是真正的空气<br>3. 味觉神经、乳头在孕期第26周形成<br>4. 听觉有了反应的能力，记忆意识萌芽开始出现<br>5. 胎动更加协调，而且多样，体力增强，胎动越来越频繁 |
| | 妊娠第27周 | 1. 妊娠第27周的胎儿，身长大约38厘米，体重约900克<br>2. 胎儿这时候眼睛已经能睁开和闭合了，同时有了睡眠周期<br>3. 胎儿大脑活动在27周时非常活跃<br>4. 胎儿在这时已经长出了头发<br>5. 胎儿在6~7个月时，开始能细微地辨别母亲的态度和情感，并对其做出反应 |
| | 妊娠第28周 | 1. 妊娠第28周时，胎儿坐高约26厘米，体重约1200克，几乎占满了整个子宫<br>2. 胎儿重要的神经中枢，如呼吸、吞咽、体温调节等中枢已发育完备<br>3. 皮下脂肪增多，皮肤皱纹消失，皮脂形成 |

# 孕7月计划表

| 1 | 护理乳房 | 佩戴合适的乳罩，每天坚持擦洗乳头，为今后的母乳喂养做好准备 |
|---|---|---|
| 2 | 预防妊娠高血压和贫血 | 定期检查，关注相关的检测指标并根据医生的建议进行防治 |
| 3 | 饮食适度 | 控制高热量和盐、糖的摄取量，以合理营养防止妊娠高血压综合征 |
| 4 | 控制体重 | 不宜过量进补，避免过分肥胖，定期进行产前检查，及时发现高危因素 |
| 5 | 注意休息 | 每天中午躺下休息一会儿；经常变换身体的体位和姿势，不要久坐或久站，以缓解腰腿不适 |
| 6 | 保持良好的生活习惯 | 不要去热闹、聚会的场合，以免被传染上感冒或其他疾病，同时注意居家和在外的安全<br>每天要按时起居，纠正以往的不良生活习惯，不做激烈的活动，特别是以往有流产或早产史的人，以免发生早产 |
| 7 | 适度运动 | 避免长期外出和旅游，不要过度劳累，坚持做孕妇体操，最好的运动是散步 |
| 8 | 定期检查身体 | 关注孕妈妈和胎儿的变化情况 |

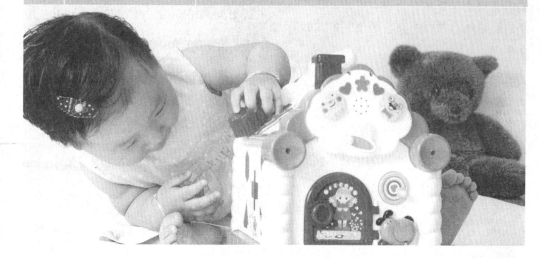

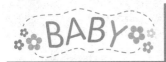

# 艰难在8月：皱纹减少更圆润

## 第29~32周

孕期全计划

**1**

# 妊娠第29周

孕妈妈营养计划

### 孕妈妈营养关注

❶ 孕晚期的孕妈妈不要过多摄入糖类，也就是不要吃太多主食，以免胎儿过大，影响分娩。可以多吃一些优质蛋白质，比如鱼、虾类的食物。另外，要吃新鲜的蔬菜和水果，补充各种维生素和微量元素。

❷ 到了第8个月后，由于子宫不断增大，慢慢顶住胃部，因此，孕妈妈吃一点就有了饱胀感。可以少吃多餐，每天吃7~8次都可以。

❸ 很多孕妈妈有夜间被饿醒的经历，可以喝点粥，吃2片饼干喝1杯奶，或者吃2块豆腐干、2片牛肉，漱漱口，再接着睡。

❹ 妊娠晚期孕妈妈每天应摄入的食物量如下所列：

主粮（米、面）400~500克；豆类及豆制品50~100克；蛋类50~100克；奶类250克；新鲜蔬菜（绿叶蔬菜为主）500~750克；畜、禽、鱼、肉类200克；水果200克；粗粮50克；植物油40毫升等。

### 孕妈妈营养加油站

#### 海带决明汤

做法：海带30克，草决明15克。海带入砂锅煎1小时后，再放入草决明煎1小时。饮汤食海带。

功效：降血压，预防妊娠高血压。

#### 海带燕窝豆腐汤

做法：海带25克（切丝），燕窝25克，

紫菜25克，豆腐3块。前3种煮汤，放葱、姜、盐调味，最后放豆腐小块稍煮即成。

功效：补钙补碘，补充身体所需热量，预防妊娠高血压。

 **干虾米炒芹菜**

做法：将干虾米用温水浸泡；芹菜择好洗净，切成寸段，用沸水烫过。锅置火上，放油烧热，下芹菜快炒，并放入虾米、酱油，用大火快炒几下即成。

功效：含钙、铁、磷丰富，预防妊娠高血压。

 **猪腰海带汤**

做法：猪腰2个，洗净切成腰花，海带25克，泡发洗净，与猪腰一起煮汤食用。

功效：可治高血压、头眩、头痛。

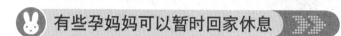

# 孕妈妈生活计划

## 有些孕妈妈可以暂时回家休息

有些工作比较累或者身体状况比较特殊的孕妈妈这个时候可以请假回家了，因为随着身体负担越来越重，孕妈妈的体力大减，身体容易疲倦。这时，一定要注意充分休息和保证足够睡眠。只要感到累就要休息，做家务也不要勉强，避免引起高血压，也为越来越临近的分娩储备力量。

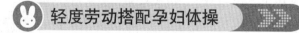

# 孕妈妈运动计划

## 轻度劳动搭配孕妇体操

孕妈妈要适当运动，轻度劳动也是不可缺少的。这对胎儿的身心发育有促进作用。虽然此时孕妈妈挺着个大肚子不太方便，但是进行散步、做孕妈妈体操还是可以的。所以条件允许，一定要运动起来，这对帮助顺利分娩也很有效。

# 孕妈妈心理调适计划

这个时期孕妈妈可能会开始为胎儿的健康担忧。担心胎儿畸形，怕生个不健康的宝宝。尤其是一些患有妊娠高血压综合征、妊娠合并心脏病等产前并发症的孕妈妈，由于自身健康存在问题，就很怕殃及胎儿，因此容易焦虑。

孕妈妈这个时候首先要树立自信。既然自己在妊娠期营养良好，不涉烟酒，没有病毒感染又没有滥用药物，就不易出现难产或胎儿畸形，杞人忧天只会给自己增添烦恼。此外，可以把自己的担心告诉医生，请医生帮忙分析一下。

## 准爸爸爱妻计划

### 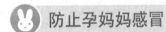 防止孕妈妈感冒

孕妈妈是最害怕感冒的人群之一，所以预防孕妈妈感冒，要从家庭做起。

在妊娠期间，家庭中的每位成员都要做好感冒防治，首先注意居室卫生，多运动锻炼，吃含有丰富营养的食物，增强抵抗力，避免感冒。

家有怀孕孕妈妈时，如有条件，全家集体接种流感疫苗。并且要记得在感冒盛行的季节，家人都要尽量避免去人多的地方，如果家里有人感冒，最好及早与孕妈妈隔离。并采取一些有效的措施，进行屋内消毒，如醋熏法、紫外线杀毒法等。

并且还要教导孕妈妈，自己做好保健，注重饮食，注意卫生，并保证充足睡眠，保持居室清洁。可经常通风换气，并根据天气变化，注意合理的衣着，避免感冒。

如果孕妈妈不慎感冒，一定要带她去医院诊治，切不可让她自己乱服药。

##  孕妈妈经验分享

###  经验一：再做一次超声波进行器官构造扫描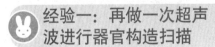

在此周，可以再用超声波进行一次完整而有系统的器官构造扫描，这对妊娠后期保健很有益。因为这时，胎儿大多数异常均已显而易见。而用超声波检查，可以找到异常情况，比如能判定胎盘位置是否正常。发现胎位是否正常，若不正常还有及时矫正的机会等。所以在此周别忘了再做一次超声波检查。

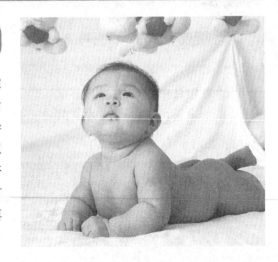

### 经验二：本月起禁止性生活

孕晚期，妊娠29周至宝宝出生，这一时期孕妈妈的阴道和子宫的黏膜变得柔软，并因充血而容易被伤害。虽然在一般情况下，性生活不会引起生殖器官的感染，但由于性生活时精液中的前列腺素具有引产作用，使宫颈变得柔软，对缩宫素变得更敏感，而容易引起早产。人们调查发现，在分娩前3天内有过性生活的，有20%可发生严重的感染，在发生了产褥感染的产妇中，有一半在产前1个月内有过性生活。因此，妊娠最后3个月是禁止性生活的，这样可避免将细菌带入产道。

## 孕期全计划 2

# 妊娠第30周

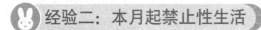

## 孕妈妈营养计划

### 孕妈妈营养关注

❶ 孕晚期胎儿的营养需求达到了最高峰，这时孕妈妈需要摄入充足的蛋白质、维生素C、叶酸、B族维生素、铁质和钙质。

❷ 孕期应避免食用含着色剂、防腐剂的食物，如罐头、香肠、熏鱼、咸肉；含咖啡因、酒精的饮料；高盐、油炸食品、辛辣调料；霉变食物、生肉、生鱼片、生鸡蛋等。

❸ 孕妈妈在此周应多喝一些牛奶，每天最好喝两杯（500毫升）。不爱喝牛奶的孕妈妈也可以喝豆浆，吃些豆制品、海带和紫菜。这些食物中钙的含量也很高，特别是海带和紫菜中还含有丰富的碘，有利于胎儿发育。缺钙比较严重的孕妈妈要根据医生的建议补充钙剂。

### 孕妈妈营养加油站

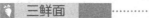

#### 三鲜面

做法：将大虾肉、鸡脯肉、海参都洗净，分别切成小薄片；葱切成葱花。锅置火上，放入花生油，烧至七成热，下葱花炝锅，出香味后下虾片、鸡脯片、海参片，同炒2~3分钟，见虾片、鸡脯片变色，烹料酒，放入少许鲜汤，烧开，炒匀盛出，即成三鲜浇头。将麻油、生抽、味精分别放入碗内，挑入现煮熟的面条，舀入现制的沸滚鲜汤，再把三鲜浇头覆盖在面条上即成。

功效：鲜香可口，补充钙质，温中益气，养血润燥。

### 腐竹豆芽炒木耳

做法：腐竹放在盆内，倒入沸水盖严，浸泡至无硬心时捞出，切成3～4厘米长的段。姜洗净，切成末；绿豆芽择洗干净，放沸水内烫一下捞出；黑木耳择洗干净，将大朵撕成小朵，也可在沸水中过一下捞出。炒锅上火，放油烧热，下姜末略炸，放入绿豆芽、黑木耳煸炒几下，加绿

豆芽汤、精盐、味精，倒入腐竹，用小火慢烧3分钟，转大火收汁，用水淀粉勾芡，淋入香油，盛入盘内即成。

功效：含有丰富的蛋白质、脂肪、糖类和钙、磷、铁、锌、维生素C等多种营养素，具有补气健胃、润燥、利水消肿的功效，可治疗高血压，也是胎儿骨骼发育所必需的营养。

###  红薯粳米粥

做法：将红薯洗净，去皮，切成块；粳米淘洗干净。锅置火上，放入适量清水、粳米、红薯块，共煮成粥。

功效：具有健脾养胃、润气通便的功效。糖尿病、胃溃疡及胃酸多者不宜多食。

## 孕妈妈生活计划

### 孕妈妈要减少上街

随着体重的增加，身体会越来越沉重，孕妈妈要减少独自上街的次数和时间，注意安全。

### 做家务要轻蹲慢起

在家里做家务时，注意轻蹲慢起，尽量挺直腰背，调动身体的每一块肌肉，使它们均匀受力，以避免拉伤自己。

## 孕妈妈运动计划

### 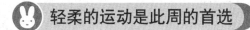 轻柔的运动是此周的首选

可以选择散步或者一些简单的运动，微微出汗即可，不能让自己感觉到累或者

吃力。练习瑜伽的孕妈妈可以在医生的指导下选择一些适合分娩的姿势来练习，一直练习孕妇体操的孕妈妈也可以继续坚持练习，但是动作难度不能大。

# 孕妈妈心理调适计划

## 谨防产前抑郁症

产前抑郁症似乎更爱光顾孕妈妈，这个时候，孕妈妈要试着使自己心态平和，学习如何自创好心情。与其他孕妈妈多交流，从别人身上寻找自己缺少的快乐理由。同时丰富自己的生活内容，多欣赏喜剧，看一些幽默、风趣的散文和随笔，你还可以收集一些幽默滑稽的照片，这样就减少了胡思乱想的时间。

要试着坚持，那么长的一段时间都坚持下来了，还在乎剩下的这点时间吗？十个月的孕育过程对每个女人都是一种考验，心理素质弱的孕妈妈很容易耐不住压力，觉得自己在拖着个大肚子熬时光是一种负担。然而，快乐地坚持是唯一有用的办法。

# 准爸爸爱妻计划

## 给孕妈妈准备一个安适的生活环境

准爸爸应将居室中的物品摆放整齐，消除不安全的因素。房间照明度要好，不能黑暗，以免夜晚黑暗影响孕妈妈视力，容易导致磕伤、碰伤等。

应为孕妈妈准备一个小手电，放在枕头边，以便她夜里上厕所时使用。也可在通往卫生间的过道里装一盏小夜灯，以方便孕妈妈上厕所。

孕妈妈睡眠的环境，要安静，避免噪声。如果有噪声，可以买些耳塞或噪声吸收器。这样可保证孕妈妈安眠。

总之，孕妈妈在妊娠期需要特别的照顾，尤其是安全方面的问题，所以在生活中的任何一个细节都要做足准备，避免意外。

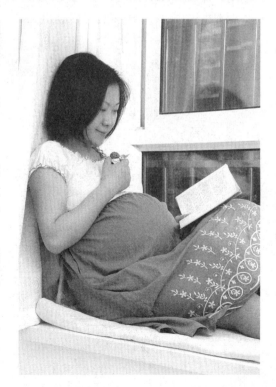

## 孕妈妈经验分享

### 胎位不正怎么办 >>

怀孕7个月前若发现胎位不正，不必处理，如妊娠7个月后胎头仍未向下，也就是臀位、横位、足位时，应予以矫正，方法如下：

**预防：**在生活中要避免这些行为，如久坐久卧，忌寒凉性及胀气性食品，如西瓜、螺蛳、豆类、奶类等。

可进行适当的运动，如散步、揉腹、转腰等轻柔的活动。

另外，胎位不正是常事，不必焦虑愁闷。可以在医生的指导下进行下面的矫正：

**膝胸卧位：**排空大小便，换上宽松、舒适的衣服。小腿与头和上肢紧贴床面，在床上呈跪拜状，但要胸部贴紧床面，臀部抬高，使大腿与床面垂直。这种体位保持15分钟，然后再侧卧30分钟。每天早、晚各做一次，连续做7天。禁忌：心脏病、高血压患者忌用本法。

**桥式卧位：**准备工作如前，然后用棉被或棉垫将臀部垫高30～35厘米，孕妈妈仰卧，将腰置于垫上。每天只做1次，每次10～15分钟，持续1周。

如果通过上述方法胎位依然不正，可以请有经验的医生在腹部进行按摩帮助胎位转位。即使依然无效，也别着急。孕妈妈一定要注意保持心情愉快，别因为这件事影响情绪，反倒对孕育不利。

## 孕期全计划

**③**

# 妊娠第31周

## 孕妈妈营养计划

### 孕妈妈营养关注 >>

**①** 目前，真正因经济困难所致的营养不良已少见，因择食造成的营养不良却屡见不鲜。所以孕妈妈不要认为自己花钱买了高档食品，营养水平挺高，而是要记住不要把钱都浪费在买高档食品、营养品上，可在实际生活中多摄入一些普通且营养价值高的食

物，并且要均衡饮食，避免营养比例失调、偏食造成母胎的营养不良。

② 菊花茶对于上班族的孕妈妈来说，不但可以防止电脑辐射，可以明亮眼睛，而且还可以缓解孕晚期经常出现的胃灼热或消化不良，这么多的好处，不妨一试。

## 孕妈妈营养加油站

### 生姜羊肉汤

做法：将羊肉洗净，切成小片，生姜洗净，切片，一起放入砂锅中，加适量清水、盐，用小火炖6小时，用筷子搅拌均匀；山药去皮，洗净，切片。另取一锅，倒入羊肉汤一大碗，加入怀山药片煮烂，倒入牛奶煮沸，即可饮汤食肉。

功效：健脾益气、温补肾阳。孕妈妈可以在冬天食用。如果晚餐吃，你可以不必再吃主食了，因为它含淀粉较多。

### 粳米肉粥

做法：将火腿肉刮洗干净，切成细丁；粳米淘洗干净。将锅置火上，放入适量清水，水沸后加入粳米，煮至半熟时，加入火腿、姜末、大油，继续煮至粥成，用精盐、鸡精调好味，再撒上香葱、胡椒粉即可。

功效：具有滋养补钙、健脾开胃的功效。

### 番茄炖牛腩

做法：牛腩去筋皮，切成不规则的小块，用开水焯过；番茄洗净，切块。锅置火上，放香油烧热，下大料稍炸，再入葱、姜末，煸出香味后加入料酒、酱油、白糖、清汤，煮片刻后捞出大料，加入牛肉块（放中间），周围码入番茄，再加盐，见沸后改小火煨至肉熟烂入味、汁收尽，加水淀粉勾芡，淋上香油，出锅盛入盘内即成。

功效：生津止渴、健胃消食。有补脾胃、益气血、消水肿、补虚弱、壮筋骨的功效。

## 孕妈妈生活计划

### 给自己洗个健康澡

怀孕以后，由于机体内分泌的改变，新陈代谢逐渐增强，汗腺及皮脂腺分泌也会随之旺盛。洗澡不仅可以帮孕妈妈清洁全身，而且能促进血液循环、消除疲劳，帮孕妈妈保持平和快乐的心情，是孕妈妈日常生活中重要的一部分。最好每天坚持洗澡，每天更换内衣、内裤，千万不要因为孕期反应而找借口让自己变成"邋遢大王"哦。

如果有条件，洗澡时孕妈妈可以听

一些令自己精神愉快的音乐，柴可夫斯基《如歌的行板》，巴赫《波罗乃兹舞曲》、《G弦上的咏叹调》，克莱斯勒《爱的喜悦》，舒伯特《罗莎蒙德》，约翰·施特劳斯《蓝色多瑙河》可以让孕妈妈情绪放松，保持快乐轻松。

香熏也可以帮助孕妈妈保持快乐稳定的情绪。但不是所有的香熏都适合孕妈妈，如柠檬、天竺薄荷、柑橘、檀香木可于怀孕3个月后使用；茉莉、玫瑰、薰衣草则要在怀孕4个月后才能使用，购买时记得向专业人员咨询哦。

 **孕妈妈运动计划**

###  爬楼梯是很不错的有氧运动

爬楼梯也是一项很好的有氧运动，危险性低，孕妈妈也能轻松做到。在爬楼梯的过程中，能加强心肺功能，也能活动到骨盆，长期坚持会让生产轻松许多。

爬楼梯时，腰部要挺直，脚尖先踩地，脚后跟再落地。落地后立即伸直膝关节，并将全身的重量移到该脚上，再以

同样的方式抬起另一只脚。最好是扶着扶手慢慢爬梯而上，这样会比较安全。下梯时，因为隆起的腹部会遮到视线，所以一定要确定是否踩实，手仍需攀着扶手，但不要过于弯腰或挺胸凸肚，看准阶梯再跨步，看得准自然就走得稳。

若是体力不佳，别勉强一口气爬完全程，累了就要休息。尤其是在8个月以后，孕妈妈的腹部容易发硬，更要量力而行。

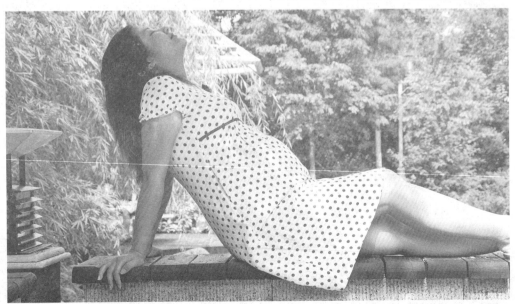

## 孕妈妈心理调适计划

要少看些恐怖、血色、情色的电影、电视剧、小说等。因为这类东西，往往故弄玄虚、稀奇古怪、杀抢掠夺。虽然明知是演戏，可是女性往往看后就留在脑海里，加上特别爱想象，所以容易把幻境与事实混淆，自己吓唬自己，容易紧张、恐惧，继而对孕妈妈和胎儿产生不良的影响。

 ## 准爸爸爱妻计划

### 在节日里让孕妈妈做好保健

妊娠期，难免不会撞上个节日什么的，尤其是春节。此时为孕妈妈做好必要的安排和保健是准爸爸最应做的事情。

**吃：** 如果孕妈妈处于妊娠早期，可为她单独准备一些清淡而营养丰富的食品，多进食蔬菜、水果才对。要控制她的饮食，不能"贪嘴"，不该吃的、不该喝的，还是应该严格遵守。

**出行：** 在走路或乘车时，应避开人群拥挤，地上有冰、有水的地方，严防意外发生。道路不好的地方，可以不让孕妈妈去。尤其整个孕期都不宜长途旅行。各种运动强度大、刺激的娱乐项目，一定不要让孕妈妈玩。

**起居：** 注意衣着起居，尤其外出时，一定要注意衣着温暖，力求室温稳定。保持室内清洁，也可以和亲友商量，在家有孕妇的节日里，过节期间可适当地少来往。

如果在节日期间，孕妈妈有任何不适的问题，一定要随时去医院就诊。

 ## 孕妈妈经验分享

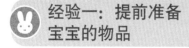

### 经验一：提前准备宝宝的物品

这个时期不要为身体负担的加重而忧虑，也不必因分娩感到紧张不安。放松点，现在可以做的事情有很多，比如为即将出生的宝宝做一些物质上的准备：给宝宝布置一下婴儿床，亲手为他缝制一些小衣服、小被子，或者想一想该给宝宝起个什么名字。

 ### 经验二：妊娠期的美丽秘诀

炒菜时削下来的黄瓜皮、用过的鸡蛋

壳、吃剩的西瓜皮、用过的酸奶瓶不要急于丢掉，把瓜皮敷在脸上，剩下的几滴蛋清、奶液涂在脸上，都有祛斑美白的作用哦。

孕妈妈还可以在腹部擦一些液体维生素E或油脂，以增加腹部皮肤的弹性，减少妊娠纹的出现。

孕期全计划

# 妊娠第32周

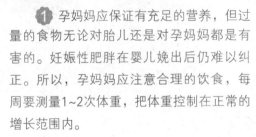

孕妈妈营养计划

 孕妈妈营养关注

**1** 孕妈妈应保证有充足的营养，但过量的食物无论对胎儿还是对孕妈妈都是有害的。妊娠性肥胖在婴儿娩出后仍难以纠正。所以，孕妈妈应注意合理的饮食，每周要测量1~2次体重，把体重控制在正常的增长范围内。

**2** 如果体重增长过多，孕妈妈就应根据医生的建议适当控制饮食，少吃含淀粉和脂肪的食物，多吃蛋白质、维生素含量高的食物，以免胎儿生长过大，造成分娩困难。

**3** 建议孕妈妈每天吃5~6餐，还可以多吃一些养胃、易于消化吸收的粥和汤菜。在做这些粥的时候，可以根据自己的口味和具体情况添加配料，或配一些小菜、肉食一起吃。

 孕妈妈营养加油站

**姜丝炒猪肚**

做法：将生姜去外皮，洗净，切成细丝；猪肚用面粉、盐分别揉搓，反复清洗干净。将水发莲子放入洗好的猪肚内，用线缝合好，放入盘内，隔水炖至肚熟，取出晾凉后切块。锅置火上，放油烧热，下姜丝煸香后放入猪肚、莲子烩炒，用精盐调味即成。

功效：含淀粉、蛋白质、糖类、脂肪、钙、磷、铁等营养物质，益脾胃、助消化。

**香菇鹌鹑蛋汤**

做法：将豆腐皮撕碎，洒上少许温水湿润；鹌鹑蛋打入碗内，加盐少许，搅拌均匀；香菇择洗干净，切丝；火腿切末，

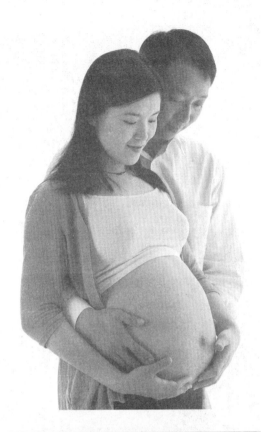

备用。锅置火上，放入植物油烧热，下葱花、姜末爆香，倒入鹌鹑蛋翻炒至凝结，加入清水适量，烧沸，加入香菇、料酒、精盐、味精，煮15分钟，加入豆腐皮，撒上火腿末，煮沸即可。

功效：清肺养胃、强身健脑。

 **粳米鸡丝粥**

做法：将母鸡宰杀，用沸水烫过，煺毛及去内脏，用清水洗净，放入砂锅内，倒入适量水，置于小火上熬鸡汁，将鸡汁倒入一个大汤碗内。把粳米淘洗干净，放入锅内，加入鸡汁、撕成丝的鸡胸肉、精盐，锅加盖置于火上，煮至成粥。离火前撒一些油菜或小白菜，营养更佳。

功效：滋补五脏、补益气血。

## 孕妈妈生活计划

### 准备宝贝的必需用品 》》

孕妈妈现在时常会感到疲劳，因此不要再独自一个人出远门，要服从自己身体的感觉，多休息，适当活动。

这个时候孕妈妈可以准备婴幼儿用品，避免到时手忙脚乱，尤其是早产儿的发生，是始料不及的，所以应提前为即将出生的宝宝准备必备的用品。

不过，此期也不要着急。可以列个购买计划表，做个购买预算。然后抽空去转转母婴用品店，了解一下市场行情，了解自己需要准备的东西。

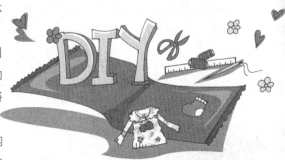

**孕妈妈运动计划**

 散步与孕妇体操是最佳选择 >>

　　饭后和准爸爸一起在花园里散散步，或者做一做孕妇体操，缓解一下腰背的疼痛，但不要做难度大的动作。

 **孕妈妈心理调适计划**

　　妊娠最后3个月，孕妈妈的身体日渐沉重，且懒于活动。并且由于对分娩担心，对胎儿的健康担心等，孕妈妈在这时就显得很焦虑，多处于烦躁不安的状态。这种情绪，是出自本能的（如物击之则鸣），是遇事立即触发的反应。所以，孕妈妈应及时地从这个不良的情绪中跳出来。不要过于担心，更不要怕抛头露面，也不要闷在家里。要多找一些乐子，让自己"开心"，比如看看漫画书，去大自然听听鸟叫，找好朋友聊聊天。如果对胎儿有顾虑，就去医院问医生，请他们诊断。这样做，可以缓解上述的这些不适心理，对孕妈妈和胎儿都有益。

 **准爸爸爱妻计划**

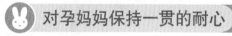 对孕妈妈保持一贯的耐心

　　怀孕本来就是孕妈妈的特殊时期，正发挥着超人的耐力忍受着各种不适。这时准爸爸要更加关心体贴孕妈妈，给予孕妈妈精神上的鼓励和安慰，为孕妈妈轻轻按摩，让孕妈妈直接感受丈夫的关怀，使孕妈妈依赖心理得到满足，安然度过孕期不适。

 **孕妈妈经验分享**

 经验一：做过剖宫产的
孕妈妈要和医生多交流

　　做过剖宫产的孕妈妈，从孕早期就开始定期检查，发现异常及时处理。如果本次妊娠距上次手术不足2年，但仍有骨盆狭窄、胎位不正等情况时，则可能还会行剖

宫产。如果经医生检查可以试产，则有可能阴道分娩。不过，最终应和医生沟通，权衡利弊，合理地选择。

##  经验二：高危妊娠孕妈妈要加强监护

高危妊娠，是指妊娠期存在一些对母胎不利的因素或并发症，构成对分娩或孕妈妈、胎儿、新生儿的威胁。

高危妊娠一般包括下面的一些情况：如孕妈妈患有心脏病、糖尿病、肾炎、高血压、血液病；孕妇过去有异常妊娠或不良分娩史，如习惯性流产或早产、死胎、死产、产伤、手术产、母子一些并发症等。这些对孕妈妈和胎儿很危险，所以应加强对高危妊娠孕妈妈的监护。及时发现问题，及时处理问题，确保孕妈妈和胎儿的安全。

 孕妈妈8月胎教计划

### 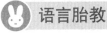 语言胎教

从这一阶段开始，孕妈妈每天都要学习辅助分娩的方法，在进行学习时，一定要与胎儿进行沟通。例如，在运动之前可以告诉腹中的宝贝："再过2个月就是10个月的胎龄了，爸爸、妈妈所做的一切努力都是为了迎接你来到这美丽的世界，这里很美，你一定喜欢。"孕妈妈通过这种母亲的意念构成胎教的重要因素，转化、渗透在胎儿的身心感受之中，对胎教有益。

### 抚摸胎教

这个时候胎儿已经熟悉了准爸爸孕妈妈的抚摸，通过充满爱心的抚摸，他可以感受到抚摸的刺激，从而促进感觉系统、神经系统及大脑的发育。

仰卧，全身放松，用手捧着腹部，从

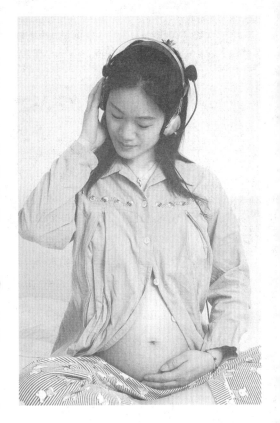

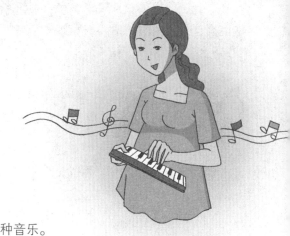

上而下，从左至右，反复轻轻按摩，然后再用一个手指反复轻压。

抚摸时注意胎儿的反应，如果他对抚摸刺激不高兴，就会出现躁动或用力蹬踢，应立即停止抚摸。

每次进行5～10分钟，每天1～2次。

### 🐰 音乐胎教

优美悦耳的音乐，可使孕妈妈产生有益的激素，从而促进胎儿的大脑和感官发育。在听的过程中，注意观察胎动的变化和情绪的反应，了解你的宝宝喜欢听哪一种音乐。

胎教音乐推荐：柴可夫斯基《天鹅湖》、肖邦《小狗圆舞曲》。

## 孕妈妈8月疾病防治计划

### 🐰 防治孕期哮喘

如果孕妈妈是哮喘病患者，要注意在妊娠期避免再次哮喘发作，因为一旦孕妈妈哮喘持续发作24小时以上或经积极治疗12小时以上没得到缓解，则会造成体内严重缺氧，全身功能紊乱，危害母体和胎儿的健康。

平常注意少接触可引起发作的因素，消除紧张情绪，积极休息。

如果哮喘发作，积极去医院救治，也可在妊娠期请医生开一些哮喘发作时的应急药，但这药必须对胎儿无害。真的发作时，要先使用这种安全的药物，然后及时送医院救治。

### 🐰 肾盂肾炎不能忽视

肾盂肾炎是妇女妊娠期最常见的泌尿系统并发症。急性期患者可有高热、腰痛、尿急、尿频等症状。如发生在妊娠早期可引发流产，发生在妊娠晚期可引起早产。此病反复发作，可引起妊娠高血压。所以应积极防治此病，可在妊娠期多喝水，保持大便通畅；另外，要加强体育锻炼，增强体质，如发现有尿急、尿频症状及早彻底治疗。

### 🐰 饮食调节预防妊娠高血压综合征

到了孕晚期，注意通过饮食调节来预防妊娠高血压综合征。妊娠高血压综合征的主要表现有水肿、蛋白尿、高血压。控制体重，保持营养平衡和足够的睡眠是预防妊娠高血压综合征的有效措施。

 **孕妈妈经：QUESTION AND ANSWER**

**Q 工作的时候如何对胎儿进行胎教呢？**

**A** 虽然在上班，但要利用一切可能抚摸腹部，与胎儿交流，仍非常重要。这对孕妈妈本人来说，是一种极好的放松，而对胎儿来说，获得了一种非同寻常的安全感。孕晚期的胎儿已对母亲的声音有所认知，因此，记得在工作中控制自己的情绪和声调，不要长时间处在偏激、焦虑和愤怒之中，这会使胎儿"感染"上某种焦虑偏执的气质；也不要永远沉浸在自己的工作中，忘了与胎儿的交流。

**Q 办公室女性最爱的决明子茶在怀孕后要放弃吗？**

**A** 尽管中药决明子因其明目清肝的药用价值被办公室白领当作"亮眼八宝茶"，但其"主渲泻"的不良反应，一定要引起怀孕女性的重视。最新研究发现，长期饮用决明子茶轻则引发月经不规律，重则使子宫内膜不正常，从而诱发早产。因此，孕期喝白开水最安全，用大枣、枸杞子等暖性质材泡茶也是安全的。

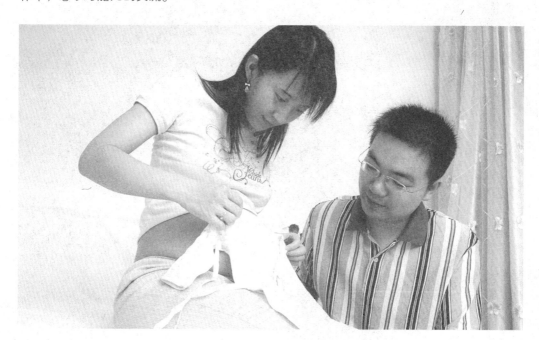

# 孕妈妈8月孕事点滴

| 身体方面 | |
|---|---|
| 体重和腰围 | |
| 身体自觉症状 | |
| 异常情况 | |

| 生活方面 | |
|---|---|
| 饮食情况 | |
| 睡眠情况 | |
| 性生活情况 | |
| 运动情况 | |
| 工作情况 | |
| 外出情况 | |
| 心理情绪 | |
| 环境污染 | |
| 用药情况 | 最近1个月是否用药：是（　） 否（　） |
| | 用药名称： |
| | 服用剂量： |
| | 是否遵医嘱： |
| 胎教情况 | |
| 其　　他 | |

| 产前检查情况 | |
|---|---|
| 是否进行产前检查 | 是（　） 否（　） |
| 检查项目 | |
| 检查结果 | |
| 异常情况 | |
| 医生建议 | |
| 异常处理 | |

写给胎儿的话：

年　　　月　　　日

**小叮咛**

　　孕妈妈可能不知道，胎儿现在对于外部刺激，不仅有整个身体的动作，而且能用面部表情做出反应了。这个月，胎儿体内的各个器官都发育成熟，身体变成圆形，皮肤有光泽。而越来越大的腹部却可能会使孕妈妈心慌气喘、胃部胀满、腰腿疼痛或便秘，孕妈妈也开始为这个即将降生的宝宝感到忐忑不安了。为宝贝受苦，虽苦却甜，所以孕妈妈要学会应对和坚持哦。

## 孕8月孕妈妈胎儿变化对照表

| 孕妈妈变化 | 妊娠第29周 | 1. 孕妈妈的腹部已经相当大了，行动起来也不太方便<br>2. 随着子宫的增大，腹部、肠、胃、膀胱，受到轻度压迫，孕妈妈常感到胃部不适，身体沉重，经常腰背及下肢酸痛等<br>3. 孕妈妈的乳晕、脐部及外阴色素加深，在仰卧时感到不舒服 |
| --- | --- | --- |
| | 妊娠第30周 | 1. 子宫已上升到横膈膜，孕妈妈会感到呼吸困难，喘不上气来，吃饭后胃部不适<br>2. 腹壁皮肤张力加大，使皮肤下的弹力纤维断裂，呈多条紫色或淡红色不规则平行的妊娠纹，孕妈妈的面部、外阴等处色素沉着情况更严重 |
| | 妊娠第31周 | 1. 孕妈妈的体重继续维持一周增加500克的正常状态<br>2. 受孕激素的影响，孕妈妈骨盆、关节、韧带均出现松弛，耻骨联合可呈轻度分离<br>3. 孕妈妈极易出现关节疼痛、腰酸背痛等 |

(续表)

| | | |
|---|---|---|
| 孕妈妈变化 | 妊娠第32周 | 1. 子宫继续增大，将横膈向上挤压，膈肌活动幅度减小，导致胸部容量的扩大，横径增加2厘米，周径增加5~7厘米<br>2. 妊娠期间气体交换需要量增加，呼吸频率稍增快。<br>3. 鼻黏膜增厚，水肿，故抵抗力稍低，易患感冒<br>4. 沉重的腹部会让孕妈妈感到疲惫 |
| 胎儿变化 | 妊娠第29周 | 1. 胎儿现在坐高26~27厘米，体重约1 300克<br>2. 胎儿大脑发育迅速，头也在继续增大，对外界刺激反应，如光线、声音、味道和气味等更敏感 |
| | 妊娠第30周 | 1. 胎儿身长约44厘米，体重约1 500克<br>2. 胎儿的头部在继续增大，大脑和神经系统已经发育到一定的程度<br>3. 这周胎儿的眼睛可以自由开闭，还会出现规律性活动，同时伴随有口唇蠕动<br>4. 胎儿在子宫中被羊水所包围，随着胎儿的生长，胎动逐渐减少 |
| | 妊娠第31周 | 1. 胎儿身体和四肢继续长大，直到和头部的比例相当<br>2. 胎儿现在看上去更像一个婴儿了。各器官继续发育完善，肺和胃肠接近成熟，胎儿可以有呼吸能力，且喝进羊水，经过膀胱排泄在羊水中，这是在为出生后的小便功能进行锻炼<br>3. 此时，胎动越来越少了。因为胎儿越来越大了，活动的空间在减少，手脚不能自由地伸展了 |
| | 妊娠第32周 | 1. 胎儿身长约45厘米，体重约2 000克<br>2. 如果是男性胎儿，睾丸可能已经从腹腔进入阴囊，但有的胎儿也可能在出生后当天才进入阴囊；如果是女性胎儿，大阴唇明显的隆起，左右紧贴，这说明胎儿的生殖器发育接近成熟<br>3. 胎儿的其他各器官发育也趋于完善 |

## 孕8月计划表

| 1 | 计划产假 | 考虑工作的交接、产后休养等马上就要面临的实际问题 |
|---|---|---|
| 2 | 警惕妊娠并发症 | 此时最易患妊娠高血压综合征，应控制糖分、盐分、脂肪的摄入。定期产前检查，发现水肿、高血压要及时治疗 |
| 3 | 避免体重增长太快 | 这一阶段，胎儿长得特别快，体重一般都是在这个时期增加的。如果营养摄入得不合理或过多，就会使胎儿长得太大，分娩时造成难产，所以一定要注意饮食安排 |
| 4 | 生活起居多加小心 | 随着身体负担越来越重，孕妈妈的体力大减，身体容易疲倦。这时，一定要注意充分休息和保持足够睡眠。只要感到累就要休息，做家务不要勉强，避免引起高血压，也为越来越临近的分娩储备力量 |
| 5 | 选择合适的医院 | 最好还是选择进行产前检查的医院，因为医生对你的情况比较了解 |
| 6 | 每两周做一次体检 | 医生可以根据这些检查对你的分娩情况和胎儿的健康情况做出正确的判断 |
| 7 | 关注胎儿体位 | 如果胎位不正需要纠正，产前体检时医生会给予你适当的指导。你只要按照医生的要求去做就可以了 |

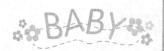

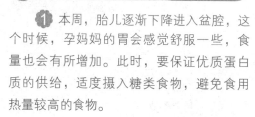

BABY
第33~36周

# 等待在9月：
# 忐忑不安的时期

孕期全计划

**①**

# 妊娠第33周

 孕妈妈营养计划

## 孕妈妈营养关注

**①** 本周，胎儿逐渐下降进入盆腔，这个时候，孕妈妈的胃会感觉舒服一些，食量也会有所增加。此时，要保证优质蛋白质的供给，适度摄入糖类食物，避免食用热量较高的食物。

**②** 胎儿肝脏以每天5毫克的速度储存铁，直到储存量达到240毫克。如果此时铁摄入不足，可影响胎儿体内铁的存储，出生后易患缺铁性贫血。动物肝脏、绿叶蔬菜是最佳的铁质来源。

## 孕妈妈营养加油站

### 番茄酱烧带鱼

做法：新鲜带鱼洗净、切块，用料酒、盐、胡椒粉调拌均匀，腌制10分钟，裹上淀粉。锅内放花生油，烧至七八成热时，将鱼逐块下入锅中，炸至金黄色时捞出，装盘。锅内留底油烧热，加少许水，再加入牛奶、番茄酱，待汤汁烧沸时，放入盐、味精，停火，用湿淀粉勾芡，再上旺火烧滚，用锅铲不断搅动，使汤汁不粘锅，淋入香油，撒上熟芝麻末，浇在鱼身上即成。

功效：补充优质蛋白质和各种微量元素。

### 猪肚糯米饭

做法：将猪肚洗净；百合洗净，糯米淘洗干净，和百合一起纳入猪肚，用线缝紧。将锅置火上，以葱、姜、盐、料酒等调料和适量水煮猪肚至熟。将猪肚切开取饭后切成肚丝，和汤汁一起食用即可。

功效：营养丰富，有很好的滋补作用，但由于糯米较难消化，所以孕妈妈要少食。

### 口蘑鸡片

做法：将鸡肉切成薄片，加鸡蛋清、淀粉调匀；菜心切成片，下沸水锅焯一下，捞出；水发口蘑切片后用少许精盐搓一下，洗净。锅置火上，放入植物油烧热，下入鸡肉片，用筷子拨开，滑熟用漏勺捞出沥油。锅内留底油，加入鸡汤、青豆、笋片、精盐、料酒烧沸，撇去浮沫，用湿淀粉勾稀芡，加上口蘑片、鸡肉片、菜心片，烧至入味出锅，淋上香油装盘即成。

功效：补充优质蛋白质和多种微量元素。

### 当归生姜炖羊肉

做法：羊肉250克去骨、剔去筋膜，入沸水焯一下，去血水，捞出凉凉后切成5厘米长、2厘米宽、1厘米厚的条。砂锅中放入适量清水，把切好的羊肉、当归50克、生姜50克放入锅内；大火烧沸后撇去浮沫，加葱25克、料酒10毫升，改用小火炖煮1小时，羊肉熟透，加胡椒粉、盐即成。

功效：肉嫩汤鲜，隆冬时节更可以暖胃祛寒，是产前极好的滋补汤羹。

# 孕妈妈生活计划

### 注意外生殖器卫生

在日常生活中要继续注意外生殖器卫生，此期分泌物多，容易污染，每日清洗后，要注意勤换内衣裤。

### 给自己一个空气新鲜的环境

孕妈妈在睡眠时一定要将灯关闭，并且在关灯之前，先把窗户打开10~15分钟，将室内有害空气清除出去。即使是白天在各种灯光下工作的孕妈妈，工作一段时间后，也不要总是待在房间里，要出去呼吸呼吸新鲜空气。

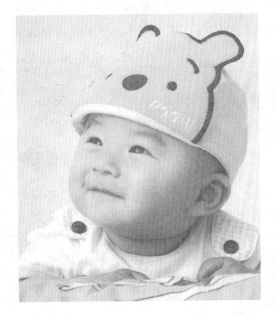

# 孕妈妈运动计划

 ## 练习分娩时的松弛法

首先，从身体的一部分开始：握紧拳头，然后打开拳头，整个手放松下垂，反复进行；再做掰手腕动作，力气要均匀，往回掰再放松。脚、腹肌、头等身体的主要部位一松一弛反复进行。

松弛法与分娩时的用力方法完全相反。在开口期的子宫收缩时，放松得当，可收到较好的效果。

分娩辅助动作，可从妊娠晚期开始，每天进行练习。但有早产可能的孕妈妈，则不宜练习分娩辅助动作。

 # 孕妈妈心理调适计划

到了妊娠后期，孕妈妈开始盼望孩子早日降生。有的孕妈妈甚至有点急不可待的感觉。可是无论你怎么着急，怎么焦虑，总要等到瓜熟蒂落的那一刻，如果太过于焦虑，反倒会让临近分娩的这一段时间生活不安宁，从而也影响胎儿的心智发育。所以，这种心态实在要不得。孕妈妈可以通过一些方法来转移注意力，如听听音乐、下下棋、侍弄一些花草，或是给胎儿准备必备的物品等，都可以很好地缓解对分娩的注意力，对妊娠有益。

 # 准爸爸爱妻计划

 ## 给孕妈妈加倍的关怀和爱护

在妊娠后期，孕妈妈对分娩大都怀着期待和恐惧交织的矛盾心理。由于腹部膨大，压迫下肢，活动不能随心所欲，同时出现尿频、便秘等症状，使你心烦和易激动。同时，对丈夫的陪伴和亲人的依赖心理增加。因此，以准爸爸为首的全家人要给予孕妈妈加倍的关怀和爱护，特别的鼓励和支持。比如，一起去孕妇课堂；帮助孕妈妈洗浴、进行甜蜜按摩；两人携手散步；从现在起随时待命；最后时刻陪伴分娩等，都可以分担孕妈妈的忧愁与烦恼。

## 孕妈妈经验分享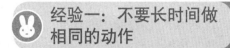

### 经验一：不要长时间做相同的动作

产期临近，身体的不适和内心的不安都有所加重，坚持住，你和宝宝很快就会见面了。不要重复做相同的动作，比如长时间、高强度地编织、缝纫或园艺等，由于全身的关节和韧带变得松弛，过度的劳累极易使肌肉受伤，产生无菌性炎症和劳损性疾病。

### 经验二：不要为身体发生的一些变化担忧

由于胎头下降，压迫膀胱，孕妈妈不但会感到尿意频繁，更重要的是会感到骨

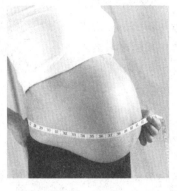

盆和耻骨联合处酸疼不适（有的孕妈妈还会感到手指和脚趾的关节胀痛），腰痛加重。不规则宫缩的次数增多，腹部经常阵发性地变硬变紧。外阴变得柔软而肿胀。对于这些身体上的变化，孕妈妈不要紧张，这些现象都标志着胎儿在逐渐下降，全身的关节和韧带逐渐松弛是在为分娩做身体上的准备。

## 孕期全计划 ② 妊娠第34周

## 孕妈妈营养计划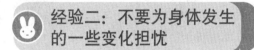

### 孕妈妈营养关注

① 本周营养原则为：食品多样化、量适当、质量高、易消化、低盐（食盐量应控制在6克/日以下）、低脂；注意晒太阳，可促进合成维生素，有利于钙的吸收。

② 这一段时间的饮食卫生尤其重要，

因为此期随时都可能分娩。如果因饮食不当造成孕妇出现其他疾病，如肠炎、肝炎等，那么对于分娩来说，无疑是雪上加霜，会影响分娩和产后妈妈及宝宝的健康！

❸ 这个时候，孕妈妈的腹部会更加膨大，消化功能也继续减退，更加容易引起便秘。因此，孕妈妈要多吃些玉米、蔬菜等含纤维多的食品。一些有补益作用的膳食也可以吃一些，以利于面对随时可能到来的分娩活动中的热量消耗。

## 孕妈妈营养加油站

### 山药杞子煲乌鸡

做法：将山药浸泡一夜，沥干水分后切薄片；枸杞子去杂质，洗净；大枣洗净，去核；鸡宰杀后，去毛、内脏及爪；姜拍松，葱切段。将山药、枸杞子、大枣、乌鸡、姜、葱、料酒同放煲内，加入鲜汤，置大火上烧沸，再用小火煲35分钟，加入盐、胡椒粉即成。

功效：补脾胃，益气血。

### 鲫鱼猪血汤

做法：猪血豆腐约500克洗净，切方丁；鲫鱼100克去鳞和内脏，洗净，切段；白胡椒洗净，共煮汤，注意少放盐。

功效：防治贫血、头痛。

### 绿豆银耳羹

做法：将绿豆用清水泡4小时，银耳用凉水泡2小时，去除硬蒂，掰成小朵，粳米淘洗干净。将锅置火上，放入适量清水，放入粳米、绿豆、银耳，用大火煮沸后，改小火煮至豆、米开花，粥黏稠后放入切成小丁的山楂糕即成。

功效：含植物胶质、银耳多糖、维生素B$_1$、维生素B$_2$、烟酸、维生素C、蛋白质、脂肪、糖类、粗纤维、铁、钠、钙、磷等成分，具有益气活血、滋阴降火等功效。适宜夏季食用。

### 双椒炒玉米

做法：将玉米粒洗净；红绿柿椒去蒂去子洗净，切成小丁。炒锅置于火上，放入花生油，烧至七成热时，下玉米粒和盐，炒2～3分钟。加清水少许，再炒2～3分钟。放入柿椒丁翻炒片刻，再加白糖、盐、鸡精翻炒，盛入盘内即成。

功效：含维生素C、粗纤维。除湿利尿，缓解妊娠便秘。

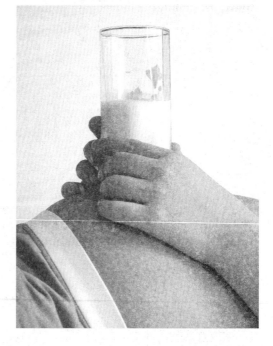

## 孕妈妈生活计划

### 生活起居要小心

这时孕妈妈的肚子已相当沉重，肚子大得连肚脐都膨突出来，起居坐卧颇为费力。这时上下楼梯和洗澡时一定要注意安全，防止滑倒。做家务时也一定要注意动作轻缓，不要过猛，尽量不要做弯腰和下蹲动作，更不能做有危险的攀高动作。

## 孕妈妈运动计划

### 散步可以减轻分娩的痛苦

产科专家认为，要想分娩无痛，孕妈妈每日最好步行20分钟。若是快步行走则以60米短距离为宜，心跳控制在135次/分左右为好。因此，本周仍然可以将散步当作锻炼的方式，在身体可以承受的限度内，在离家不远的且平坦的地方以愉快的心情散步，能充分呼吸到新鲜的空气哦，只是注意不要一个人外出散步。

## 孕妈妈心理调适计划

在妊娠晚期，胎儿早已能感知母亲的情绪，因此，孕妈妈一定要学会疏导自己的心理压力，因为过度的心理压力会对胎儿造成许多不良影响，比如造成胎动异常活跃、宫内缺氧、宫内发育迟缓及出生低体重，并且婴儿易惊吓、爱哭闹等，甚至有可能直接危及胎儿的健康。

可以根据专家教授给我们的一些方法来改善不良的坏情绪：

告诫法。当你有坏情绪时，告诫自己："不要生气，生气解决不了问题，现在肚子里还有个宝宝正在看着你呢！"

转移法。这是一种较常用的方法，即当自己情绪不好时，可以通过一些你所喜欢的方式，如听音乐、看画册、郊游等，使你的情绪由不好转向欢乐、高兴等。

释放法。可以找朋友诉说，可以写妊娠日记，甚至哭一场，也是可以释放心理压力、委屈和不安的！

总之，妊娠期出现坏情绪，要想办法改善和调节，从而使自己的情绪得到积极的感染，从中得到满足和快慰。

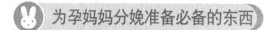 准爸爸爱妻计划

### 为孕妈妈分娩准备必备的东西

腹中的小宝贝就要降临人世，现在准爸爸要为分娩、孕妈妈以及小宝贝准备一些去医院时必备的东西了。我们可以参考下表，看看都要准备哪些东西。然后，对照清单，趁着现在还有精力和时间，赶紧去置办齐全吧！以免到时手忙脚乱哦！

| 分娩必备物品一览表 | |
| --- | --- |
| 证件及押金 | 夫妻双方身份证、户口本、孕妈妈的保健手册、病历本等，当然，必备的押金更不可少 |
| 孕妈妈用品 | 卫生巾（日用、夜用多准备几包，要勤更换），毛巾至少三条（洗脸、擦身、洗下身），脸盆至少两个，乳垫，哺乳胸罩，一次性纸内裤（一包），睡衣两三套（长袖，棉、丝面料，冬天用绒的、夹棉的等），拖鞋（冬天用棉的），袜子，外衣，帽子，大衣或羽绒服（冬天用）等 |
| 宝宝的用品 | 吸奶器，奶瓶，奶粉，奶嘴，奶瓶消毒锅，消毒钳，宝宝专用电暖水壶，润肤露、护臀霜，无泪配方的洗澡液、洗头液，宝宝浴盆，两条大浴巾，盆三个（一个大些洗宝宝衣服，一个洗宝宝屁屁，一个洗尿布），块状棉球，婴儿服，包被，尿布，纸尿裤，隔尿垫，袜子手套（冬天才用）等 |
| 其　他 | 保温瓶，餐具、杯子，吸管，巧克力，红糖，纸巾，湿纸巾，牙刷、牙膏等，以及陪护者的必需生活用品、衣服包等 |

 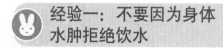 孕妈妈经验分享

### 经验一：不要因为身体水肿拒绝饮水

这时孕妈妈可能会发现自己的脚、脸、手肿得更厉害了，脚踝部更是肿得老高，特别是在温暖的季节或是在每天的傍晚，肿胀程度会有所加重。很多孕妈妈因为害怕水肿就不敢饮水，事实上，即使如此，这时也不要限制水分的摄入量，因为

孕妈妈和胎儿都需要大量的水分。相反，摄入的水分越多，反而越能帮助你排出体内的水分。

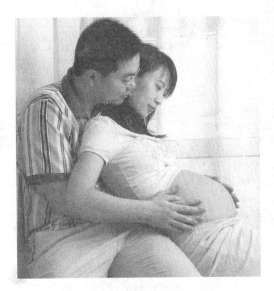

 **经验二：初产妇和经产妇在本周的不同**

如果是初次怀孕的孕妈妈，那么这时宝宝的头部大多已降入骨盆，紧压在子宫颈口。而经产妇的入盆时间一般要晚一些，有些经产妇的胎儿在分娩前才会入盆，这都是正常的。

**孕期全计划**

# 3 妊娠第35周

## 孕妈妈营养计划

### 孕妈妈营养关注

**1** 马上面临着分娩，孕妈妈的饮食还是要注意营养，继续保持以前的良好饮食方式和饮食习惯。少吃多餐，注意饮食卫生，减少因吃太多或是饮食不洁造成的肠胃道感染等给分娩带来不利影响。

**2** 孕妈妈可以适当地食用一些牛肉菜品，因为牛肉具有补脾胃、益气血、强筋骨等作用，可以适度缓解肌肉疼痛。

### 孕妈妈营养加油站

**冬笋烧牛肉**

做法：将牛里脊肉切成薄片，用淀粉、酱油、料酒、姜末调好汁，腌一下；冬笋去皮、切片、焯熟；酱油、料酒、姜末、白糖等调味料调成汁。炒熟牛肉、笋片，倒入调好的汁，翻炒均匀即可出锅。

功效：补脾胃、益气血、强筋骨，能缓解孕晚期肌肉酸痛。

### 鲜虾鸡肉豆腐汤

做法：将豆腐、虾肉、鸡肉用刀背捶成茸，倒入盐、少许蛋清、料酒、香油等调味料，蒸熟。在热的鸡汤内加竹笋、绿叶菜，再将蒸好的豆腐、虾肉、鸡茸倒入即可。

功效：鲜香可口，营养全面，补肾壮阳、通乳抗毒。

### 肉末烧麦

做法：锅中放入油，待烧热后加入猪肉末炒熟。再加入酱油、盐、味精、老抽、胡椒粉、麻油，搅拌成馅。将高筋粉400克加入糯米粉200克和100克温水揉成面团，然后搓成条，擀成烧麦皮(或用馄饨皮代替)，将馅包入皮中成荷花形，上笼蒸10分钟即可。

功效：补充蛋白质等营养元素，开胃、助消化。

### 五味牛舌

做法：将牛舌泡洗干净后，放沸水锅内加葱、姜、盐煮至烂熟，捞出凉凉，去掉舌上的薄膜，切成0.5厘米厚的片，装盘待用。炒锅内放麻油35毫升烧热，入姜末稍炸后，烹入料酒、白糖，再加番茄酱炒出香味后，加净水150毫升调开，再将牛舌推入锅内，加入盐，见沸后用小火煨，待汁基本收尽，稍淋点水淀粉，加入麻油，出锅装盘即成。

功效：牛舌蛋白质含量高，脂肪较低，肉质细嫩，易消化，具有强身开胃、养阴健脾之功效。

# 孕妈妈生活计划

## 适当适量吃水果

有条件的孕妈妈要适当地吃些这样的食品：

梨：可以清热降压，利尿、清心润肺，可治疗妊娠水肿及妊娠高血压。还具有镇静安神、养心保肝、消炎镇痛等功效，所以孕妈妈可适当地吃些梨。

苹果：有开胃健脾、治疗腹泻等功效，很适合孕妈妈食用。

香蕉：几乎含有所有的维生素和矿物质，对孕妈妈和胎儿来说很有益。

柑橘：柑橘可补充维生素C的不足，常吃还可以开胃理气、润肺宽胸、顺气健脾、止咳化痰，对于妊娠食少、呕吐、胸腹胀满者尤为适宜。

不过，还需提醒的是，孕妈妈吃水果每天不要超过200克，尽量选择含糖量低的水果。吃水果最好在两餐之间，并注意食用卫生，由于现在污染比较严重，孕妈妈若是无法确定是否洗得干净时最好削皮吃。

# 孕妈妈运动计划

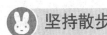

## 坚持散步

我国中医学认为，脚部是足三阴经的开始点，又是足三阴经的终止点，共60多个穴位。足运动过程刺激这些穴位，改善血液循环，调理脏腑，疏通经络，可达健身的目的。一般散步每小时消耗热量836千焦（200千卡）左右，既有预防肥胖的作用，又可助顺利分娩，一举两得。不过本周孕妈妈的散步时间不宜太长，也最好有人在身边陪着。

# 孕妈妈心理调适计划

在孕妈妈妊娠晚期，难免会产生这样或那样的担心。做好产前心理疏导，排除恐惧与紧张的情绪，保持良好的心态，有利于顺利分娩。

孕妈妈可根据自己的爱好及特点，参加一些文化活动，如唱歌、绘画、编织等项目，以分散注意力，消除身心的消极情绪。

# 准爸爸爱妻计划

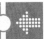

## 要学会"逆来顺受"

准爸爸是此期孕妈妈最可以依赖的对象。因为马上面临分娩，孕妈妈难免焦虑，这时，孕妈妈可能会拿准爸爸当"出气筒"，会通过向准爸爸诉说来排解内心焦虑与急躁的情绪，这需要准爸爸耐心地"洗耳恭听"，并给予及时的安慰！

## 在精神上支持孕妈妈

用语言进行暗示可以消除孕妈妈的恐惧心理。在马上要面临分娩时，孕妈妈难免会很紧张，很担忧，也很期盼。这时作为准爸爸，应在精神上支持孕妈妈。比如告诉孕妈妈："没事的，你的身体很健康，骨盆较宽，很适合分娩。"也可以给孕妈妈买束鲜花，插上小卡片，写上："爱你，我的宝贝！阵痛的到来是幸福的开始，我会守候着你！"这样的行为，这样的语言，可以给孕妈妈带来巨大的精神安抚和鼓励，相信她能顺利地度过分娩！

# 孕妈妈经验分享

## 经验一：坚持观察胎儿的胎动次数

本周孕妈妈还应坚持计数胎动，胎动每12小时在30次左右为正常，如果胎动过少（少于20次预示可能缺氧，少于10次有生命危险），则应及时上医院就诊。

## 经验二：了解分娩知识

孕妈妈要了解分娩知识、分娩征兆，选择分娩方式，为分娩做好物质和心理准备。注意观察早产征象，如伴随着腹部阵痛有无阴道流血。早产时阴道流出的血的颜色大多像月经血，但只要腹部发硬就应提高警惕。

孕期全计划

# 妊娠第36周

# 孕妈妈营养计划

## 孕妈妈营养关注 》》

❶ 可以吃一些有补益作用的膳食，这样孕妈妈才能更好地蓄积能量，迎接宝宝的到来。还可以吃一些淡水鱼，有促进乳汁分泌的作用，可以为宝宝准备好营养充足的初乳。

❷ 每天5～6餐，注意营养均衡。或者，如果上一餐你只吃了主食和牛奶，下一餐就一定要吃一些肉类、蔬菜和水果。

## 孕妈妈营养加油站 》》

🥕 **香菇炒油菜** ............

做法：将洗净的油菜、水发香菇焯熟。锅内放油，待油热后，入葱花、姜末炒熟，加鸡精、盐、酱油等调味料翻炒，勾薄芡，盛入盘中，撒上核桃仁即可食用。

功效：提供维生素、微量元素和少量脂肪酸。

### 🥕 葱香鱼片

做法：草鱼1条，将鱼去鳞、去肠杂、洗净。鱼肉切成片，放入葱花、姜末、蒜末、盐、料酒等调味料，用水淀粉、蛋清挂糊，热花生油炸熟。把盐、老抽、料酒、醋、白糖等调味料倒入锅中，加水淀粉勾汁成糊状。将炸好的鱼片倒入，推匀即成。

功效：含蛋白质、钙、磷等，易于消化吸收。具有暖胃和中，平降肝阳之功效。

### 🥕 糯米参枣饭

做法：将党参10克、大枣20克放搪瓷锅或陶瓷锅内，加水泡发，然后煎煮30分钟，捞出党参、大枣，药液备用。先将糯米250克淘洗干净，放在大瓷碗内，加水适量，经蒸熟后扣在盘内，然后把党参、大枣摆在糯米饭上面。将参枣汁加白糖，煎浓后倒在枣饭上即成。

功效：健脾益气。适于体虚气弱、乏力倦怠、心悸失眠、食欲不振的孕妈妈食用。

### 🥕 浇汁鳜鱼

做法：鳜鱼1条，将鱼去鳞、去肠杂、洗净后用盐腌30分钟，过油煎好。锅内热油，入葱花、姜末、蒜末炒熟，加入肥肉丁、红绿柿子椒丁、盐、老抽、料酒、醋，用水淀粉勾芡，烧沸，浇在鱼身上即成。

功效：含蛋白质、钙、磷等，易于消化吸收。具有补气血，益脾胃之功效。

## 孕妈妈生活计划

### 🐰 避免性生活

增大的腹部，使腰部疼痛，身体懒得动，性欲也随之减退。这个月一定要减少性生活次数，时间也要缩短，避免强烈刺激造成宫缩。

产期临近，身体的不适和内心的不安都有所加重，坚持住，你和宝宝很快就会见面了。

## 孕妈妈运动计划

### 🐰 练习分娩辅助动作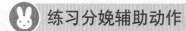

为了分娩时减轻疼痛，孕妈妈可锻炼学习分娩时的辅助动作，锻炼生产过程中怎样用力、休息、呼吸这三大要素，为顺利生产而运动。可从此周开始，在每天早上起床和晚上睡觉或午睡时开始学习和练习辅助分娩的方法。

**腹式深呼吸：**肩膀自然放平，仰卧在床上，两脚自然放松，把手轻轻地放在肚子上，不断地进行深呼吸。做法是：把气全部呼出；慢慢地吸气，使肚子膨胀起来；气吸足后，屏住呼吸，放松全身；然后将所有的气慢慢呼出。5~6秒为一次。这种方法，可在分娩开始时孕妈妈感到有了子宫收缩及阵痛出现时进行。因为阵痛剧烈时就无法进行了。

**胸式呼吸：**姿势与前相同，方法是：吸气时，左右胸部要鼓起来，胸骨也向上突起；慢慢呼出气体。

**腰部压迫：**仰卧，两腿弯曲呈45°角；两手向腰的上部及背部方向揉捏；两手握拳，手背向上，放在背后用力压。当分娩第一阶段腰痛开始时，用这种方法可减轻腰部疼痛。

**按摩：**采用腹式呼吸的方法；两手放在腹部中间，也可放在下腹中间；吸气时，两手向上作半圆状按摩；呼气时，两手向下作半圆状按摩。练习此种方法，是为了在分娩第一阶段，当子宫收缩越来越频繁时，做腹式呼吸的同时进行按摩。

**学习产时用力：**阵痛之后，分娩开始。这时因为直肠受到压迫，产妇可自然向下用力。如果用力得当，腹部受到强烈压力，从而将胎儿经产道推出。如果用力不当，力量集中在上半身，就没有效果。身体仰卧，两膝弯曲，两腿分开；双手握住床栏杆，背贴着床；下巴低下；深深地吸气，又屏住气，然后向下用力；这时最重要的是不让背和腰抬起来，头歪或上身弯曲是不行的。用力，是全身肌肉都参与的激烈运动。为了在分娩时能正确使用用力方法，练习时应注意动作的准确性。

**分娩时的短促呼吸：**随着分娩的进程，当婴儿的头从产道露出来时，就使用短促呼吸的方法。姿势同腹式呼吸法相同；两手交叉放在胸前；口张大，一口接一口地呼吸。这样呼吸的特点是一遍又一遍地快速进行，呼吸时有无声音、是深呼吸或浅呼吸都无关紧要。这种呼吸方法可以消除会阴的紧张。在婴儿娩出阴道时，不致使阴道撕裂。产妇自身要放松，这样疼痛就会减轻。

以上方法，可从现在开始每天练习，直到分娩，可对顺利分娩有一定的作用。

## 孕妈妈心理调适计划

孕妈妈睡前不要看煽情小说，不要看故事情节大起大落的电视剧，不要饮用刺激性的饮料，也不要与人进行激烈的争论。上床后可以看一会儿当天的报纸和杂志，或是看一些休闲的书籍，这样，可以使自己的心情逐渐平静下来，更容易进入睡眠。

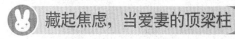

## 准爸爸爱妻计划

### 藏起焦虑，当爱妻的顶梁柱

孕妈妈着急分娩，害怕分娩，而作为准爸爸，其心里也不会轻松。但准爸爸还要记住把你的焦虑心情藏起来，要知道，你是此期孕妈妈唯一的依靠，如果你自乱阵脚，孕妈妈也会更紧张。所以，准爸爸应该勇敢些，做好孕妈妈的工作，每日与孕妈妈共同完成胎教的内容，并对孕妈妈进行多方面的照料，体贴入微，陪孕妈妈一起愉快地度过分娩的时光。

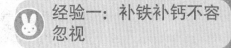

## 孕妈妈经验分享

### 经验一：补铁补钙不容忽视

孕妈妈在这个时期必须补充足够的铁、钙。胎儿肝脏以每天5毫克的速度储存铁，直到存储量达到240毫克。此时铁摄入不足，可影响胎儿体内铁的存储，出生后易患缺铁性贫血。而妊娠全过程都需要补充钙，但胎儿体内的钙一半以上是在怀孕期最后2个月储存的。如果第9个月里钙的摄入量不足，胎儿就要动用母体骨骼中的钙，致使孕妈妈发生软骨病。

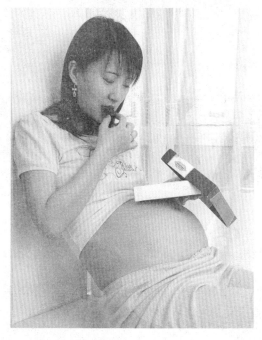

### 经验二：选择医院要注意理性消费

近年来，许多私立医院设立人性化服务，提供全面的孕产"套餐"，越来越多的妈妈愿意在私立医院生产，不过这些医院一般收费比较昂贵。而对于大多数年轻夫妇来说，费用是不得不考虑的问题。其实只要注意了孕程保健，对医院各项设施考察通过，就没必要追求过高的分娩消费，要量力而行，理性消费，就算是给孩子上的人生第一堂课吧！

# 孕妈妈9月胎教计划

## 情绪胎教

孕妈妈每天坚持写孕期日记，可以帮助自己更加了解身体的状态，也有助于调整自己的情绪，让自己可以经常保持愉悦的心情。一笔一画写就的孕期日记，可以作为礼物送给宝宝，宝宝将来长大了重温妈妈的记录，会更加懂得父母的关爱。

## 语言胎教

每天坚持和宝宝进行交流，只要是心里想到的，随时都可以给他讲。工作压力大时，可以试着和胎儿说说话，讲话时要用温和、轻柔的语调，浅显易懂的语言。如果在办公室讲话不方便，也可以在心中默念。最好是晚上回家后，和准爸爸一起对胎儿讲话，胎儿会感觉到他即将到来的世界是多么的温馨。

## 音乐胎教

孕妈妈大多情趣高雅，实践证明，受过音乐胎教的胎儿，出生后会像妈妈一样高雅，他会喜欢音乐，反应灵敏，性格开朗，智商较高。

音乐是情感的表达，是心灵的语言，能使人张开幻想的翅膀，随着优美的旋律，唤起胎儿的心灵，打开智慧的天窗，可以促进胎儿的成长。

胎教音乐推荐：维瓦尔第的大提琴协奏曲《四季》中之"春"，门德尔松的管弦乐序曲《仲夏夜之梦》。

# 孕妈妈9月疾病防治计划

## 防治羊水异常问题

羊水是维系胎儿生存的要素之一。羊水量的多寡因人而异，通常随着妊娠周数增长而逐渐增加，12周时有50毫升，怀孕中期大约400毫升，直到妊娠36~38周达到最大量的1 000毫升左右，过了预产期则显著减少。

临床上是以"羊水指数"作为参考值的。以肚脐为中心画一个"十"字，将孕妈妈的肚子分成四个象限，分别测量其中羊水的深度，四个数字加起来即为羊水指数。

一般定义羊水指数超过18厘米为羊水过多，低于8厘米则属羊水过少。羊水过多、过少都不好，应积极找到原因，配合医生对症治疗。

## 警惕子痫

妊娠期，孕妈妈会出现下肢水肿的现

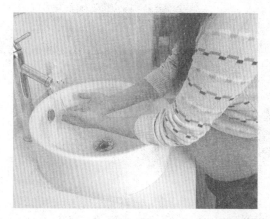

象。一般出现这种情况，基本上都是因为体内对水分和盐类的代谢能力要比没有妊娠时低。因此，容易造成水分在身体里潴留，而出现水肿现象；另一方面，子宫增大，也可引起下肢血液循环不畅，可能出现水肿现象。

一般这种水肿，休息一个晚上后即可消失。医学检查时，血压、尿液均无异常。医学上称为"生理性水肿"，这不是病态。

但有少数孕妈妈，水肿得很厉害，有时脚肿得穿不上鞋子，水肿出现后不消失，反而逐渐加重，严重者出现全身水肿，这就是病态的了，此时孕妈妈进行医学检查和实验室检查，可能会有血压高、尿中有蛋白等情况，发展到严重阶段时，就可出现抽风，医学上称为子痫，这种情况的出现对母子都有严重的威胁，应积极防治。

## 😊 巨大胎儿及早确定分娩方式

孕妈妈应适当限制饮食，防止身体过胖，可以减少巨大胎儿的产生。产前检查若发现胎儿较大，要听从医生的建议，她们会根据孕妈妈骨盆大小、初产还是经产、羊水多少等情况，确定分娩方式。

## 🐰 胎盘早期剥离需警惕 ▶▶

胎盘早期剥离是妊娠晚期严重的并发症，对母体和胎儿有很大危险。胎盘早期剥离的原因主要有：妊娠高血压综合征合并心血管肾脏疾患；创伤如摔倒、腹部被撞击；胎位不正，行倒转术时手法过重；重体力劳动时局部过度牵拉；严重咳嗽；胎儿脐带过短，胎头下降时被牵扯等；精神因素，如过多的恐惧、忧虑等精神上的剧烈变化等。

发生胎盘早期剥离，如果处理不及时会导致母胎死亡。因此，如果发生阴道流血，必须立即去医院就诊。

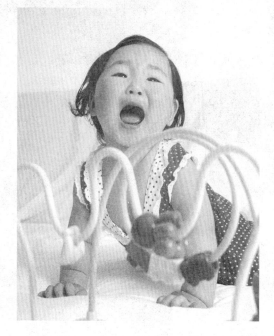

孕妈妈经：QUESTION AND ANSWER

**Q** 上班的时候总爱往厕所跑是不是不正常？

**A** 怀孕到第8个月的时候，胎儿的重量开始超过1.5千克，子宫受到的压力也越来越大。日渐膨胀的子宫开始压迫临近的膀胱，造成膀胱储尿量下降，于是孕妈妈会发现，原先上8小时班只需要上3次厕所，现在居然1小时不到就要上一次。千万别因"怕麻烦"而憋尿，膀胱受不了"内外交困"的压力，很容易引发膀胱炎症；另外，憋尿也使孕妈妈心神不宁、血压上升。此时，起身上厕所是一种轻微的活动，也是极好的放松哦。

**Q** 在办公室如何保证享受日光合成的天然钙？

**A** 怀孕晚期，腹中胎儿需要生长，因此从母体汲取的钙质和其他营养越来越多，如果母体的供给跟不上，孕妈妈便很容易出现牙齿松动、指甲变薄变软、梦中盗汗及小腿抽筋现象。一般人都认为补钙只要摄入高质量的游离钙即可。殊不知，维生素D及维生素E，也是钙质吸收的重要条件，一旦缺乏，摄入人体的钙质将有90%随尿排出。

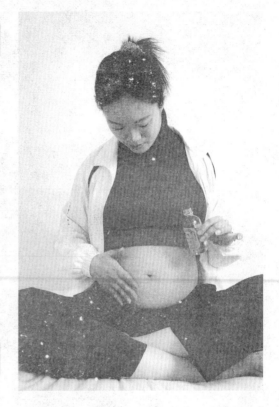

保证充足的光照是自身产生维生素D的重要条件。注意，这种光必须是天然的"补钙剂"——阳光。所以万一你所在的办公室处于背阴面，最好要求调换到向阳面的办公室里去，再不行，要注意每天午休时走到阳台或广场上去，进行不少于1小时的"日光浴"。

# 孕妈妈9月孕事点滴

| 身体方面 | |
|---|---|
| 体重和腰围 | |
| 身体自觉症状 | |
| 异常情况 | |

| 生活方面 | |
|---|---|
| 饮食情况 | |
| 睡眠情况 | |
| 性生活情况 | |
| 运动情况 | |
| 工作情况 | |
| 外出情况 | |
| 心理情绪 | |
| 环境污染 | |
| 用药情况 | 最近1个月是否用药：是（ ） 否（ ） |
| | 用药名称： |
| | 服用剂量： |
| | 是否遵医嘱： |
| 胎教情况 | |
| 其　他 | |

| 产前检查情况 | |
|---|---|
| 是否进行产前检查 | 是（ ） 否（ ） |
| 检查项目 | |
| 检查结果 | |
| 异常情况 | |
| 医生建议 | |
| 异常处理 | |

写给胎儿的话：

年　　　月　　　日

**小叮咛**

现在已经进入怀孕的最后阶段，从这个月开始，孕妈妈就开始频频接到分娩的"信号"。其实，妊娠分娩是一种再自然不过的生理现象了，因此，家人大可不必一看见孕妈妈有腹痛等分娩的先兆，就着急得不得了，可以先了解孕妈妈整个分娩过程可能碰到的问题。

而这个时候，等待宝宝降生的孕妈妈比谁都紧张。此时最需要做的是调整好心态，做好必要的准备，迎接腹中可爱的小天使的到来！

## 孕9月孕妈妈胎儿变化对照表

| 孕妈妈变化 | 妊娠第33周 | 1. 子宫底已升至脐与剑突之间，子宫高29厘米，胃和心脏受压迫感更为明显，有时感到气喘、呼吸 困难，胃饱胀<br>2. 由于子宫压迫膀胱，排尿次数增加，尿频明显<br>3. 有的孕妈妈会感到有时有轻度子宫收缩 |
|---|---|---|
| | 妊娠第34周 | 1. 子宫底在肚脐上约14厘米处，宫高约30厘米<br>2. 这时孕妈妈觉得盆腔、膀胱、直肠等部位有压迫感，甚至出现"针刺样"的感觉<br>3. 如果是初产妇，这时候胎儿的头部已经降入骨盆，紧紧地压在子宫颈上；而对于经产妇，胎儿入盆的时间会较晚些<br>4. 在此时，孕妈妈手脚、腿等都会出现水肿<br>5. 由于腹壁变薄，有时在孕妈妈的肚皮外面可看到胎儿在动 |

（续表）

| 孕妈妈变化 | 妊娠第35周 | 1. 子宫底在肚脐上约14厘米处，宫高约31厘米<br>2. 子宫壁和腹壁已经变得很薄，可以看到胎儿在腹中活动时手脚、肘部在腹部突显的样子<br>3. 体重比妊娠前增加了8～12.5千克<br>4. 由于下降到骨盆的胎儿影响肠道的蠕动，孕妈妈常会发生便秘和痔疮。另外，也可引起腹股沟疼痛、抽筋，行动更为艰难<br>5. 临近分娩时，孕妈妈会出现明显的情绪波动，自控能力差，易怒，易失眠等 |
|---|---|---|
| | 妊娠第36周 | 1. 子宫底在肚脐上约14厘米处，宫高约32厘米<br>2. 孕妈妈会感觉身体逐渐沉重，小便频数，阴道分泌物增多，有轻微的子宫收缩<br>3. 从本周起孕妈妈的体重不再会大幅增长，乳腺有时会分泌乳汁 |
| 胎儿变化 | 妊娠第33周 | 1. 胎儿身长约48厘米，体重约2 200克<br>2. 胎儿的头骨很软，每块头骨之间都有空隙，这为宝宝在生产时头部能顺利通过阴道做准备<br>3. 胎儿皮下脂肪较前丰满，周身呈圆形。皮肤的皱纹、毳毛均减少许多。皮肤颜色为淡红色，指甲长至指尖部位 |
| | 妊娠第34周 | 1. 胎儿坐高约30厘米，体重约2 300克<br>2. 胎儿的各器官均已充分发育<br>3. 胎儿也在为分娩做准备了，他的头转向下方，头部进入骨盆 |
| | 妊娠第35周 | 1. 胎儿身长约50厘米，体重约2 500克<br>2. 此时胎儿神经中枢系统以及消化系统，肺部发育等，都越来越完善<br>3. 胎儿越来越胖，子宫的空间显得越来越小，胎儿很难再四处移动 |
| | 妊娠第36周 | 1. 胎儿身长51厘米左右，体重约2 800克<br>2. 肾脏发育完毕，肝脏也开始清理血液中的废物。脸蛋儿也变得圆润饱满<br>3. 如果有胎记，那么这种标志在此期已经完全形成了。胎儿从本周末起就已经可以称作是足月儿了（37～40周） |

# 孕9月计划表

| 1 | 预防后期异常 | 关注胎儿变化，坚持计数胎动，胎动每12小时在30次左右为正常，如果胎动过少（少于20次预示可能缺氧，少于10次有生命危险），则应及时上医院就诊 |
| --- | --- | --- |
| 2 | 做好入院分娩前的准备 | 了解什么是宫缩、见红、破水，该如何处理等，因为现在你随时可能临产 |
| 3 | 预防便秘 | 保持良好的饮食和生活习惯，禁止用泻药 |
| 4 | 产前体检 | 每2周体检一次，以防高危情况 |
| 5 | 出行要小心 | 避免单独外出，更不要外出太久，过度劳累 |
| 6 | 避免性生活 | 增大的腹部使腰部疼痛，身体懒得动，性欲也随之减退。这个月一定要控制性欲，避免强烈刺激造成宫缩 |
| 7 | 关注胎儿体位 | 医生可以根据这些检查对你的分娩情况和胎儿的健康情况作出正确的判断 |

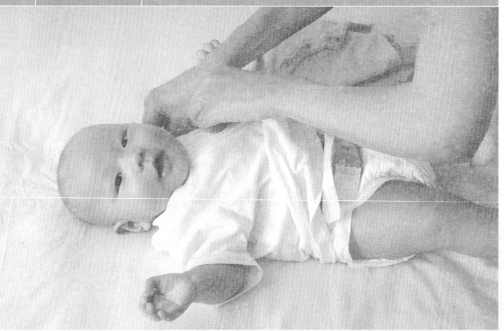

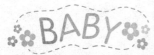

# 收获在10月：迎接小天使的到来

## 第37~40周

### 孕期全计划 ① 妊娠第37周

## 孕妈妈营养计划

### 孕妈妈营养关注

① 根据中国营养学会推荐的标准：一般妇女的热量摄入每日为8786千焦（2100千卡）；孕期的孕妈妈热量摄入每日为9 623千焦（2300千卡）；产妇的热量摄入每日为10878千焦（2 600千卡）。孕妈妈营养需求并不是我们想象的那么多，

所以没必要大吃大喝，尤其是油炸食品、高热量食品、含糖分高的食品等，孕妈妈最好还是少吃。

② 这个阶段应吃一些制作精细、易于消化、营养丰富、有补益作用的菜肴，为孕妈妈的临产积聚能量。还要注意预防便秘和水肿。

### 孕妈妈营养加油站

**萝卜丝炒虾皮**

做法：白萝卜洗净、去皮、切丝；粉丝过水煮烂，拔凉控干水分；锅烧热，加入油、葱、姜、萝卜丝、粉丝炒熟，加虾皮、鸡精、盐等调味料，收汁即可。

功效：顺气通便。

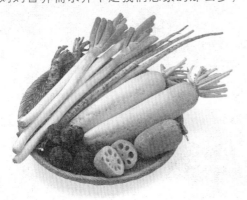

### 什锦炖鸡

做法：将柴仔鸡1只宰杀、净膛；将鸡肝、鸡肫及冬菇丁、玉兰丁（冬笋丁）、火腿丁用盐、酱油、料酒等调味料浸30分钟入味；将泡好的鸡肝、鸡肫及冬菇丁、玉兰丁、火腿丁及调味料装入鸡腹内，上锅蒸熟（也可以少量汤炖熟）即成。

功效：补充精力。

### 香菇百合鸡翅

做法：将香菇泡发，胡萝卜洗净切小块，鲜百合洗净一片片掰开。将鸡翅、香菇、胡萝卜、大蒜入锅翻炒，加入泡香菇水炖至鸡翅烂熟，加入百合，大火煮沸，加盐等调料即可。

功效：补充多种孕期所需维生素。

###  山药炖羊排

做法：将山药洗净、去皮，切成菱形块；羊排斩成小块。羊排过水焯一下。锅中加水，下羊排、料酒、花椒、香叶、葱、姜，水煮沸改小火炖2小时，加入山药，炖30分钟，加盐、胡椒粉即可。

功效：补充蛋白质，暖胃提神。

## 孕妈妈生活计划

###  养足精力，注意安全

孕妇在这几周中身体会越来越感到沉重，因此要注意小心活动，避免长期站立，洗澡的时候避免滑倒等。一定要注意充分休息和保持足够睡眠。只要感到累就要休息，不要勉强，避免引起高血压，也为越来越临近的分娩储备力量。

## 孕妈妈运动计划

###  开始减少运动

孕妈妈此时妊娠已达足月，子宫已过度膨胀，宫腔内压力已较高，子宫口开始渐渐地变短，身体负担也较重。所以从此时开始，应减少运动量，以休息和散步为主，还可进行一些辅助分娩的练习。

## 孕妈妈心理调适计划

到底有多么痛？我害怕分娩疼痛怎么办？估计产痛这个问题，是很多妈妈心目中永远抹不去的痛！到底有多痛，我们无法告诉你一个度！但是，孕妈妈可以瞧瞧周围的许多亲朋好友，她们都经历过分娩的痛，可是不是照样活得好好的，不是照样都为有了宝宝而幸福吗？要知道拥抱新生命的喜悦是胜过分娩时的阵痛的，所以不要再考虑这个恼人的问题！拿出勇气来，勇敢分娩。

相信你只要心情放松，勇敢面对，其实，分娩的阵痛并没有你想象的那么痛！

并且现在很多医院有各种无痛分娩方式可选择，所以你更不要担心，一定会受到很好的保护的，勇敢一些吧！

## 准爸爸爱妻计划

### 孕妈妈急产时准爸爸不要惊慌

急产比较危险，可是当面临时，也须合理处理。作为准爸爸的你，一定要学会这个问题的处理，即使你认为你绝对不可能遇到此类问题，但最好还是学学这个问题的处理方法为妙！

急产的发生有很多原因，关键因素就是没有对孕妈妈监护好，太大意，以至于分娩临近时还没有去医院。

当急产发生时，要迅速拨打急救电话，并给孕妈妈的主产医生打电话，请按医生的指导操作。

**在母体方面：**

让孕妈妈迅速半躺在床上，脱掉下身衣物。在床上和地上铺上干净的厚棉被，以防宝宝出生时滑落摔伤。

为免胎头太快冲出来，导致产道和会阴严重裂伤，家人可尝试一手拿干净小毛巾压住会阴，另一手挡着胎头并稍微向上引导，让他（她）能慢慢地挤出阴道口。

接着胎盘自动娩出，伴随强烈宫缩，产妇可自行按摩缩小到肚脐下的子宫，通常就不会再有太多出血量。

这时候紧急处理的重点是在宝宝身上：

**保护婴儿：**要注意宝宝身体表面沾有胎脂和羊水相当滑，分娩时避免婴儿头部碰撞或滑落到地上。

**断脐：**最简单的方法是将脐带对折用橡皮筋或绳子绑紧，阻断血流以免婴儿血液回流到母体。

**保持呼吸顺畅：**先把婴儿脸上的血渍擦拭干净后，放置成头低脚高的姿势，轻拍脚底或按摩背脊，有助于排出口鼻内的羊水，并且刺激他（她）哭出声音。

**保温：**胎儿一离开母体，马上承受环境温度急剧下降的变化，擦干后用大毛巾和包被覆盖身体并且抱在怀中。

然后，等待医生的救护。

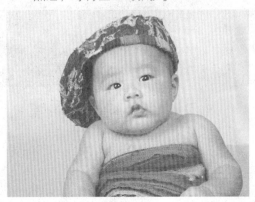

## 孕妈妈经验分享

### 经验一：有特殊情况的孕妈妈要提前入院

有些情况，虽然孕妈妈没有临产征兆，也要提前入院。这些情况包括：妊娠并发其他疾病（如心脏病、糖尿病、肾脏病等），骨盆狭窄，胎位不正，妊娠高血压综合征，曾有过难产、急产、剖宫产史的，有过新生儿溶血症史的，做过子宫手术（如畸形矫正、肌瘤切除、宫颈缝合等）的，多胎妊娠、年龄超过35岁的以及有其他异常情况。不要等到危险发生时再入院，恐怕那时已晚矣！只要产前检查发现有意外情况，孕妈妈及其家人都要听从医生的安排及早入院，以避免意外的发生！

### 经验二：要观看阴道分泌物

由于胎头下降牵拉宫颈，有的孕妈妈会觉得胎儿好像就要掉出来了似的。而且膀胱受到压力，使你总有便意，不得不一次次往厕所跑。阴道分泌物也更多了，要注意保持身体清洁，特别要注意阴道分泌物是否正常，有没有血性分泌物，如果其中带有血迹，就应马上去医院检查。

## 孕期全计划 ② 妊娠第38周

## 孕妈妈营养计划

### 孕妈妈营养关注

❶ 此期孕妈妈胃口较好，可还是要合理饮食，营养均衡，少吃多餐。适当地吃些坚果、巧克力之类的食物，可增加体力，以应付随时可能来临的分娩。

❷ 保证食物品种的丰富，就可以保证维生素营养的全面和均衡，每天应食用2种以上的蔬菜。不过除非医生建议，产前不要再

补充各类维生素制剂，以免引起代谢紊乱。

 **孕妈妈营养加油站**

 **什锦锅**

做法：将香菇泡发。白萝卜洗净切段，入沸水煮熟，中间挖空。将香菇、洋葱、胡萝卜、青豆、玉米粒、香肠切小丁。香菜洗净切碎。热锅入油，先煸炒香菇、洋葱、胡萝卜、香肠，再加入其他丁料及香菜翻炒。将炒匀的诸料填入白萝卜段，码盘。另起锅，加素蚝油、白糖、勾芡，将汁淋在白萝卜段上即可。

功效：营养丰富，和胃益气，通便。

**红糖桑葚粥**

做法：将干桑葚用水浸泡半小时，去柄，洗净。把粳米放入清水中淘洗干净。锅置火上，放入清水适量，然后放入桑葚、粳米，先用大火烧沸，再改为小火熬至粳米开花、粥汁黏稠时，加入红糖拌匀，片刻后离火即可食用，每日可食1次。

功效：滋阴养血，益气和中。

 **肉片西洋参汤**

做法：西洋参洗净切片，用沙锅加水2碗半，放入西洋参片和瘦肉，煮成1碗，可加味调好温服。

功效：产前补气血。

**莲藕炖排骨**

做法：将排骨洗净；莲藕刮衣切片；莲子洗净备用。用半锅水，放入莲藕，以中火煮沸；然后用小火炖煮约半小时，加入排骨和莲子。烧沸后烹一些酒，再炖2小时，视莲藕已软加入调味品即可饮用。

功效：补心益脾，止血安神。

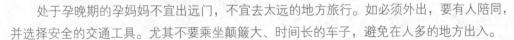 **孕妈妈生活计划**

 **不要出远门**

处于孕晚期的孕妈妈不宜出远门，不宜去太远的地方旅行。如必须外出，要有人陪同，并选择安全的交通工具。尤其不要乘坐颠簸大、时间长的车子，避免在人多的地方出入。

 **孕妈妈运动计划**

 **呼吸运动**

呼吸运动是孕妈妈的一种特有的运动，可以松弛身心，强化孕妈妈的心脏和肺的功

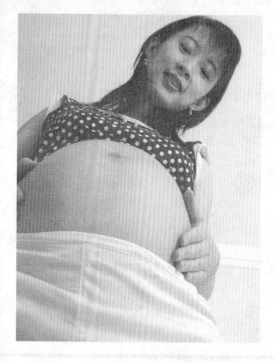

能，同时为分娩储备技巧和能量。这种呼吸操可从孕中期开始练习，每天坚持5分钟以上。练习时仰卧并全身放松，在舒缓的乐曲伴奏下均匀呼吸。天气好时，可打开窗户，呼吸新鲜空气，将新鲜空气输送到体内，让胎儿从血液中获得更多的氧气。若在分娩时应用，有助于孕妈妈放松紧张心情，减轻疼痛。

在背后靠一小靠垫，膝盖伸直，全身保持放松。然后把两手轻轻放在肚子上，用鼻子慢慢吸气，直到肚子膨胀起来。将口型缩小，慢慢地、一点点地将体内的空气全部吐出，而且吐气时要比吸气时用力，慢慢地吐，用力地坚持到最后，每天坚持5次以上。

 ## 孕妈妈心理调适计划

如果孕妈妈对自己的宝宝充满期待，对自己将要完成的使命充满骄傲，对所面临的痛苦无所畏惧，那么你就会更镇定，更有韧性。就不会像有的人那样拼命喊叫而浪费体力，你会更坚强、更富于忍耐，你的努力也就更易奏效，因此也会少受些痛苦。

 ## 准爸爸爱妻计划

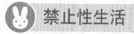 **禁止性生活**

从妊娠第36周后，应严禁性生活。因

为性生活可能造成胎膜早破和早产。所以准爸爸要注意，此阶段应避免和孕妈妈同房，避免发生宫腔感染和胎膜早破。

## 孕妈妈经验分享

### 学会减轻产痛的方法

焦虑、恐惧等不良的情绪反应可使自身抵御疼痛的能力下降，使疼痛加重。而疼痛又加重焦虑、恐惧等情绪，形成恶性循环。因此，你应正确对待产痛，并学会减轻产痛的方法：

**1** 增强分娩的信心，保持良好的情绪，可提高对疼痛的耐受性。

**2** 想象及暗示：想象宫缩时宫口在慢慢开放，阴道在扩张，胎儿渐渐下降。同时自我暗示："我很顺利，很快就可以见到我的宝宝了。"

**3** 待产时进行肌肉松弛训练、深呼吸、温水浴、按摩、改变体位等都是有助于放松的方法。

**4** 看你最喜欢的照片或图片、图书，看电视，听音乐，交谈都可以分散注意力，减轻疼痛。

**5** 借助于哼、呻吟、叹气等微弱宣泄方法可以减轻疼痛。

孕期全计划

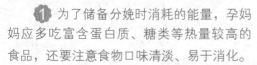

## 妊娠第39周

## 孕妈妈营养计划

### 孕妈妈营养关注

**1** 为了储备分娩时消耗的能量，孕妈妈应多吃富含蛋白质、糖类等热量较高的食品，还要注意食物口味清淡、易于消化。

**2** 此期孕妈妈进餐的次数每日可增至5餐以上，以少食多餐为原则，应选择体积小、营养价值高的食物，如动物性食品等，减少营养价值低而体积大的食物，如土豆、红薯等。

**3** 拒绝快餐店的诱惑。快餐店的烹调方法，常是高油、高盐、高糖，其所造成的后果当然是高胆固醇、高热量。所以，要减少在外就餐的机会，尽量自己动手做菜，既卫生又能控制调味料的量，保证合理、健康的饮食。

##  孕妈妈营养加油站

### 炸酱排骨

做法：番茄2个洗净切片，摆放在碟边。带软骨的小排骨用水煮约20分钟，熟软后取出。起油锅入油2汤匙，油热后加入2汤匙甜面酱及蒜末，爆香后倒入煮软的排骨同炒一会儿，再倒入刚才煮排骨的高汤半碗，放入糖少许调味，调小火，汤汁将干出锅，码放盘中央即可。

功效：营养全面，补充蛋白质和钙质。

### 豆腐皮鹌鹑蛋汤

做法：鹌鹑蛋8个，豆腐皮2张，水发香菇2个，火腿肉25克，葱花、姜末、料酒、精盐、味精、植物油各适量，将鹌鹑蛋打入碗内，加盐少许，搅拌均匀；将豆腐皮撕碎，洒上少许温水湿润；香菇择洗干净，切丝；火腿切末，备用；锅置火上，放入植物油烧热，下葱花、姜末爆香，倒入鹌鹑蛋翻炒至凝结，加入清水适量，烧沸，加入香菇、料酒、精盐、味精，煮15分钟，加入豆腐皮，撒上火腿末，煮沸即可。

功效：鹌鹑蛋具有补五脏、通经活血、强身健脑、补益气血的作用，孕妈妈常吃此菜能清肺养胃、强身健脑。

###  番茄生菜沙拉

做法：番茄2个，生菜200克，沙拉酱适量，将番茄烫过，去皮，切块；生菜洗净，撕成稍小的片，与番茄混合，调以沙拉酱即成。

功效：最大限度地保留了原料中的番茄红素和维生素C，不但满足营养需要，对淡化妊娠斑也有很好的作用。

# 孕妈妈生活计划

## 做好准备迎接宝贝到来

❶ 注意休息，养足精神，迎接分娩。另外，要调适心理状态，可以看看喜欢的书，玩玩喜欢的游戏。

❷ 坚持去做产前检查，有问题及时处理。

❸ 避免和准爸爸同房，以免发生宫腔感染和胎膜早破等不良情况。

❹ 要注意卫生，坚持每天用温水洗澡或擦身，还要注意洗浴安全等。

总之，生活中的方方面面都要注意安全，一切为分娩开"绿灯"。

**孕妈妈运动计划**

###  有助顺产的产前运动

孕妈妈在预产期之前14天开始练习分娩促进运动，将有助于顺产。

**下肢运动**

这个运动有助于增强背部肌肉力量，使下肢关节更为灵活，有助分娩。

❶ 盘腿坐在地上，背部挺直，双手握住脚掌，使两脚脚底靠在一起。大腿外侧下压，数5下放松，重复10次。

❷ 靠墙坐在矮椅子上，双脚尽量分

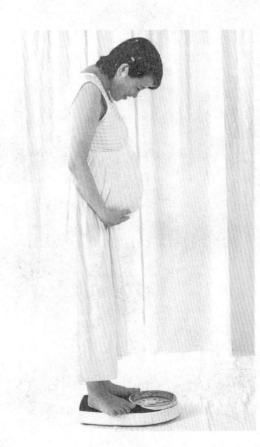

开，持续约15分钟。每天可进行2~3次。

**腰腹运动**

❶ 卧平躺，头垫枕头，双膝屈起，双手放在两边，将腰部尽量贴向床，持续5秒，然后放松，连续做10~15次。

❷ 双膝微微分开跪下，双手分开与肩平，头下垂，收缩腹部肌肉，背部向上拱，维持5秒，放松。连续做10次。

**骨盆运动**

❶ 坐在地上，两腿最大限度地张开，双臂分别向左右伸展。整个身体向前倾，然后向后仰。反复几次。

❷ 站立，双腿分开与肩同宽，膝盖自然弯曲，双手放在腰间。一边呼气一边左右运动骨盆。也可以前后运动。

❸ 坐在圆球上，张开双腿。将球向后推，同时身体向前倾，以不压迫腹部为宜。

❹ 坐在地上，端正身体，一条腿向旁边伸直，另一条腿向内弯曲，手自然握住腿，上身慢慢向下弯，以能弯曲到最大程度为限。

**分娩促进运动**

❶ 马步姿势。手扶桌沿，双脚平稳站立，慢慢弯曲膝盖，骨盆下移，双腿膝盖自然分开直到完全屈膝；接着慢慢站起来，用力往上蹬，直到双腿及骨盆全部直立为止。重复数次。

❷ 划腿运动。用手扶椅背，右腿固定，左腿做360°转动（画圈），还原，换

腿做。早晚各做5~6次。

❸ 腰部运动。用手扶椅背，慢吸气，同时手臂用力，脚尖立起，腰部挺直，使下腹部紧靠椅背，然后慢慢呼气，手臂放松，脚还原。早晚各做5~6次。

❹ 青蛙姿势。下蹲，双腿分开与肩同宽，双手撑在地面上，将臀部往上提，直到胳膊完全伸直。

❺ 抬腿运动。自然站立，将一条腿用力提至45°，脚腕儿稍微向上翻。换腿，重复做数次。

 孕妈妈心理调适计划

产痛是分娩过程中受注意的中心。在进行长时间的分娩心理准备时，应该让孕妈妈真正了解产痛的意义，消除对母子的负面影响，孕妈妈可以去咨询妇产科医生或相关的精神科医生，医生会鼓励孕妈妈在分娩过程中得到充分的体验，并且分娩过程有利于调整随后的母子关系。分娩时使用药物止痛，不应该代替分娩的心理准备。从身心学观点讲，分娩体验对母子关系有积极的影响。

 准爸爸爱妻计划

### 做个想事周到的好老公

这时准爸爸还能做些什么呢？

首先，检查一下，还有什么事情没有安排好。如母子入院和出院所需的所有衣物、卫生用品、产前检查记录、可以随时取出以备急用的钱等必需品是否已经整理妥当。

如果你们居住的是高层住宅楼，就应该和电梯管理员打好招呼，告诉他们最近有可能在夜间需要使用电梯，请他们予以帮助。甚至应计划一下孕妈妈一旦临产时乘什么车、选什么路线去医院，尽可能把所有的问题都想到。

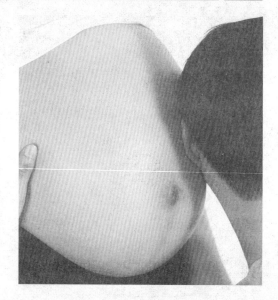

孕妈妈经验分享

 **什么时候应该去医院**

这时，应注意三个重要现象：宫缩、破水和流血。

**宫缩**：临近预产期，腹部一天有好几次发紧的感觉，当这种感觉转为很有规律的下坠痛、腰部酸痛（通常每6～7分钟1次）时，2～3小时后就应去医院检查，这就意味着要临产了。

**破水**：临产后，宫缩频次加强，羊膜囊破了，有清亮的淡黄色水流出。如在临产前，胎膜先破，羊水外流，则应立即平卧并送医院待产。羊水正常的颜色是淡黄色，血样、绿色混浊的都要引起注意。

**流血**：临产前阴道流出少量暗红色或咖啡色夹着黏稠分泌物的液体是正常的，如血多或鲜红，就应去医院。

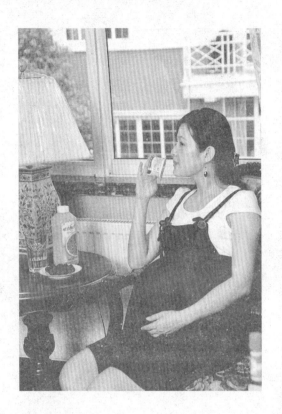

**孕期全计划**

**4**

# 妊娠第40周

 孕妈妈营养计划

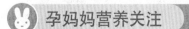 **孕妈妈营养关注**

初产妇从有规律性宫缩开始到宫口开

全，大约需要12小时。如果孕妈妈是初产妇，无高危妊娠因素，准备自然分娩，可准备一些易消化吸收、少渣、可口味鲜的食物，如鸡蛋汤面、排骨汤面、牛奶、酸奶、巧克力等食物，同时注意补充水分，让自己吃饱吃好，为分娩准备足够的能量。否则吃不好睡不好，紧张焦虑，容易导致疲劳，将可能引起宫缩乏力、难产、产后出血等危险情况。

## 🐰 孕妈妈营养加油站 ➤➤

### 🥕 无花果莲子猪肠汤

做法：将无花果洗净；莲子去芯洗净，用水浸1小时；猪大肠1段（约20厘米）用粗盐擦洗干净。把无花果、莲子装入猪肠内（留少量水），扎紧猪肠开口，放入锅内，加清水适量，大火煮沸后，小火煮2小时，调味即可，随量饮用，猪肠佐餐。

功效：健脾和胃。

### 🥕 紫苋菜粥

做法：将紫苋菜择洗干净，切成细丝。将粳米淘洗干净，放入煮锅内，加清水适量，置于火上，煮至粥成时，加入香油、紫苋菜、精盐、鸡精，再煮两三滚即成。

功效：此粥具有清热止痢、顺胎产的作用。特别是孕妈妈临盆时进食，能利窍滑胎易产，是孕妈妈临盆时的保健食品。

### 🥕 莲藕大枣章鱼猪手汤

做法：大枣6~8枚去核，和绿豆50克一起洗净，用清水浸泡片刻；章鱼干1只洗净，用温开水浸泡半小时；莲藕洗净去节，切成块状；猪手洗净，整个与各物一起放置瓦煲，先用大火，后用小火煲2个半小时，然后捞起莲藕、猪手切块状，拌酱油等调味料供佐餐用。汤水调入适量食盐即可。

功效：气味香浓可口，具有补中益气、养血健骨的功效，同时又能养血、滋润肌肤，又有催乳的作用。

# 孕妈妈生活计划

## 🐰 和老公享受宝宝到来前的两人世界

最后，再将整个身心放轻松，享受一下这已为时不多的两人世界吧。在家里听听音乐，看看影碟，这样的日子也许就要暂时向你们告别了。

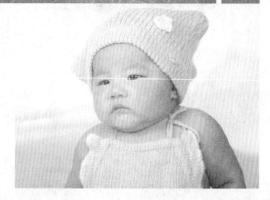

# 孕妈妈运动计划

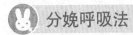

### 分娩呼吸法

调整呼吸，然后用鼻子深吸一口气，使胸部鼓起，慢慢呼出，如此不断交替，可运用在分娩的第一产程宫缩期。在强烈的宫缩期，就要保持快速吸气、呼气交替。约2秒1次，有节奏地进行，不必吸气太深，可有效促进宫口开大。在胎儿娩出期，就要学会屏气。先吸气至尽可能深的程度，接着屏气，默念到10，再吐气。如此反复练习，屏气时间可达半分钟或更长，然后再呼吸节奏加快，约1分钟呼吸1次，嘴半张哈气，可有效帮助胎儿娩出。

# 孕妈妈心理调适计划

马上就要分娩了，或许孕妈妈现在已经平静了许多！或许也更忧虑了！但是无论如何，你都得面对这一关，不是吗？既然那么痛苦，那么勉强，也得面对，何不放松一些，抛开一切包袱，来个顺其自然呢！相信，你所面临的并不会像你想象的那么糟糕。相反，事情还有可能因你的思想包袱放下了，反而变得更简单，更顺利了！

# 准爸爸爱妻计划

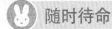

### 随时待命

孕期的最后阶段一定要避免性生活，避免对子宫的任何压力。准爸爸这时应随时处于待命状态，保证孕妈妈随时可以找到你，也可以委托一个亲友或亲自请假来陪伴孕妈妈。还要学会帮孕妈妈计数宫缩频率，当宫缩时间间隔越来越短、疼痛时间越来越长的时候，就应考虑马上去医院，特别是在距离医院路程较远的情况下，一定要把时间安排好。

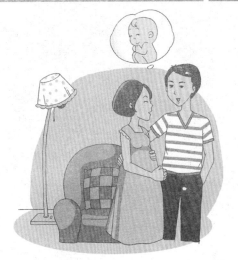

## 做好紧急电话、地址一览表

准爸爸需要把紧急时需要打的电话号码和住所等资料做成一览表贴在电话机旁，以便孕妈妈在遇到紧急情况时不至于惊慌失措，内容如下：

| 联系人 | 电话号码 | 地 址 | 备 注 |
|---|---|---|---|
| 住院的医院 | | | （休假日、夜间就诊情况） |
| 丈夫公司 | | | （常去的地方、饭店等） |
| 娘 家 | | | |
| 婆婆家 | | | |
| 兄 妹 | | | |
| 好 友 | | | |
| 出租汽车公司（不止1个，要有2~3个） | | | |

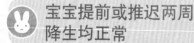

# 孕妈妈经验分享

## 宝宝提前或推迟两周降生均正常

大多数的胎儿都将在这一周诞生，但真正能准确地在预产日期出生的婴儿只有5%，因为在计算预产期时已包括了合理误差，提前两周或推迟两周都是正常的，不必过于着急。

如果推迟两周后还没有临产迹象，特别是胎动明显减少时，就应尽快去医院，医生会采取相应措施，尽快使胎儿娩出。要注意避免胎膜早破（早破水），即还未真正开始分娩，包裹在胎儿和羊水外面的胎膜就破了，羊水大量流出，阴道中的细菌会乘机侵入子宫，给胎儿带来危险。

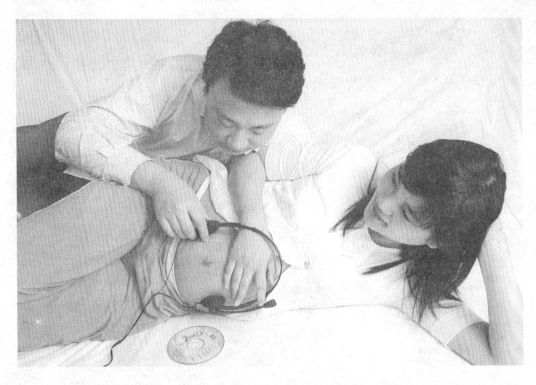

 ## 孕妈妈10月胎教计划

### 情绪胎教

孕妈妈对于分娩的恐惧，也会对胎儿的情绪带来较大的刺激。在分娩过程中，母体产道产生的阻力和子宫收缩帮助胎儿前进的动力相互作用，会给孕妈妈带来一些不适，这是十分自然的现象，不用害怕、紧张。孕妈妈的承受能力，勇敢心理，也会传递给婴儿。

孕妈妈在心里祈求平安和顺产时，坐下来，放松呼吸。坐下后腰部挺直伸展，两腿盘起双手自然轻放膝盖上然后深呼吸。将深深吸入的空气聚集到肚脐下面，然后慢慢呼出去，如此反复。

听着舒缓的音乐或者沉浸在美好的回忆里，有助于让孕妈妈的情绪更良好。

### 语言胎教

这个时期，孕妈妈可以对他（她）说："我的宝宝，妈妈好盼望这一天。你一定很想和妈妈见面了，是吗？""爸爸妈妈为了迎接你的到来，已经等了10个月了。"

充满爱的交流可以促进母子、父子之间情感的建立和心灵的沟通。

**音乐胎教**

妊娠第10个月的时候，孕妈妈随时都可能临盆，子宫也越来越大，所以欣赏音乐时，不要长时间躺着，以免增大的子宫压迫下腔静脉，导致胎儿缺氧。最好半卧在沙发或躺椅上。听音乐时，应随乐曲产生美好的联想，对胎儿加以深切的期望和倾注全部的爱。给胎儿听的音乐不宜太多太杂。

胎教音乐推荐：莫扎特《快板》、巴赫《波罗乃兹舞曲》、约翰·施特劳斯《蓝色多瑙河》。

## 孕妈妈10月疾病防治计划

 **应对再次光临的尿频**

此期，由于胎儿头部下降，使得子宫再次回到骨盆腔内，尿频又重新变得明显。应对这一现象，不要难为情，有尿就尿，并注意卫生，避免泌尿道上行感染。如果出现尿急、尿痛症状，并且这些症状加重，则需要及时去医院就诊，查明原因，及时治疗。

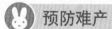 **预防难产**

了解一些预防难产的知识，这对保证孕妇顺产也有一定的作用。

选择合适的年龄分娩。初产妇在25～29岁生育，顺产的可能较大。

孕期营养要适当。避免在孕期吃得过多又不运动，造成胎儿长得过胖、过大，这是导致难产的最大危险之一。

做好分娩前的心理准备。了解有关分娩的知识，进行必要的辅助分娩动作的练习，做好心理准备，要对自己自然分娩有信心，这样，拥有良好的情绪、态度是保证顺利分娩的重要举措之一。

定时做产前检查。这样可以早期发现问题，及早纠正和治疗，并能及早确定分娩方式，避免意外分娩的发生，顺利地度过妊娠期和分娩期。

此外，还要注意在分娩前、分娩后让产妇保持正常的生活和睡眠，吃些营养丰富、容易消化的食物，为分娩准备充足的体力。

总之，做好了一些必要的准备，预防难产也不是什么问题！

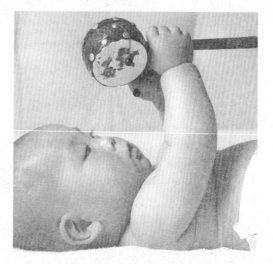

# 孕妈妈经:QUESTION AND ANSWER

**Q** 孕妈妈何时开始休产假
比较好?

**A** 何时开始休产假，这在一定程度上取决于孕妈妈自己的意愿，可以只工作到孕期的第36~38周，也有权一直工作到临盆。不过，孕妈妈在孕期休假的时间越长，就意味着产后照顾宝宝的休假时间越短。这时准爸爸一定要和孕妈妈好好商量一下，在充分考虑孕妈妈的身体状况和工作性质的同时合理安排产假。

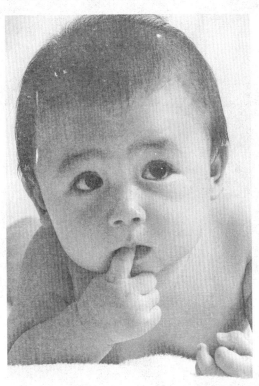

**Q** 请产假前应做什么准备?

**A** 确定要请产假后，孕妈妈要与主管沟通，确定代理人。孕妈妈也可以推荐合适人选。属于自己负责部分的工作可先详细制定一份计划表，告知主管工作进程。

在休产假之前，孕妈妈应做好交接工作，所从事的工作不可替代性越高，交接准备工作就越复杂。最好是在产假前一两个月就开始着手准备，应让代理人了解工作的脉络与流程，并提前进入工作状态，以备出现早产等症状时能轻松离开。

保持联系。在今后的产假中，孕妈妈要与代理人通通电话，关心一下代理人的工作状态。不要吝惜这点时间与耐心，这对重返职场将有很大的帮助。

**Q** 产假过后，如何才能顺利
返岗?

**A** 随着竞争压力的递增，一旦放假松懈下来，人们普遍对重返高强度的工作节奏心生畏惧，黄金周之后，很多"抗压域"较窄的白领尤有返岗恐惧，何况提前1个月到几个月在家待产的女性呢? 法定的产假是顺产4个月，难产4个半月，也就是说，光是产后独自在家的时间已超过120天，再加上怀孕后不上班的日子，"返岗恐惧"将积累到常人难以想象的地步。因此，坐

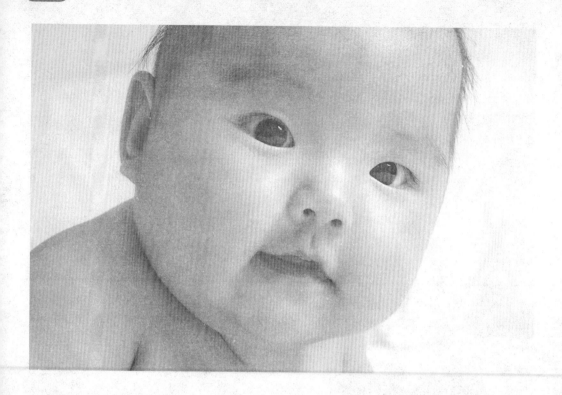

办公室的女性，如果身体状况允许，最好工作到预产期之前3~5天；而且，生产1个月以后也应尽快恢复对资讯的关注，多与上司、同事联络，关心行业动向……如此，返岗才成为一种期待，而非恐慌。

**Q** **工作对自己和胎儿最大的好处是什么?**

**A** 工作能让孕妈妈保持适宜的运动量，是增加未来顺产概率的关键因素之一。尤其在怀孕6个月以后，如果没有外出工作的动力，人会变懒，觉得一动就吃力，而"懒惰不思动"将导致体重激增和难产概率增加。另外，出来工作也使怀孕女性的接触范围扩大，孕妈妈会发现，不论是原先争强好胜的同事，还是锱铢必较的客户，这一阶段，都很少对怀孕女性吹毛求疵。众人态度的友善，将对保持乐观情绪十分有益，孕妈妈情绪好，腹中的胎儿自然会受感染了。

# 孕妈妈10月孕事点滴

| 身体方面 | |
| --- | --- |
| 体重和腰围 | |
| 身体自觉症状 | |
| 异常情况 | |

| 生活方面 | |
| --- | --- |
| 饮食情况 | |
| 睡眠情况 | |
| 性生活情况 | |
| 运动情况 | |
| 工作情况 | |
| 外出情况 | |
| 心理情绪 | |
| 环境污染 | |
| 用药情况 | 最近1个月是否用药：是（　　）　否（　　） |
| | 用药名称： |
| | 服用剂量： |
| | 是否遵医嘱： |
| 胎教情况 | |
| 其　他 | |

| 产前检查情况 | |
| --- | --- |
| 是否进行产前检查 | 是（　　）　否（　　） |
| 检查项目 | |
| 检查结果 | |
| 异常情况 | |
| 医生建议 | |
| 异常处理 | |

写给胎儿的话：

　　　　　　　　　　年　　　　月　　　　日

**小叮咛**

经过十月怀胎的艰辛，此时，孕妈妈终于等到了最后一刻，你的宝贝很快就要和你见面了。怎样才能既让孕妈妈接受最少的痛苦，又让宝宝完美面世呢？了解每种分娩方式的利弊，根据孕妈妈的具体情况并综合医生的意见，选择最适合的一种分娩方式，有充分准备地应对分娩过程中出现的各种情况，做好了这一切，你就可以准备迎接宝宝的诞生、体会初为人父母的喜悦与幸福了。

 # 孕10月孕妈妈胎儿变化对照表

| 孕妈妈变化 | 妊娠第37周 | 1. 由于胎儿在孕妈妈腹部的位置在逐渐下降，孕妈妈会感到下腹部坠胀<br>2. 孕妈妈前一阵子的呼吸困难和胃部不适等症状在本阶段开始缓解<br>3. 随着体重的增加，孕妈妈的行动越来越不方便，有的孕妈妈甚至会时时有宝宝要出来的感觉。另外，有的孕妈妈还会经常有尿意，阴道分泌物也增多<br>4. 子宫有可能还会出现收缩现象。如果每日反复出现数次，就是临产的前兆 |
| --- | --- | --- |
| | 妊娠第38周 | 1. 孕妈妈此期心情紧张、烦躁、焦急<br>2. 身体会越来越感到沉重<br>3. 由于胎头下降，孕妇的胃部压迫感减轻，食欲好转<br>4. 如果此周临产，还会有产前的一些症状 |
| | 妊娠第39周 | 1. 随着胎头的下降，孕妈妈的尿频、便频症状又加剧了<br>2. 体重、宫高等也都基本稳定<br>3. 子宫和阴道变得更加柔软，阴道分泌物更加增多。一般情况下，分泌物是白色的。一旦出现茶色或红色分泌物，就意味着要分娩了 |

（续表）

| | | |
|---|---|---|
| 孕妈妈<br>变化 | 妊娠第40周 | 1. 子宫底又回到第8月末的高度，但子宫较8月末时为宽（腹围亦变大）<br>2. 胎儿多半已入骨盆。胃部的压迫减轻，饭量有所增加<br>3. 下降的子宫压迫了膀胱，会越来越感到尿频，一旦出现"宫缩"、"见红"、"破水"等情况时，要迅速赶往医院分娩 |
| 胎儿<br>变化 | 妊娠第37周 | 1. 身长51厘米左右，体重约3000克<br>2. 本周胎儿的头已经完全入盆<br>3. 大部分的胎毛已褪去。头发不再仅仅是后脑上稀少的几缕，而是长成了浓密的头发<br>4. 免疫系统也正在迅速发育，以便出生后对自我进行保护 |
| | 妊娠第38周 | 1. 身长52厘米左右，体重约3200克<br>2. 此时胎儿的头已经完全入盆，会腾出更多的地方长他的小屁股、小胳膊、小腿<br>3. 胎儿身上覆盖的一层细细的绒毛和大部分白色的胎脂逐渐脱落，胎儿的皮肤开始变得光滑<br>4. 肠道中，积存着墨绿色的胎便，在他（她）出生后1~2天内排出体外 |
| | 妊娠第39周 | 1. 胎儿已属于足月儿，随着营养的给予，其体重越来越重，有的宝宝出生时体重可达到4000克以上<br>2. 胎儿此时身体各器官都发育完成，在本周的活动越来越少了，因为胎儿的头部已经固定在骨盆中<br>3. 随着头部的下降，胎儿便会来到这个世界上 |
| | 妊娠第40周 | 1. 在这1周之内，胎儿发育完成，所有身体功能均达到了娩出的标准<br>2. 在这1周中，胎儿基本都会分娩，但是也会提前或错后2周，这都是正常的<br>3. 此时的羊水会由原来的清澈透明变得浑浊，同时胎盘功能也开始退化，到胎儿生出后胎盘即完成了使命 |

## 孕10月计划表

| 1 | 随时做好入院准备 | 密切关注自己身体的变化，是否有临产征兆，同时熟悉产程，了解每一个阶段的身体变化，做到心中有数 |
|---|---|---|
| 2 | 每周接受1次定期检查 | 最后1个月应每周去医院检查一次，以便在第一时间了解胎儿变化，据此推测分娩日期 |
| 3 | 选择分娩方式 | 了解分娩，结合医生意见，选择适合自己的分娩方式，还要和家人商量一下万一分娩不顺利时该如何处理，以免到时候意见不统一而产生矛盾 |
| 4 | 检查入院物品 | 参照入院物品清单，检查一下 |
| 5 | 生活起居多加小心 | 随着身体负担越来越重，体力大减，身体容易疲倦。这时，一定要注意充分休息和保持足够睡眠。只要感到累就要休息，不要勉强，避免引起高血压，也为越来越临近的分娩储备力量 |
| 6 | 不要暴食 | 这个时期，胎儿会向下滑动，减轻了对胃部的压迫，食欲随之增加，很容易暴食。分娩之前不要放松警惕，应坚持有规律的生活，注意控制体重 |
| 7 | 禁止性生活 | 避免刺激子宫诱发早产 |

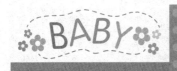

# 特别篇：孕妈妈的分娩计划

## 孕妈妈营养计划

### 孕妈妈营养关注

**1** 孕妈妈在临产前要多补充些热量，以保证有足够的力量促使子宫口尽快开大，顺利分娩。当前很多营养学家和医生都推崇巧克力，因为它营养丰富，含有大量的优质糖类（碳水化合物），而且能在很短时间内被人体消化吸收和利用，产生出大量的热量，供人体消耗。而且巧克力体积小、发热多、香甜可口，吃起来也很方便。产妇只要在临产前吃一两块巧克力就能在分娩过程中产生更多热量。

**2** 注意补充蛋、瘦肉，促进伤口修复；多吃新鲜青菜和水果，多喝猪蹄汤等汤饮，除细粮外应吃些粗粮，不吃辛辣及刺激性食物。

**3** 剖宫产的妈妈，术后1周内，最好进食少渣饮食，如牛奶、蛋藕粉、藕粉、蛋汤、米汤、稀粥等半流质食物，以防形成硬便难以排出，影响会阴伤口。便秘时，多吃些香蕉有利于通便。在伤口未愈合前要少吃鱼类，鱼中含有的有机酸物质，具有抑制血小板凝集的作用，不利于伤口愈合。

## 常见的分娩方式

### 自然分娩

**自然分娩全过程。**胎儿经阴道自然娩出，称为自然分娩，它被认为是最理想、最安全的分娩方式。自然分娩的过程从规律的子宫收缩开始，到胎儿胎盘娩出为止。

初产妇需要16～18小时来完成这项工作，经产妇也需要10小时左右。一般来说，分娩过程分为3个阶段，也叫3个产程。

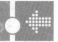

# 分娩三产程

| 分娩产程 | 表　现 | 孕妈妈的应对策略 |
| --- | --- | --- |
| 第1产程：子宫颈开口期 | 从子宫有规律地收缩开始，到胎儿的头逐渐下降，直至露出阴道口，宣告小生命即将出世。一般孕妈妈往往要经历12～14小时的阵痛；生产过的孕妈妈因为子宫颈较松，容易扩张，需要6～8小时 | 在这一阶段孕妈妈要保持安静，尽量忍住疼痛，不要大喊大叫白白消耗体力，可运用之前练习的呼吸方法缓解阵痛，或者接受亲人的安慰、聊聊天、听听音乐、想象宝宝的样子来转移注意力。如果把体力提前消耗掉，反而会减缓产程，疼痛也会变本加厉 |
| 第2产程：胎儿娩出期 | 从宫颈口开全至胎儿娩出为止。初产妇这个过程要持续1～2小时，经产妇可在1小时内完成。此时，子宫颈已扩大为能让胎儿完全通过的程度。随着胎头继续下降，胎膜开始破裂，羊水流出。子宫收缩已进展为每2～5分钟1次，收缩更为强烈，每次持续1分钟以上。由于胎头压迫到直肠和肛门，会产生向下憋气排便的感觉 | 由于宫缩变得频繁和腹压的增加，使产力大为增强。但待宫口全开，阴道口充分撑开时，宫缩疼痛减轻。孕妈妈将感到有一个很大的东西堵在那里，这就是即将分娩的状态，此时一定要施加腹压。但是，在胎头即将娩出的那一刹那，不可用尽全力，以免造成会阴撕裂或损伤。应张开嘴"哈气"，使会阴肌肉充分扩张，再让胎头慢慢娩出 |
| 第3产程：胎盘娩出期 | 胎儿娩出后，宫缩会有短暂停歇，孕妈妈会一下子感到轻松。相隔10分钟左右，又会出现宫缩，将胎盘及羊膜排出，整个分娩过程宣告结束。这个过程需要5～15分钟，一般不会超过30分钟 | 筋疲力尽的孕妈妈要静静卧床休息，千万不要乱踢乱动，以免引起感染 |

**危险情况下的紧急处理。**胎头吸引术：自然分娩时，当胎儿出现异常，迅速取出胎儿的助产技术。具体操作方法是：利用金属或塑料材质的吸盘贴紧胎儿头部，子宫收缩时，迅速将胎儿取出。

产钳术：分娩第2产程时，如果胎儿心跳突然降低或产妇出现异常时，通常实施产钳术。具体操作方法是：将勺状金属钳两叶按左右顺序插入产道，准确置于胎儿头部后，配合产妇用力，迅速将胎儿取出。

**缓解产期阵痛的诀窍。**通常，初产妇的子宫口完全打开需要十几个小时。阵痛微弱的时候，不必一动不动地躺在产床上，你可以换成舒服些的姿势，也可以和陪床的丈夫聊聊天，消除紧张情绪。

阵痛总是很微弱而不变强时，可以活动活动身体，在医院的走廊里散步，都能使阵痛减弱。

随着分娩的推进，阵痛的间隔时间会越来越短，每次的痛感也越来越强，持续的时间也会越来越长。阵痛时如果非常难受，可以自己寻找使身体感觉舒服的呼吸法或姿势。呼吸法并没有一定之规。如果用深呼吸方式能熬过阵痛，它就是最有效的方法。在做深呼吸的同时，按摩腹部也可以缓解疼痛。

**学会正确用力。**将注意力集中在产道或阴道。

收下颌，看着自己的肚脐，身体不要向后仰，会使不上劲。

尽量分开双膝。脚掌稳稳地踩在脚踏板上，脚后跟用力。

紧紧抓住产床的把手，像摇船桨一样，朝自己这边提。

背部紧紧贴在床上。用力的感觉强烈时，不能拧着身体。背部不要离开产床，只有紧紧地贴住，才能使得上劲。

不要因为有排便感而感到不安，或者因为用力时姿势不好看觉得不好意思，只有尽可能地配合医生的要求做，大胆用力才能达到最佳效果。

## 剖宫产

**剖宫产全过程。**虽然自然分娩是最理想的分娩方式，但并不是所有的产妇都能如愿以偿地进行自然分娩。有时候，为了产妇和胎儿的健康，必须实施剖宫产手术。

第一步：对腹部进行消毒、麻醉。

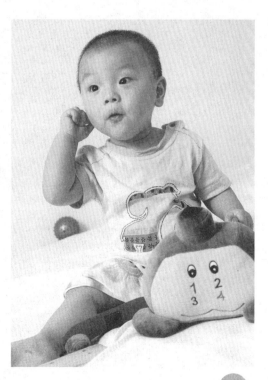

第二步：切开腹部和子宫壁。

第三步：取出胎儿。

第四步：取出胎盘。

第五步：缝合手术部位。

**谨慎选择剖宫产。** 由于自然分娩是一种生理现象，其创伤小、较安全，而且产后能很快恢复健康，对产后的体形恢复有益。相比之下，剖宫产手术，除了麻醉方面的风险外，还可能在术中或术后出现一些相应的并发症。此外，剖宫产还可能对新生儿产生一系列的伤害。下表便列出了剖宫产对孕妈妈和新生儿可能产生的主要伤害：

| | | |
|---|---|---|
| **对新生儿的伤害** | 锁骨骨折 | 见于小儿前肩娩出不充分时，即急于抬后肩，使前锁骨卡在子宫切口上缘，造成骨折 |
| | 股骨或肱骨骨折 | 股骨骨折多见于臀位，是因为术者强行牵拉下肢所致。肱骨骨折则是术者强行牵引上臂所致 |
| | 颅骨骨折 | 多见于小儿已进入骨盆入口较深的部位，或胎位异常，娩头时术者在胎头某一局部用力过猛 |
| | 软组织损伤 | 在切开子宫时，由于宫壁过薄或术者用力过猛，致使器械划伤胎儿的先露部位 |
| **对孕妈妈的伤害** | 膀胱损伤 | 多见于腹膜外剖宫产时，分离膀胱层次时有误，或剖宫产术后再孕时，子宫切口瘢痕与膀胱粘连造成的损伤 |
| | 肠管损伤 | 如患者曾有过开腹手术或炎症造成肠管粘连，剖宫产时，易将肠壁误认为腹膜，造成误伤 |
| | 子宫切口裂伤漏缝而致产后大出血 | 剖宫产手术中常会出现切口延裂，边缘不齐，缝合时止血不完全，术后出现腹腔内出血 |

虽然无须经历自然分娩的剧痛，但手术后的疼痛绝不亚于分娩时的疼痛，而且手术后的恢复比较缓慢，最重要的是子宫将永远存留瘢痕，因此剖宫产术后，应特别注意避孕问题，万一避孕失败而做人工流产术时，会增加手术难度和危险性。若是继续妊娠，则无论在妊娠或分娩过程中，都存在子宫瘢痕破裂的可能性，因此孕妈妈要谨慎选择剖宫产。

## 无痛分娩

**无痛分娩全过程。** "无痛分娩"在医学上称为分娩镇痛，虽然在我国还是一项新鲜事物，但在国外应用已经相当普遍了。它是利用药物麻醉及其他的方法来减轻或解除孕妈妈的痛苦，是既止痛又不影响产程进展的一种分娩方式。对疼痛很敏感、精神高度紧张，或患有某种并发症的孕妈妈，就可以考虑选择这种方式。无痛分娩确切地说是分娩镇痛，分为非药物性镇痛和药物性镇痛两大类。硬膜外阻滞感觉神经这种镇痛方法是目前采用得最广泛的一种无痛分娩方式。

无痛分娩的全过程跟自然分娩的全过程基本一致，只是在子宫口开到3～4厘米时放入硬膜外麻醉，使其持续少量地释放，只阻断较粗的感觉神经，不阻断运动神经，从而影响感觉神经对痛觉的传递，最大限度地减轻疼痛。如果已经决定采用无痛分娩，应早些向医护人员说明，经医生检查后决定能否使用。

**不适合无痛分娩的孕妈妈。**一般来说，硬膜外镇痛是比较安全的，绝大多数产妇都可以使用无痛分娩，但如果有下列情况之一者，则不适宜选择这种方式。

**❶** 产前出血。

**❷** 低血压。

**❸** 患有败血症、凝血功能障碍。

**❹** 背部皮肤感染，腰部感染，让麻醉无法实施。

**❺** 有心脏病且心功能不全。

**❻** 有胎位不正、前置胎盘、胎心不好、羊水异样、产道异常、胎儿发生宫内缺氧等情况。

**❼** 持续性宫缩乏力，使用缩宫素静脉滴注后仍无明显变化。

**❽** 患有脊柱畸形或神经系统疾病等。

## 🐰 水中分娩

**水中分娩全过程。**有规律的宫缩后，孕妈妈躺进浴缸中。水温保持在56～57℃，环境温度为26℃。水不仅要消毒，而且在整个分娩过程中要更换几次。宝宝出生后，产妇即应离开水池，在水中停留的时间不能超过1分钟。

**水中分娩优缺点，**优点：水中分娩是一种回归自然的方法，温暖润滑的水可以让产妇身心放松，水本身的浮力与地心引力部分相抵消，有助于产妇发挥身体的

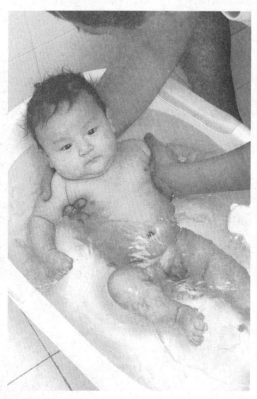

自然节律，并可以缓解宫缩时的疼痛。在水中，产妇可以活动自如，能采取不同的姿势帮助骨盆松弛变宽、盆底肌肉放松，使胎儿更容易通过产道，减缓整个分娩过程中的疼痛。而且由于给胎儿创造同胎内环境相似的外部环境，降低了胎儿降生时的压力，预防由于产压引起的新生儿并发症。

缺点：由于无法检测水中的分娩情况，可能造成不必要的产道撕裂。此外，为了避免触电，只能由护士手持监测仪器。而且由于一些不确定性会让胎儿产后感染的概率略为增加，一旦时间没有掌控好，胎儿出生时就有可能会吸入池中的水，造成胎儿呛水。因此，只要对胎儿的安全性有任何的不确定，都应排除这一分娩方式。

**不要担心宝宝会有危险。**孕妈妈可能会担心，宝宝在水中分娩时无法呼吸，威胁到新生儿的安全。其实这种担心大可不必。因为在水中胎儿是不会呼吸的，只有接触到空气以后，他（她）的呼吸活动才开始启动，而且在胎儿娩出过程中，小生命的脐带还与母体紧紧相连，继续给宝宝提供氧气和营养物质。宝宝是在子宫羊水中成长起来的，瓜熟蒂落时，又经过妈妈的产道进入类似的水中环境，这对他（她）的感觉过渡十分重要。

随着医疗水平的提高和观念的变化，已经有越来越多的分娩方式可供选择。你可以根据自己的身体情况和医生的建议，选择最适合自己的分娩方式。

## 分娩时最重要的三要素

| | | |
|---|---|---|
| **第一要素** | 产道 | 产道是胎儿娩出的通道，分娩开始时由于胎儿头部挤压的力量以及子宫收缩而使阴道变宽<br>产道分为骨产道和软产道。产道打开的难易程度、伸展性的好坏因人而异 |
| **第二要素** | 娩出力 | 随着阵痛，胎儿来到子宫口附近，子宫口完全张开后，产妇会自然而然地用力，在阵痛收缩和人为用力的作用下，产生两种娩出力，使胎儿顺利娩出体外 |
| **第三要素** | 胎儿 | 分娩过程中胎儿为了通过狭窄、弯曲的产道，一直转动身体，变换姿势，向下滑行 |

# 宝宝出生了

## 如何适当处置新生宝宝

随着一声响亮的啼哭，宝宝终于来到了这个世界。这个时候宝宝必须接受几个阶段的应急处置，才能从产房转到妈妈的身边。在此过程中，医护人员将迅速检查婴儿的身体状况，然后进行适当的处置。

**1 吸出嘴和鼻子里的异物**

婴儿的肺部在经过产道时受到压迫，这时母体内积存的异物持续进入婴儿的口腔和鼻腔。因此，婴儿出生后应将细细的软管插入婴儿的口腔和鼻腔内部吸出羊水。同时，清理婴儿喉咙和支气管内的异物。

**2 剪短脐带**

将出生时剪长的脐带重新剪短为3～4厘米长，然后用塑料夹子夹住脐带的末端。

**3 洗澡**

应急处置后，婴儿开始正常呼吸。给婴儿洗澡，洗净身上的胎脂和血迹。

**4 眼部消毒**

清理眼睑之间的异物，并滴眼药水。

**5 戴手镯**

给婴儿戴上写有妈妈姓名、出生时间、身高、体重的手镯。

**6 盖脚印**

给宝宝盖脚印。

## 给新生宝贝做一项全面的检查

**1** 观察婴儿哭的样子和蹬腿时的样子，然后从头到脚检查外形是否正常。使用听诊器检查心脏和肺部，观察婴儿的呼吸频率和呼吸方法。

在产后1分钟和5分钟分别对婴儿进行Apgar（阿普伽）评分，全面诊断新生儿的健康状况。检查结果为7～10分的新生儿大多健康状态良好。如果结果达不到7分，应当视具体情况供氧或立即送进保育箱。

**2 确认外形是否畸形**

用肉眼观察新生儿是否患有先天愚型、兔唇等疾病，并检查头部、颈部、肛门、性器官、腿是否正常。

**3 确认手指个数**

确认手指的个数和握手是否有力。

**4 量头围**

胎儿的头围在通过产道时受到压迫，形状有可能发生一定的变化，过一段时间一般都能恢复原状。通常，新生儿的头围在33～35厘米范围以内，如果头围过大或过小，都应做进一步检查。

**5 量身高和体重**

新生儿的平均身高为50厘米，平均体重为3～3.5千克。

**6 检查脏器**

检查肺、心脏及血液，确认婴儿的整体健康状况。

## 新生儿阿普伽评分

| 指标 | 0 | 1 | 2 |
| --- | --- | --- | --- |
| 心率 | 无 | 每分钟100次以下 | 每分钟100次以上 |
| 呼吸力 | 无 | 呼吸频率过慢、不规则 | 哭闹、呼吸良好 |
| 肌张力 | 松弛 | 四肢蜷缩 | 活泼、运动情况良好 |
| 喉反射 | 无反应 | 收缩 | 大声哭喊 |
| 肤色 | 发紫或苍白 | 四肢呈紫色，躯体呈粉红色 | 粉红色 |

如果5种指标的评分达到10分，属于最健康的新生儿。

 准爸爸爱妻计划

### 帮妻子做好这些记录

也许，这种记录算不了什么好记录。但是为了更加有纪念意义，或更有利于提供给产科医生一些孕妈妈的分娩现象，可以进行下面的记录：

子宫收缩时间：开始时间___月___日___时___分，宫缩间隔时间___分___秒，宫缩持续时间___分___秒。

见红时间：___月___日___时___分，量_____。

有无破水：___月___日___时___分，羊水量_____。

孕妈妈的精神状态：_____。

意外情况：_____。

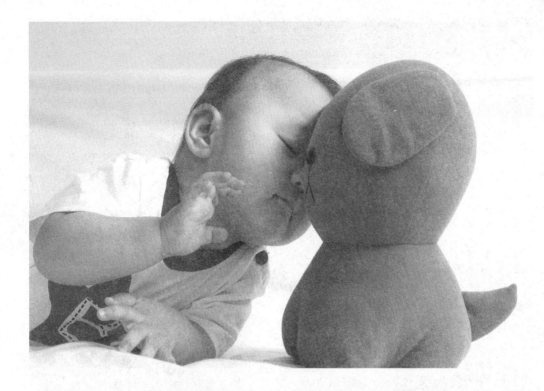

## 孕妈妈经验分享

### 经验一：剖宫产并非完美的分娩方式

许多孕妈妈及家属盲目要求以剖宫产结束妊娠，其理由不外乎怕分娩时间过长、产妇遭罪，以及怕分娩方式造成孩子的损伤及智力障碍。不可否认，困难的产钳产、臀位产确有可能造成产伤，引起智力障碍，因此从母婴安全考虑，剖宫产的群体已经有所扩大。但它毕竟是一种手术，并非最完美的分娩方式，不能替代阴道分娩。

### 经验二：分娩后新妈妈应按摩子宫

胎儿娩出之后医生会帮忙按摩子宫，清除子宫内血块或残存胎盘。接着缝合产道裂伤及会阴切开处，此时妈妈会感到子宫收缩痛，在肚脐下可摸到如同石头般硬的子宫。这也是产后大出血最可能发生的时间，产后新妈妈应轻柔按摩子宫以防止因子宫无力收缩而造成大出血。

# 孕妈妈分娩计划表

| 1 | 去医院做最后的检查 | 孕妈妈要去医院检查健康状况、胎儿发育情况并重新计算预产期，以防止胎儿迟到 |
|---|---|---|
| 2 | 选择最适合自己的分娩方式 | 孕妈妈要了解分娩的方式以及分娩过程，并咨询医生选择最适合自己的分娩方式。一般情况下，最好选择自然分娩 |
| 3 | 温习分娩的辅助动作 | 孕妈妈可以重新温习分娩呼吸运动以及助产运动 |
| 4 | 保持愉悦的心情 | 多与亲友沟通，向丈夫倾诉以使心情最大限度地放松 |
| 5 | 确认宝宝用品的齐全 | 检查宝宝的用品是否齐全，有没有需要补充的 |
| 6 | 准备分娩 | 摄取适当的营养，储备体力；在对阵痛有心理准备的基础上运用缓解阵痛的各种有效方法 |
| 7 | 给新生儿做检查 | 了解宝宝的健康标准，拍下宝贝的第一张照片 |

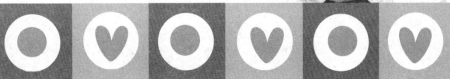

# 3
产后计划，
## 工作育儿两者皆可兼得

由于产妇分娩以后，全身各器官组织（除乳房以外）在解剖上和生理上都要恢复到妊娠前状态，这一段恢复时间，即为产褥期，也就是我们平常所说的"坐月子"。这个恢复期一般为6～8周，虽然时间不长，但是在此阶段的养生保健很重要，如果保健不好，就会产生一些不良的后果，比如身体恢复得不好、容易得病等。

新手妈妈尤其要注重此期的养生保健，因为这个过渡期之后，你又要重新走向职场，以充沛的精力来面对工作上的压力了。

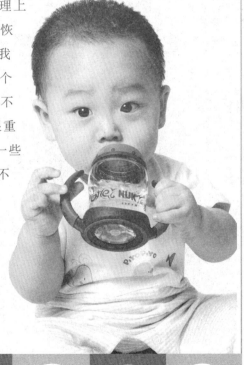

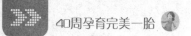
 **月子期间新妈妈新生儿变化对照表**

| | | |
|---|---|---|
| **新妈妈变化** | 第1周 | 1. 阵痛从第3天开始得到缓解<br>2. 恶露量在分娩当天和第2天较多，然后逐渐减少，1周后与平时的月经量差不多<br>3. 分娩后第1天开始分泌乳汁<br>4. 分娩1周过后，子宫缩小 |
| | 第2周 | 1. 恶露的颜色由褐色变成黄色，量也逐渐减少<br>2. 母乳分泌更加顺畅<br>3. 子宫继续缩小，恢复到分娩前的状态 |
| | 第3周 | 1. 黄色的恶露几乎消失<br>2. 分娩时的伤口基本痊愈<br>3. 阴道和会阴在一定程度上消肿 |
| | 第4周 | 1. 恶露消失，分泌出和妊娠前相同的白色分泌物<br>2. 耻骨恢复正常，阴道恢复正常，会阴部消肿<br>3. 腹部变得较为紧绷<br>4. 妊娠纹的颜色变浅 |
| | 第5周 | 1. 腹部下垂不明显，身材恢复原状<br>2. 身体大多已调整至原来的状态 |
| | 第6周 | 1. 子宫完全恢复<br>2. 摆脱产后抑郁症 |
| **新生儿变化** | 第1周 | 1. 整天都在睡觉<br>2. 出生第2天，排出黑绿色的胎便，从第4~5天开始，胎便逐渐变成黄色<br>3. 每天排尿6~10次，排尿次数多，但量很少<br>4. 出生1周时体重稍有下降 |
| | 第2周 | 1. 每天睡20小时左右<br>2. 脐带变黑干结，然后脱落<br>3. 吃奶量和排泄次数比较稳定 |
| | 第3周 | 1. 头部绒毛脱落<br>2. 排泄次数减少，排泄量增多<br>3. 黄疸自然消失 |

（续表）

| 新生儿<br>变化 | 第4周 | 1. 开始有规律地吃奶<br>2. 体重有所增加<br>3. 接受健康检查 |
|---|---|---|
| | 第5周 | 1. 体重开始增加<br>2. 积极地做下意识的动作 |
| | 第6周 | 1. 能区分昼夜<br>2. 进行健康检查 |

 **新妈妈月子计划表**

| 第1周 | 新妈妈充分休息，注重营养；随时观察恶露情况；按需给宝宝哺乳。注意保健，不要受凉；可在床上进行乳房按摩；进行产褥体操；进行全身检查，可以出院了；保持平静心态，预防产后抑郁症 |
|---|---|
| 第2周 | 充分摄取营养丰富的食物，促进乳汁分泌。做舒缓运动促进身体恢复；可上美发院洗头或是请新爸爸帮忙清洗；坚持乳房按摩，挤出剩余的母乳 |
| 第3周 | 保持均衡营养，注意铁的摄取；可做一些简单的家务，但应避免长时间站着或集中料理家务；进行阴部练习，加强会阴部肌肉的力量。这一时期，要注意观察身体状态，出现异常时，尽快检查、治疗，以免留下后遗症；肥胖者要适当进行体形恢复锻炼，使之恢复到怀孕前的健康；禁止性生活 |
| 第4周 | 如果彻底停止排出恶露，身体恢复正常，可以进行盆浴；应避免提重物，也不要伸手拿高处物品、不要长时间蹲着；可以自行帮宝宝洗澡；如果恶露结束，可以不用再消毒外阴部；妈妈需接受产后第1个月的产后检查，宝宝则为出生后第1个月的检查 |
| 第5周 | 可以独自进行育儿和家务，不过不能过于劳累，也不要做整理房间、大量的清洗工作，应以做饭、洗衣等简单的家务为主；出现疼痛、出血、发热等症状时，应到医院检查 |

（续表）

| 第6周 | 可以开始性生活，不过哺乳期间，应实施避孕措施；可以进行轻微的运动或短途旅行；身体已基本恢复到怀孕前的状态，可以骑自行车或进行简单的运动；为了尽快恢复身材，还可以练习塑身操；可以到附近公园散步或到郊外呼吸新鲜空气，也可以带着宝宝一起晒太阳；准备重返工作岗位；想一想如何解决哺乳问题，如果准备给宝宝喂配方奶，需要事先练习，使宝宝适应配方奶 |

产后计划

## 1 守护健康 守护幸福 新妈妈的月子计划

## 新妈妈月子营养计划

### 新手妈妈月子饮食关注

❶ 要有营养。饭菜应多样化，粗细粮搭配，荤素菜夹杂，以富含蛋白质、维生素及矿物质（钙、镁）等的食物为主。进食的品种越丰富，营养越平衡和全面。尤其是不要忌口，以保证营养的合理摄入。

❷ 增加餐次。产褥期，孕妈妈每日餐次应较一般人多，以5~6次为宜，但每次的量不宜过多，吃七分饱为宜。这样做，有利于食物消化吸收，保证充足的营养。相反，如果一次摄食过多，会增加胃肠负担，从而减弱胃肠功能。

❸ 食物应干稀搭配。每餐食物应做到干稀搭配，干食要保证营养的供给，而稀者则要提供足够的水分，且也要保证营养的摄入。比例为1：1为好，即干食、稀食一样一半。干食可供选择的有很多，这里不再进行过多的介绍。而稀食则要注意，不是指单纯饮水，这样会冲淡胃液，降低食欲。产褥期，稀食的供应是各种汤类（如鱼汤、排骨汤等）、果汁、牛奶、粥类等。做到干稀搭配，这才符合产褥期乳母的饮食结构！

❹ 荤素搭配。一般的习惯是，月子里提倡多吃鸡、鱼、蛋，而忽视其他食物的摄入。但从营养角度来看，不同食物所含的营养成分种类及数量不同，而人体需要

的营养则是多方面的，保证饮食全面对人体很有益。所以我们应摒弃过去坐月子只吃肉类的饮食误区，而是应该荤素搭配、广摄各类食物，既有利于营养摄入，促进食欲，又可防止疾病发生。

⑤ 清淡适宜。月子里的饮食应清淡适宜，即在调味料上如葱、姜、大蒜、花椒、辣椒、料酒等应少于一般人的量，食盐也以少放为宜，但并不是不放或过少。因为少添加些这样的食物对产妇是有利

的。比如，食物中加用少量葱、姜、蒜、花椒粉及料酒等性偏温的调味料，则有利血行，可促进淤血排出体外，对产妇有益。

 **月子里的滋补食物**

产褥期的营养好坏，直接关系到产妇的身体康复及新生儿的健康成长。尤其是分娩后的几天，消化功能逐渐旺盛的情况下，更要多吃各种富于营养的食物。

| 食物 | 营养含量 | 作用 |
|------|----------|------|
| 小米 | 含丰富的维生素B$_1$和维生素B$_2$ | 能帮助新妈妈恢复体力，刺激肠蠕动，增进食欲 |
| 莲藕 | 含有大量的淀粉、维生素和矿物质，营养丰富，清淡爽口，是祛淤生新的最佳蔬菜，能健脾益胃，润燥养阴，行血化淤，清热生乳 | 新妈妈多吃莲藕，能及早清除腹内积存的淤血，增进食欲，帮助消化，促使乳汁分泌，有助于对新生儿的喂养 |
| 黄花菜 | 含有蛋白质及磷、铁、维生素A、维生素C等，营养丰富，味道鲜美，尤其适合做汤 | 有消肿、利尿、解热、止痛、补血、健脑的作用。产褥期容易发生腹部疼痛、小便不利、面色苍白、睡眠不安，多吃黄花菜可消除以上症状 |
| 黄豆芽 | 含有大量蛋白质、维生素C、纤维素等 | 蛋白质是生长组织细胞的主要原料，能修复分娩时损伤的组织；维生素C能增加血管壁的弹性和韧性，防止产生出血；纤维素能通肠润便，防止产妇发生便秘 |
| 芝麻 | 富含蛋白质、脂肪、钙、铁、维生素E等多种营养素 | 能补充新妈妈需要的营养 |

##  新妈妈月子营养加油站

### 补血小米粥

做法：红糖2大匙，小米1杯淘净，加水以大火煮沸，转小火煮至米粒软透，加入红糖即可。

功效：小米含丰富的维生素B$_1$和维生素B$_2$，能帮助新妈妈恢复体力，刺激肠蠕动，增进食欲。常喝此粥还可以补血养虚。小米粥不宜太稀薄，产后也不能完全以小米为主食，以免缺乏其他营养。

### 红糖鸡蛋饮

做法：红糖两大匙，鸡蛋1个磕入碗中，搅拌均匀；水烧沸，慢慢倒入鸡蛋汁，加入红糖即可。

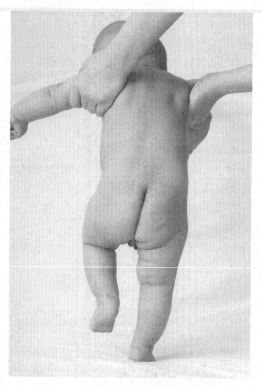

功效：红糖含铁量高，能够活血化淤、补血，能促进产后恶露排出，是新妈妈产后的补益佳品。但红糖水并不是喝得越多越好，喝的时间太长反而会使恶露血量增多，引起贫血。一般饮用以不超过10天为宜。

### 黄花菜炒豆芽

做法：干黄花菜50克，黄豆芽50克，鸡蛋3个，植物油两大匙，葱、姜少许，盐适量。将鸡蛋磕入碗内，充分搅拌备用；葱、姜切成末；黄花菜泡软择净备用。锅中放植物油烧热，加入鸡蛋汁摊成鸡蛋片，盛出备用；锅中放植物油烧热，放入葱花煸香，放入黄花菜、黄豆芽煸炒，加入鸡蛋、素鲜汤、精盐、味精至入味，用湿淀粉勾芡，出锅即成。

功效：黄花菜含有蛋白质及磷、铁、维生素A、维生素C等，营养丰富，黄豆芽含有大量蛋白质、维生素C、纤维素等。蛋白质是生长组织细胞的主要原料，能修复生孩子时损伤的组织，维生素C能增加血管壁的弹性和韧性，防止产后出血，纤维素能通肠润便，防止新妈妈发生便秘。

### 莲藕栗子汤

做法：莲藕700克，栗子20个，葡萄干1/3杯，糖两大匙。将莲藕节须切除，刮洗干净，切0.5厘米厚的片状；栗子去壳、去膜；藕片、栗子与水一起放到内锅，放到炉火上加热至沸后，改中火煮15分钟，加盖后熄火，内锅再放入焖烧锅焖3～4小时即可；取出后放入葡萄干及糖，搅拌均匀使糖溶解后，即可盛起食用。

功效：含有大量的淀粉、维生素和矿物质，营养丰富，清淡爽口，是祛淤生新的最佳蔬菜，能够健脾益胃，润燥养阴，行血化瘀，清热生乳。产妇吃莲藕，能及早清除腹内积存的瘀血，增进食欲，帮助消化，促使乳汁分泌，有助于对新生儿的喂养。

### 🥕 黑芝麻糯米粥

做法：糯米100克，黑芝麻两大匙，核桃适量，红糖适量。糯米洗净泡水1小时备用；核桃放入塑料袋中，敲成碎末状备用；深锅内放入黑芝麻、核桃末、糯米和适量水，一起煮沸；改小火煮至粥稠，加红糖调味即可。

功效：黑芝麻富含蛋白质、脂肪、钙、铁、维生素E等多种营养素，与补肾养脑的核桃熬粥，可以补充新妈妈产后十分需要的营养。不过核桃、芝麻的热量皆偏高，不宜一次服食太多。

# 新妈妈生活计划

## 🌲 洗澡洗头有讲究 ➤➤

新妈妈洗澡，要为其提供良好的浴室及取暖设施，室温20℃最为适宜，洗澡水温宜保持在37～40℃，并要讲究"冬防寒、夏防暑、春秋防风"的说法，即在夏天浴室温度保持常温即可，天冷时浴室宜暖和、避风。并且要注意浴后保暖，在擦干身体后尽快穿上御寒的衣服再走出浴室，避免身体着凉或被风吹着。

如果会阴伤口大或撕裂伤严重、腹部有刀口，须等待伤口愈合再洗淋浴，可先做擦浴。

月子里洗头也要有所讲究：洗头时的水温要适宜，最好保持在37℃左右；洗头时可用指腹按摩头皮，不要使用太刺激的洗发用品；洗完后立即用吹风机吹干，避免受冷气吹袭；在头发未干时不要扎头发，也不可马上睡觉，避免湿邪侵入体内，引起头痛和脖子痛。

不要去美容院洗头，一是不卫生；二是产褥期新妈妈最好别出门；三是美容师也不一定立即给新妈妈吹干头发，容易受凉。最后需提醒的是，梳理头发时，最好用木梳，避免产生静电刺激头皮。

## 🌲 注意会阴卫生 ➤➤

产后新妈妈一定要注意会阴部清洁，每天要用温开水清洗2次，大便后也应立即冲洗会阴和肛门，但要注意从前往后擦拭或清洗。卫生纸及卫生垫应买安全、卫生的，最好是知名品牌、口碑不错的，并且要勤换。不洗盆浴，产后6～8周内避免性生活，以免发生月子病。

##  注意乳房卫生

产后，若乳汁开始分泌即可定时哺喂新生儿，喂奶前要洗手，要养成定时喂乳的习惯，每3~4小时1次，每次哺乳不超过20分钟。要两侧乳房交替哺喂。每天要用中性香皂和温水清洗乳房；乳头有裂口，要停止授乳，并涂以铋剂、安息香酸酊或熬过的素食油，预防乳腺炎；若哺喂后乳房仍胀痛，可先用挤奶器挤去残留的乳汁，可以防止乳房过胀而引发炎症。

##  选择舒适的内衣

产后新妈妈内衣裤应选择透气性好的布料，尤其以棉制品和丝制品为最佳！新妈妈由于产后毛孔呈开放状，易出汗，每日应更换清洁的内衣裤。

# 新手妈妈运动计划

## 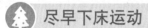 尽早下床运动

有些新妈妈月子里不注意运动，吃饱了就睡，睡好了就吃，结果养得胖胖的，且也越来越不健康。所以产褥期新妈妈除注意调整饮食起居外，还要加强锻炼，做些康复性运动。这样不但有益于健康，对体形的恢复也是大有好处的。

新妈妈正常分娩后24小时内卧床休息，24小时后可起床活动，产后尽早站立可减少膀胱和肠道疾病，加快体力恢复，也可减少住院时间。不过需要注意的是，产褥期6周内应避免过度运动和重体力劳动，以防子宫脱垂。

## 产褥期7日身材恢复活动计划

在体力恢复后，新妈妈可根据自己的身体情况，任挑一周来做做下面的7日恢复运动，对你有益：

第1天：收缩阴道壁肌肉。练时取坐、立、卧姿均可，腹肌、骨盆和臀部保持不动，有意识地收紧阴道肌肉后要保持数秒，然后再慢慢放松，直至肌肉完全松弛后，再重复收缩、放松。每天进行数次。

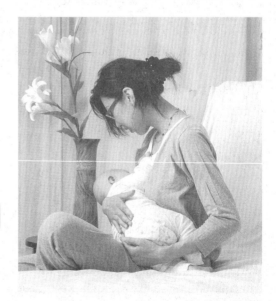

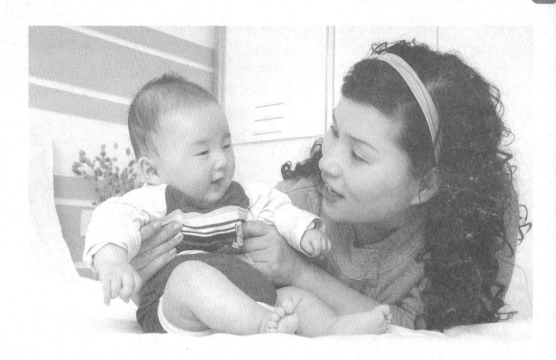

这对恢复子宫、膀胱、阴道壁肌肉和韧带的弹性有益。

胸式呼吸运动：仰卧，屈膝，脚掌平放在床上，双手轻轻放在胸口上。慢慢地深吸气，吸气时放在胸口上的双手要自然分开，呼气时要把肺里的气排空。每天数次，每次5～6次即可。可增加新妈妈的肺功能，促进消化，醒脑怡神等。

这两组运动可在第一天交替进行。

第2天：继续做第1天的运动，再进行提肛肌运动：仰卧于床，双腿屈曲，双膝分开，双足平放床上，双臂放于身体两侧。用力将双腿向内合拢，同时收缩肛门，然后再将双腿分开，并放松肛门。

第3天：继续做第1、2天的运动，再进行背肌锻炼法。左腿跪地，双臂撑地，头下垂，背屈呈弓形。右腿屈膝前收，膝近

头部，同时收缩腹肌和阴道壁肌肉，然后右腿向上伸抬，同时头上抬，保持数秒。右腿放下，换左腿重复动作，交替做5～10次。可促进产妇的肌肉伸展，有益于缓解久卧腰酸背痛等不适症状。

第4天：继续做第1～3天的运动，再加上抬高臀部运动和腰部运动。

抬高臀部运动：仰卧于床，髋与膝稍屈，双脚平放在床上，两臂放在身体的两侧。深吸气后，尽力抬高臀部，使背部离开床面，然后慢慢呼气并放下臀部，归回原位。

腰部运动：仰卧于床，屈膝，两脚平放在床上，两臂平放于体侧。然后收腹，利用腰部的力量，将腰部以下的肢体，向头部方向举抬，双臂不动，保持3～5秒，重复10～15次。可锻炼腰部肌肉，对腰部

的子宫等脏器起按摩的作用，有益于产妇的身体恢复。

**第5天：** 继续做第1~4天的运动，再加上并腿挺伸运动：仰卧于床，双手置臀下，头、肩稍离床。双腿并拢，屈膝，小腿离床，稍停，然后双腿在不接触床面的情况下，用力向下挺伸，尽量伸直，重复12次为1组，每天做3~5组。稍强运动量的训练，可对新妈妈的全身进行锻炼。

**第6天：** 继续做第1~5天的运动，再加上躯干扭转运动：仰卧于床，双腿弯曲，双手抱膝，做左右翻滚动作。每10次为1组，每天做数组。可缓解新妈妈的腰酸背痛症状。

**第7天：** 继续做第1~6天的运动，再加上举腿下额运动：仰卧，两腿并拢抬起，双脚指向屋顶，头部稍离地面。举腿的同时抬下额，收紧腹肌，下额抵住胸部。头部还原，然后再抬起，再抵住胸部，动作进行时宜屏住呼吸，重复20次为1组，每天做1~2组。可有助于阴部、腹部、颈部等肌肉的收缩，有利于缓解疲劳症状。

以上这7天的运动方法，可以补充产褥早期起床活动的不足，并能促进腹壁及盆底肌肉张力的恢复，缓解产后一些不适的症状，如食欲不佳、腰酸背痛、胸口发闷等症状。如果你愿意，可以学习上面的这些运动方法，根据你自己体力恢复的情况，自由选择几种适合你的方法进行锻炼。

但要注意：不要运动过度，如果你对上述运动不能胜任，建议你先别勉强自己，等身体恢复后再尝试！如果你在进行上面任何一种运动时感到不舒服，请停止此项运动，注意休息，必要时可以请教医生。

 # 新妈妈心理调适计划

##  别让产后抑郁症找上门

大多数新妈妈分娩后都经历过所谓的"产后抑郁症"——感觉悲伤，总有一种想哭泣的冲动。这种状况通常发生在产后4天，泌乳激素增多以促进奶水的生成，而此时"快乐激素"已经消失。对大多数女性来说，产后抑郁症只持续几天的时间，但有的人却发现沮丧的感觉若干天后仍然存在，或者消失了还会出现，有的甚至会愈演愈烈。

研究还表明，产后抑郁症同样也会波及一些男性。

这个时候，初为人母的你要寻求家庭成员、朋友和专家的帮助，接受别人的帮助要胜于凡事总想亲力亲为。

❶ 关爱自己。利用宝宝睡觉的时间去休息，而不要占用这段时间去处理那些你认为早该做的一些事。放松一下吧，比如做做按摩或理个发。

❷ 出去呼吸新鲜空气。像散步或瑜伽

之类比较轻柔的运动可以使你的心灵变得沉静。你可以和孩子一起，也可以独自一人。尽量每天都抽出一点时间来放松一下，而不要总是把自己闷在昏暗的室内睡觉、吃饭或者给孩子喂奶。

❸ 和其他妈妈多沟通。和那些与你一起上分娩课的妈妈们多联系一下，或者参加一些产后运动训练课程，这会为你提供和那些与你有着相同经历的人交流的机会，也会让你感觉到你是大伙中的一员，而不是孤独一人。

❹ 如果你感觉你的抑郁症十分严重，自己已经无法应对，你应该通过医生求助于医院的产后抑郁症治疗，多数人发现这样做受益匪浅。

❺ 你要明白一点，你的伴侣也可能会患抑郁症，一些辅导或者特殊帮助也许会

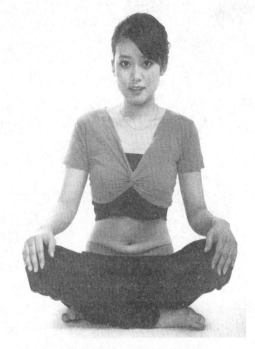

对他有益，这样做也是为了宝宝好。

❻ 补充黄体酮会起到一定的作用。

 # 新妈妈的美丽恢复计划

生儿育女后新妈妈身材便逐渐肥胖起来，失去了往日的曼妙身姿；或是皮肤的各种问题，如妊娠斑、苍白、晦暗等接踵而至，失去了原有的白皙、细腻的肌肤；还有的白领女性失去了以前挺拔、圆润的双峰等。总之，对于所有产后给新妈妈带来的不美的情况，都会令年轻的新妈妈懊恼不已，有什么办法让自己回复到当初那个容颜明艳照人、身材曲线玲珑的小白领形象呢？这是即将重返职场的新妈妈最为关注的问题。

从现在就开始努力，悉心呵护自己并进行积极的身材恢复锻炼，做个爱自己的时尚俏妈妈吧！

 ## 让乳房更加圆润坚挺

很多女性怕哺乳影响自己的乳房美观。其实不然，只要讲究哺乳期的乳房保健，就可以保持乳房的美观。

**哺乳时要讲究方法。** 每次喂奶，先让孩子吸一侧乳房，吸空后再吸另一侧，反复轮换。并且，哺乳时不要让孩子过度牵

拉乳头，每次哺乳后，用手轻轻托起乳房按摩10分钟。这样，断乳后乳房仍旧能保持丰满，并能保持两边乳房一样大。

**给孩子断奶的时间不宜太迟。**最好在孩子周岁左右给他（她）断奶，要知道过分延长哺乳时间，乳汁分泌量减少，会使乳房变得干瘪，断奶后乳房会失去丰满，影响曲线美。

**进行适当的锻炼。**运动能增强神经分泌系统的功能，促进新陈代谢，消耗体内过多的营养素，有效地防止肥胖，能使你的身材更健美。坚持做俯卧撑等扩胸运动，可促使胸部肌肉发达有力，增强对乳房的支撑作用。

**注意乳房卫生。**每日用温水洗浴乳房

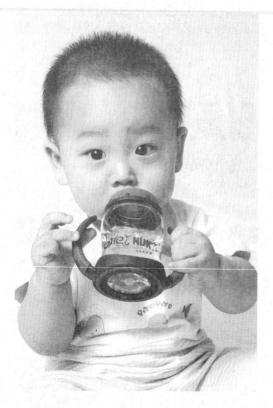

两次，并进行适当的按摩，可以保证乳房的清洁卫生，并能防止乳房下垂，对乳房的健美起作用。

只要新妈妈能坚持按上面的建议进行，相信你会在孕育后，依然保持一对骄人的双峰。

## 产后皮肤护理

爱美女性，当然其皮肤是不可忽略的美丽护理重点。可是产后女性往往会因为妊娠斑、妊娠纹、苍白、晦暗等，对自己的肌肤大失所望。其实，没必要丧气，要知道，恰当的皮肤护理，同样可以还原你的美丽。

**要注意休息。**产后3个月左右，如果困了，不能只用冷水洗洗脸，提提精神，而应躺下来休息一下。

**要注意使用营养霜。**保养皮肤要用适合你的洗面奶进行充分的清洗。洗完后，要注意使用补水祛斑的营养蜜。

**不要化妆。**有些产妇，会因为妊娠后脸上出现斑纹、苍白、晦暗等而使用化妆品遮掩，其实，这样做不但改变不了皮肤的状况，相反，还会增加皮肤负担，于皮肤健美不利。

**坚持做按摩和美容。**平常洗完脸要注意在脸上涂一些按摩膏或营养霜进行按摩，也可以选一款适合自己的面膜进行敷面，一周2次即可。

**注意防晒。**尤其是有妊娠斑的女性，应注意防晒，出门注意涂防晒霜，要打伞，这样可以避免加重妊娠斑。

注意饮食调节。可以多吃些含丰富维生素的食物，并且要多吃含胶原类的食物，这些对人体肌肤的健美有一定的好处，可起到美白、延缓衰老等作用。

 **注意头发的护理**

最好别烫发、染发等。可对头发进行一些营养护理，比如焗营养油、使用润发膜等，这些营养物质的护理比烫发、染发更安全、健康，并能保持你的秀发更加的健康、美丽。须提醒的是，如果你非要烫头发、染头发，那么建议你最好告诉理发师自己是产后第一次烫发。听听理发师的建议，再做决定！

 # 呵护会阴伤口

会阴部是指阴道与肛门之间几厘米的狭窄区域，它是胎儿从妈妈腹中娩出的下出口部。自然生产中撕裂与侧切手术都会给会阴留下伤口，成为细菌感染的主要通道，进而引发生殖疾病。在月子中呵护会阴，一定要注意以下几点。

**保持清洁。**不论是自然分娩留下的，还是切开的伤口，一般都可在3～5天愈合，每天要用温开水冲洗会阴部2次；为防止伤口污染，大便后应该由前向后擦，还须再次冲洗，然后用消毒棉擦拭冲洗外阴；注意勤换卫生护垫，避免湿透而浸湿伤口，加重污染。

**防止便秘。**新妈妈在会阴恢复的1周内，最好进食少渣饮食，如牛奶、蛋藕粉、藕粉、蛋汤、米汤、稀粥等半流质食物，以防形成硬便难以排出，影响会阴伤口。便秘时，多吃些香蕉有利于通便，或用开塞露或液体石蜡润滑，解便时宜先收敛会阴部和臀部，然后坐在马桶上，可有效地避免会阴伤口裂开。

**注意动作。**尤其是拆线后头2～3天，避免做下蹲、用力动作；坐立时身体重心偏向右侧，既可减轻伤口受压而引起的疼痛，也可防止表皮错开；避免摔倒或大腿过度外展而使伤口裂开。不宜在拆线当日出院，伤口裂开多发生在伤口拆线的当天，回家后伤口裂开会给处理带来麻烦。

**采取右侧卧位。**产后最初几天，新妈妈宜采取右侧卧位，可防止恶露中的子宫内膜碎片流入伤口，形成子宫内膜异位症，也可以促使伤口内的积血流出，不致内积而形成血肿，影响愈合。待产后4～5天后伤口长得较为牢固，恶露难以流入时，便可以采取左右轮换卧位。

**饮食注意。**注意营养均衡，除细粮外应吃些粗粮，多吃新鲜蔬菜和水果，多喝猪蹄汤等汤饮，促进伤口修复；除了严禁辛辣及刺激性食物外，在伤口未愈合前要少吃鱼类。这是因为鱼中含有的有机酸物质，具有抑制血小板凝集的作用，不利于伤口愈合。

**减轻伤口水肿。**伤口水肿时，在拆线前缝合线勒得很紧，疼痛持续不减，让新妈妈非常痛苦。这时可用75%酒精纱布或50%硫酸镁溶液进行局部热敷、湿敷，每天2次；卧位时，可尽量抬高臀部，利于体液回流，减轻伤口水肿和疼痛。

## 🌲 子宫恢复是关键 ➤➤

子宫可以说是母体在怀孕、分娩期间体内变化最大的器官，它从原来的50克一直增长到妊娠足月时的1 000克。当孕育了10个月的胎儿从母体娩出的那一刻起，小宝宝就开始了自己的生活，可是妈妈体内的那个小房子——子宫可不会一下子就恢复到原来的状态。如今，它神圣的使命已经完成，此时它更需要关心和照顾，这样新妈妈才能早日恢复健康。

**及时排尿。**膀胱过胀或经常处于膨胀状态会压迫子宫，不利于子宫的恢复。在分娩后及时排空膀胱对预防生殖系统炎症也有一定的作用。

**适量下床活动。**产后6~8小时，产妇在疲劳消除后可以坐起来，第二天应下床活动，这样有利于身体生理功能和体力的恢复，帮助子宫复原和恶露排出。

**卧床姿势要注意。**新妈妈卧床休息时尽量采取左卧或右卧的姿势，避免仰卧，以防子宫后倾；如果子宫已经向后倾屈，应改变姿势，做膝胸卧位来纠正。

**哺乳刺激。**婴儿的吮吸刺激会反射性地引起子宫收缩，加强激素分泌，从而促进子宫复原。

**注意阴部卫生。**要注意阴部卫生，以免引起生殖道炎症，进而影响子宫。

产褥期子宫、骨盆的恢复时间如下表所示：

| | | |
|---|---|---|
| **子宫** | 大小 | 产后第6周 |
| | 重量 | 产后第8周 |
| **子宫内膜** | 壁蜕膜 | 产后第7~10日 |
| | 下层蜕膜 | 产后第6~8周 |
| **子宫肌** | 长度 | 产后第2周 |
| | 肌细胞 | 产后第6周 |
| | 结缔组织 | 产后第6周 |
| **子宫下部** | 颈管 | 产后第4~6周 |
| | 子宫阴道部 | 产后第3周 |
| | 内子宫口 | 产后第10~12周 |
| | 外子宫口 | 产后第3周 |
| **骨盆** | 盆底肌群 | 产后第2~3周 |
| | 结缔组织 | 产后第2~3周 |

## 🌲 进行阴道"紧致"恢复练习

分娩后的新妈妈阴道经过扩张，肌肉弹性往往减弱。这时，如果不注意加强骨盆肌肉锻炼，就可能使阴道松弛。锻炼阴道、肛门括约肌的力量，是尽快恢复性生活自信的"要紧"方法。新妈妈们可以参考以下方法，来锻炼恢复自己的身体：

**举腿缩阴操。**新妈妈靠床沿仰卧，臀部放在床沿，双手把住床沿，以防滑下，然后把双腿挺直伸出悬空，慢慢合拢，向上举起向上身靠拢，保持双膝伸直。当双腿举至身躯的上方时，双手扶住双腿，使之靠向腹部，然后慢慢地放下，双腿恢复原来姿势。如此反复6次，每天1次，在恶露完以后练习，可常年不辍。

**随时随地收肌练习。**站立，双腿微分开，收缩两半侧臀部肌肉，使之相挟，形成大腿部靠拢，膝部外转，然后收缩括约肌，使阴道向上提的方向运动。经过耐心锻炼，即可学会分清阴道和肛门括约肌的舒缩，改善阴道松弛状态，提高阴道的挟缩功能，同时也可以掌握夫妻同房时的收缩能力，使性生活更加和谐、美满。

**凯格尔练习。**首先找到双腿之间的耻骨、尾骨肌，新妈妈在收缩直肠与阴道时就可以感受到这两块肌肉的存在。洁净双手，仰卧于床上，将1个手指轻轻插入阴道，此时尽量将身体放松，然后再主动收缩肌肉夹紧手指，在收缩肌肉时吸气，你能感到肌肉对手指的包裹力量；当放松肌肉时呼气。反复几次，每次肌肉持续收缩3秒，然后放松3秒。做10个3秒后拿出手指，继续练习放松收缩肌肉，同时集中精力感受肌肉的收缩与放松。每天至少要做几次，并逐渐增加肌肉收缩次数和收缩强度，长期坚持。凯格尔练习至少要持续6周，练习时如果能收缩与放松自如，就可以进行从收缩到放松的快速转变练习，达到1秒内可以收缩放松各1次。通过训练可以提高肌肉收缩能力，也可以提高性快感。

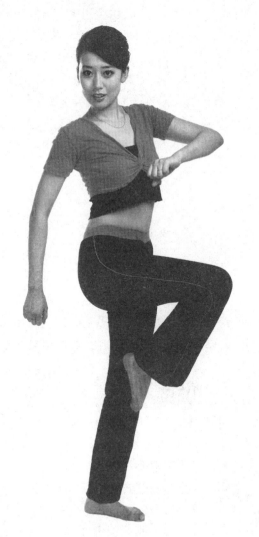

## 🌲 让小腹像孕前一样平坦

美腹操有利于锻炼腹部肌肉，让伸张与松弛的肌肉尽量恢复原来的形状与力量，对子宫的恢复也有很好的作用。下面这套美腹操可以从产后半个月后开始。

**动作一。**仰卧床上，两膝关节弯曲，两脚掌平放在床上，两手抱住后脑勺，胸腹稍抬起，两腿伸直上下交替运动。幅度由小到大，由慢到快，由少到多，连做50次左右。

**动作二。**仰卧床上，两手握住床栏，两腿同时向上翘，膝关节不要弯曲，脚尖要绷直，两腿和身体的角度最好达到90°，翘上去后停一会儿再落下来。如此反复进行，直到腹部发酸为止。

**动作三。**两手放在身体的两侧，用手支撑住床，两膝关节弯曲，两脚掌蹬住床，两腿尽量向上翘，翘起来像蹬自行车一样两脚轮流蹬，累了就停下来休息一会儿，继续进行。

**动作四。**立在床边，两手扶住床，两脚向后撤，身体成一条直线。两前臂弯曲，身体向下压，停2~3秒后，两前臂伸直，身体向上起，如此反复进行5~15次。

## 🌲 小动作塑造娇俏美臀

**转臀运动。**身体躺卧，手肘平放于地，双脚合并、屈膝，双膝向左下压地板，再向右下压地板。这个动作可促进血液循环，使臀部肌肉恢复弹性。需要注意的是，压双膝时脚尖应尽量定住不动，这样功效较佳。

**美臀运动。**平躺在床上，双手抱左膝，将左膝靠向腹部，再换右膝；或以手抱双膝，同时靠向腹部。两腿可交换做，也可以同时做，可美化臀部并收缩小腹。

**爬行运动。**手撑起上半身，双腿屈膝，趴于地，类似擦地状。新妈妈可用护膝，避免受伤。也可借出汗将"聚积"体内的水分排泄掉，恢复臀部肌肉弹性。

**臀部按摩。**站立时，将手置于臀部，由上往下推臀部，或由下往上推。由上往下推有助于局部细胞活化，可增进肌肉弹性；由下往上推，则可美化臀部曲线，可双轨进行。

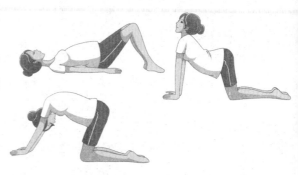

## 🌲 小动作打造修长美腿

**动作。**脚尖向外站立，腰背挺直，双腿叉开微屈，与肩同宽；双手放在大腿上，然后右腿向前伸，保持脚尖向上，腿尽量向下压，连做5次。随后换左腿，重复5次。

双腿并拢，双手放在脑后。左腿微屈，右腿向外伸直。左右腿各重复5次。

双拳紧握向前，双腿微屈下蹲，上身仍然保持挺直。

仰卧垫上，双手叉腰，左腿弯曲，右腿伸直由下至上抬起，连做5次。随后换左腿，重复5次。

仰卧垫上，双手叉腰，双腿向空中做蹬踢的动作，心中默数50下，随后双腿弯曲，放在垫上休息几秒，再重复上述动作。

**功效**。最有效地改善腿部曲线，增强腿部肌肉力量，可减少水分"聚积"，消除水肿。这套操新妈妈可以在产后第5天开始哦！

产后，虽然女性美丽的外表会丧失一些，但是会变得更有成熟风韵。况且，只要进行合理的恢复保健，不但可以找回孕前美丽，还能拥有更多的孕后的魅力呢！

# 新爸爸爱妻计划

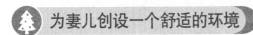

## 为妻儿创设一个舒适的环境

在此期为新妈妈营造良好的休息环境的同时，也要兼顾考虑到新生儿的需要，所以此期的休养环境创设，不单单只是为新妈妈创设的，也是为新加入这个家庭的宝宝创设的。新爸爸一定要在采光、布局上下工夫哦，此外，一定要记得，新装修的房子是不适宜让妻子和宝宝住进去的。

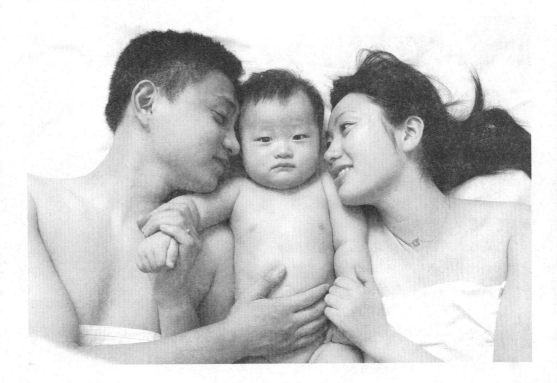

##  和爱妻的亲密计划

新妈妈在分娩过程中，生殖器官大多都有或轻或重的损伤，加之产后要排出恶露，因而更需较长的时间恢复。在产后6周以后新妈妈的身体才基本恢复，在这期间应绝对禁止性生活。

在产后6周即42天后，新爸爸要陪伴新妈妈先去产科进行全面检查，特别是对生殖系统进行较为细致的检查。如果医生认为生殖器官复原得很好，也就是说恶露全部干净，会阴部、阴道及宫颈的伤口已经完全愈合，才可以考虑最佳"亲密"时机。

行房时，新爸爸一定要动作轻柔，不要急躁，须等润滑液分泌多一些才行。避免动作激烈引起会阴组织损伤、出血，特别是新妈妈患有贫血、营养不良或阴道会阴部发生炎症时。

第一次性生活要注意工具避孕，不但可以保护新妈妈脆弱的阴道不受感染，也不会影响宝宝哺乳。

第一次性生活后，如果发现新妈妈阴道出血应立即去咨询医生，不要因为她难为情而草草止血了事，延误治疗。

#  新妈妈经验分享

##  经验一：分娩后不宜马上喝鸡汤

分娩后马上喝鸡汤反而没奶水，产妇在分娩中，当胎儿和胎盘脱离母体后，血液中雌激素和孕激素的浓度会随胎盘的脱出而大幅度降低。此时，泌乳素开始发挥泌乳作用，促进乳汁的生成和分泌。如果产后马上喝鸡汤，会使新妈妈血液中的雌激素水平再度上升，抑制泌乳素发挥泌乳作用，造成新妈妈乳汁不足甚至无奶。这是因为，母鸡的卵巢中含有一定数量的雌激素，而且母鸡越老雌激素含量越高。

##  经验二：产后涨奶怎么办

有的新妈妈产后3天双乳胀满，出现硬结、疼痛，甚至延至腋窝部的副乳，伴有低热。对这种现象不用急，一般不是疾病所致，主要是乳腺淋巴潴留、静脉充盈和间质水肿及乳腺导管不畅所致。一般至产后7天乳汁畅流后，痛感多能消退。

为了减少这种疼痛，防治方法如下：

❶ 早开奶、勤哺乳，使乳腺管疏通，有利于乳汁的排出。

❷ 积极排空乳房。尽量让孩子把乳房内的奶汁吸干净。如果吃奶量太少，可用手挤奶，使乳房变软。同时暂时减少食用鱼汤、肉汤等。

❸ 哺乳前热敷乳房，并可做些轻柔按摩，用手由四周向乳头方向轻轻按摩，以促进乳汁畅通。

❹ 佩戴合适的乳罩，将乳房托起，有

利于乳房的血液循环，从而可减轻疼痛。

⑤ 如果乳房胀痛严重或出现红、肿、热、痛等，请医生来帮助治疗。

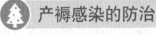

### 经验三：新妈妈应慎用的几种中药

新妈妈应慎用的中药有以下几种：

① 破气通导，攻下逐水药：既易克伐新妈妈的正气，又会影响乳汁分泌，不可妄用。如大黄、芒硝、枳壳、枳实、甘遂、大戟、芫花、青皮、牵牛子、车前子等。

② 消导药：如山楂、神曲、麦芽等均有一定的回乳作用，最好不用。

③ 寒凉滋腻、损伤脾胃之品：容易引起食欲缺乏、腹痛胸闷、恶露排出等症状，亦当慎用。如黄芩、黄连、黄柏、黄花、连翘、山栀、大青叶、板蓝根、玄参、生、熟地黄等。

④ 部分有下行趋势的药物：如无特殊必要一般不用。如牛膝能引血、引热下行，也有回乳作用。

⑤ 作用较猛的中成药：不经过医生同意，最好不要擅自服用。如栀子金花丸、四消丸、消积丸、跌打丸、金匮肾气丸、七厘散等。

上述药物对产褥期的各种生理变化有不良影响，同时还能通过乳汁进入婴儿的体内。而小儿身体稚嫩，对药比较敏感，容易发生腹痛、腹泻、食欲缺乏、吐奶或便秘、口疮等疾患，所以产后用药要谨慎。

## 常见月子病防治计划

### 产褥感染的防治

产褥感染，是由于产程中消毒不严或产后不讲卫生等引起的子宫内的感染。危害很大，不仅会引发新妈妈生殖系统的炎症，而且如果进一步感染，还可以感染到周围的组织器官，或感染的细菌进入血液中，引起败血症等，可引起中毒性休克，威胁新妈妈的生命健康。

防治方法：要从可能引起感染的各种因素着手。首先，妊娠末期不要同房，注意会阴部卫生；早破水的新妈妈，超过12小时要口服抗生素，尽量在24小时内分娩，正确处理分娩，严格做到无菌操作，减少不必要的阴道检查，接生者注意保护新妈妈的会阴，尽量避免产道损伤。一旦阴道助产，侧切伤口要够大，缝伤口要恢复正确的解剖关系。产后对伤口加强护理，每天冲洗外阴两次。如果破膜时间长，或宫口开全做剖宫产，术后要静脉用抗生素，预防产褥期感染的发生。另外，要注意加强营养，保证床铺的干净卫生，积极地进行体质锻炼，这样可以有效地防治产褥感染。

## 子宫脱垂的防治

月子里，子宫尚未复原时，新妈妈要多卧床休息，不要过早地参加重体力劳动，不要过早地走远路或跑步。如果脱垂已经发生，要积极地去医院进行治疗。

## 急性乳腺炎的防治

乳汁淤积是发生急性乳腺炎的根本原因。患乳腺炎后，新妈妈有乳房红肿疼痛，甚至化脓，伴有寒战发热等症状。预防的关键是让婴儿勤吸吮，保持乳头清洁。治疗时，去医院进行处理。

## 产后腹痛的防治

产妇分娩后可能会发生腹部阵发性疼痛，这是正常的。一般在产后1～4天消失。如果疼痛现象超过1周，并为连续腹痛，或伴有恶露量多、色暗红、多血块、有臭味，这多属于盆腔有炎症，应尽快上医院求治。

## 产后长期出血的防治

有些产妇分娩20多天、30多天、40多天，甚至70多天后阴道还在不时地流血，这不是正常的现象！在正常情况下，红色的恶露应在10天，最迟半个月内消失，要是半个月以后恶露还是红色的，就是不正常的现象。应及时去医院处理，不可延误！

## 关节痛的防治

不少新妈妈在产后常出现腕部、手指关节及足跟部疼痛。很多人认为是因为在"月子"里受了风所致。其实，这种认识是错误的。

腕部、手指关节痛，是由于产后新妈妈的体内内分泌改变，使其手部肌肉及肌腱的力量、弹性出现程度不同的下降，关节囊及关节附近的韧带张力减弱等，这些原因便导致了关节的松弛和功能的减弱。当新妈妈在产后过早、过多地从事家务劳动，或接触冷水等情况时，就会使关节、

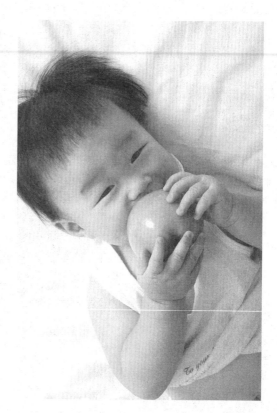

肌腱和韧带负担过重，引起手腕部及手指关节痛，且经久不愈。

足跟部痛，是新妈妈在"坐月子"期间，由于活动减少，甚至很少下床行走，致使足跟部的脂肪垫发生废用性退化而变得薄弱。当月子过后，新妈妈下床活动时，足跟部脂肪垫的薄弱就使之对体重的支持和运动时震动的缓冲作用大为减弱，脂肪垫也会因此而产生充血、水肿等非特异性炎症，以致造成足跟部的疼痛。

防治方法：手足关节疼痛，关键在于产后要注意休息，不要过早、过多地用手干重活，尤其是不要使手、足部受凉、受寒。其次，新妈妈在休养的同时应适当地下床活动，特别是"坐月子"后期和出满月后，要经常下地走动。如果不慎患上产后手脚痛，可以采用一些自我温灸、热敷、按摩等方法进行处理。如果不能缓解，则要请医生的帮助。

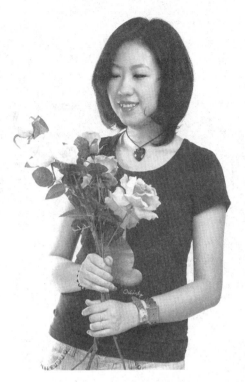

## 尿潴留的防治

初产新妈妈产后发生尿潴留的比例很高，主要原因有：

分娩时胎头先露部分对膀胱和尿道的压迫，引起了这些器官的充血、水肿，尿道变窄，妨碍排尿。

心理因素，排尿时需要增加腹压，增加腹压会使伤口疼痛，新妈妈因而产生畏惧心理，怕排小便，从而发生尿潴留。

也可能是新妈妈分娩后身体虚弱，需卧床休息，尤其是剖宫产后需要在床上解小便，新妈妈不能适应，便发生了尿潴留。

防治方法：产后要适量饮水，产后4小时即使无尿意也要主动排尿，也可以通过一些条件反射来应对尿潴留，如听流水声，或用热水袋热敷等方法。如果新妈妈无法自己解决这种症状，那么，还是建议请教医生导尿或打针、服药，以便及时纠正尿潴留。

## 肛疾的防治

痔疮、肛裂等肛门疾患是新妈妈高发的疾病。

防治方法：产后尽早起床活动，自然分娩者产后1～2天即可下床，初起床时可进行一些轻微的活动，如抬腿、仰卧起坐、缩肛（像忍大便那样）等。另外，要多吃新鲜果蔬，多喝汤类食物，补充足够的水分，润滑肠道以防止便秘。对已患肛疾者，应及时去医院进行相关的诊治，不可在家乱用药治疗。

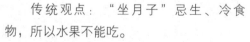

## 月子里新旧观念的是非之争

###  月子是30天吗

传统观点："坐月子"自然是生完孩子后的1个月，30天，这是老规矩。

科学观点：实际上，经过1个月的调整，身体许多器官并不能得到完全的复原。现代医学上把"月子"称为"产褥期"，指生产后的42天。

###  门窗关得严实才好

传统观点：生完孩子后，身子虚，不能见风，特别是冬天，一定要把门窗关得严严实实的。

科学观点：产妇睡的房间不论冬夏，窗户都要常开，使室内空气新鲜，但要注意不要让风直吹至新妈妈和小宝宝身上.有风的时候，新妈妈和宝宝可以在开窗对流空气的时候去另外一个房间，等通风完毕再进来。

### 水果能不能吃

传统观点："坐月子"忌生、冷食物，所以水果不能吃。

科学观点：营养补充最重要的是均衡，水果含维生素丰富，这是其他许多食物所不及的。所以，也应适当地吃些水果，但要注意量，每天100克左右为宜。

### 坐月子要卧床休息

传统观点：生孩子很辛苦，要多休息，1个月内最好别下地，多躺多睡，才能恢复元气。

科学观点：身体好的新妈妈如感觉疲劳已经消除，产后24小时就可起床。睡多了反而会给新妈妈带来负面影响，如导致脂肪堆积，腰酸背痛，易滋痔疮、便秘等。

总之，我国有千百年来流传下来的"月子经"，而这些月子经的忌讳之多，让许多现代的新妈妈们唯恐不及。其实，坐月子要讲科学保健，不要受传统"月子经"的限制而影响了产后的身体健康。

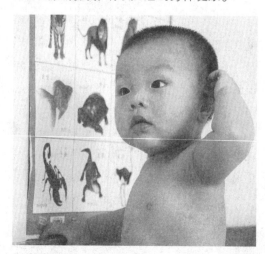

## 小叮咛

随着那声响亮的啼哭，你已经由当初那个冷静果敢能干的未育女性变成了一个幸福温柔的新妈妈了。此时，欢呼、拥抱、鲜花、祝贺无所不在，甜醉了你刚才还疲惫的身心，打起精神来，拥抱你的新宝贝，接受人们对你和宝贝的祝福吧！对宝贝说——让妈妈好好爱你！

 # 宝贝的第一张档案卡

### 基本情况

| | | |
|---|---|---|
| 姓名： | 性别： | 血型： |
| 家庭成员： | 爸爸姓名： | 妈妈姓名： |
| 生肖： | 出生年月日时分(阳历)： | 出生年月日时分(农历)： |
| 出生医院： | 接生大夫： | 接生护士： |
| 家庭住址： | 邮政编码： | 电话： |
| 出生时的天气情况： | 特殊事件： | |

### 出生时的身体情况

体重：_____千克    身高：_____厘米    头围：_____厘米

胸围：_____厘米    分娩方式：顺产_____    胎吸_____
                            产钳_____    剖宫产_____

健康记录：黄疸（___轻___重）    窒息（___轻___重）
其他：_____

计划免疫：卡介苗____天    乙肝疫苗____天    其他疫苗____天

宝宝的第一张照片

## 产后计划

# 2

# 白领变妈妈：
# 新妈妈的新生儿护理计划

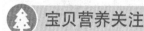 新生儿的营养计划

### 宝贝营养关注

❶ 尽早开奶。新妈妈分娩后，如果体力尚可，可在半小时内让新生儿吸吮双侧乳头。若新妈妈体力不支，可推迟哺乳，但应先喂5%葡萄糖液或淡糖水，每次30毫升，以免新生儿发生低血糖。

❷ 尽量喂母乳。如果新妈妈身体健康，最好自己哺乳，并尽早开奶。因为初乳营养价值很高，特别是含抗感染的免疫球蛋白，对多种细菌、病毒具有抵抗作用。并且母乳近乎无菌，而且卫生，所以对于新生儿来说，母乳是最理想的食物，如果有条件母乳喂养，一定要进行母乳喂养。

❸ 虽然母乳是宝宝最适宜的首选食品，然而有时候，新妈妈因乳汁不足、受

工作的时间限制，或是其他各种各样的原因不能给6个月以内的宝宝哺乳时，就不得不考虑其他办法。随着科技的发展，人乳化奶粉配方越来越接近人乳。可以说，配方奶是母乳最佳的替代食品。只要选择得当、调配正确、注意消毒，就可以满足婴儿的营养需要，保证生长发育良好。

❹ 混合喂养。如因母乳不足，或有其他原因，必须在新生儿日常的喂养任务中添加配方奶或其他代乳品时，称为混合喂养。

### 如何观察宝贝何时需要喂奶

正常新生儿全日哺乳量见下表，因具体情况的不同，可略有出入。

新生儿不会说话，因此新妈妈要学会

观察什么时候该给宝宝喂奶了。原则上是如果宝宝饿了，就随时让他吃，不要硬性规定时间。但怎么知道宝宝是否吃饱了呢？可以从以下几点来观察：

① 宝宝吃饱后，能安静入睡或玩耍；如果尚未吃饱，则不到下次吃奶时间就哭闹。

② 哺乳已超过30分钟，但是宝宝仍然在频繁吸吮，或无其他原因婴儿不能安睡，经常啼哭。

③ 在哺乳后用奶头触动孩子口角时，如果孩子追寻奶头索食，吃时又更快更多，说明新生儿吃奶量不足。

④ 吃饱的宝宝每天大便2～3次，呈金黄色稠粥样。由于饥饿，可造成婴儿肠蠕动加快，大便次数增多，且便质不正常。

⑤ 每日排尿不足6次，说明宝宝没有吃饱。

比照以上的特征，看看你的宝宝有没有吃饱。如果还没有吃饱，再多喂他点吧。否则，长时间乳量不足，可能会影响宝宝的身体发育，导致出现体重不增加或增加不明显的状况。

##  新妈妈的生活计划

###  给宝贝喂奶

**母乳喂养。** 喂宝宝时可采取不同姿势，重要的是新妈妈的心情愉快、体位舒适，全身肌肉放松，有益于乳汁排出和宝宝吸吮。哺乳时将宝宝的胸腹部紧贴自己的胸腹部，头与双肩朝向乳房，让宝宝的小嘴处于乳头相同水平方向。将拇指和四指分别放于乳房的上、下方，托起整个乳房成锥形，先用乳头试探宝宝的口唇，当他张大嘴、舌头向外伸展的一瞬间，将他进一步贴近，他会迫不及待地把乳头及乳晕的大部分吸入口中。不过在哺乳时必须保持婴儿头和颈略微伸展，以免鼻部被压入弹性乳房而影响呼吸，但也要防止婴儿头部与颈部过度伸展而造成吞咽困难。

坐位哺乳时应选择高度适宜的椅子，不宜太软、椅背不宜后倾，否则使婴儿含吮不易定位。喂哺时新妈妈应紧靠椅背促使背部和双肩处于放松姿势，用枕头支托

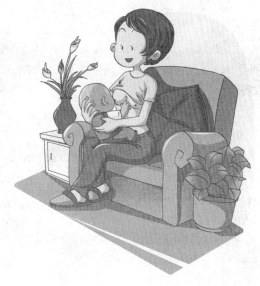

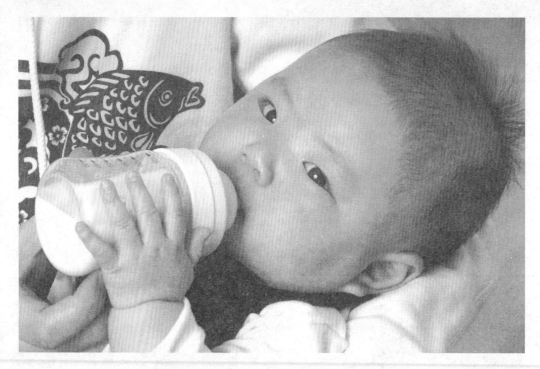

婴儿，还可以在脚下垫上脚凳，使体位更加舒适、松弛，有益于排乳。

**人工喂养。**刚出生的婴儿抵抗力较弱，胃肠道极易感染而腹泻。为了避免发生肠胃炎，奶瓶在喂奶前后都要进行严格的消毒处理。

冲调奶粉要遵循下面的步骤：

❶ 洗手。婴儿特别容易在喂奶中因为细菌的传递受到感染，在冲奶之前先用清水及肥皂洗手，以保护婴儿免受病原菌的侵袭。

❷ 奶粉。加入正确数量平匙的奶粉，奶粉需松松的，不可紧压，再用筷子或刀子刮平，对准奶瓶将奶粉倒入奶瓶。用专门的奶粉勺，配置过程中一定要注意卫生，避免开罐后放过长时间造成污染。

❸ 冲泡水的温度。泡奶时，温开水保持在40～50℃最为适宜。不要用滚烫开水冲泡奶粉，这样易结成凝块，可能造成婴儿消化不良。

❹ 摇晃。冲好水后套上奶嘴，轻轻摇匀。

❺ 奶水温度。母体温度是37℃，婴儿的肠胃也比较接受这个温度。试温时将奶瓶倒置，把奶滴到手背上，感觉温度适宜即可。

## 🎄 给宝贝穿衣服

很多新妈妈不敢给宝宝穿衣，因为宝宝的身体很柔软，四肢还大多是屈曲状，这让很多新妈妈无所适从。新妈妈可以这样做：

要知道穿衣顺序：穿好衣裤、鞋袜，然后用小毛毯或小棉被包裹住孩子，但是要保证孩子的双腿处于自然状态，并有足够大的活动空间。不提倡民间的"打包"做法（可能有些家长担心孩子的腿不打包会成为"青蛙腿"，他们习惯用褓褓把孩子的腿包直）。育儿专家们建议，新出生的婴儿最好不要"打包"，如果怕孩子冷，可以宽松地裹一下，但是双腿是切不可绑直系紧的。

穿脱衣物的方法：在给宝宝穿脱衣服时，可先给宝宝一些预先的信号，先抚摸他（她）的皮肤，和他（她）轻轻地说话，如告诉他（她）："宝宝，我们来穿上衣服，好不好！"或是告诉他："宝

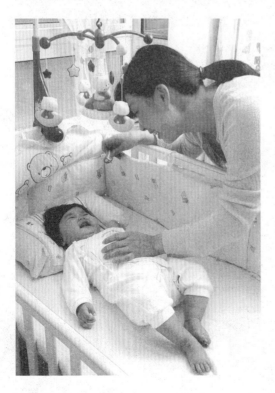

宝，我们来脱衣服，好不好"等，使他心情愉快，身体放松。这时，大人把宝宝平放在床上，先将左手从衣服袖口伸入袖笼，使衣袖缩在你的手上，右手握住婴儿的手臂递交给左手，然后右手放开婴儿的手臂，左手引导着婴儿的手从衣袖中出来，右手将衣袖拉上婴儿的手臂。脱衣服时，同样先用一手在衣袖内固定婴儿的上臂，然后另一手拉下袖子。穿脱裤子的方法与上类似，也是需要一手在裤管内握住小腿，另一手拉上或脱下裤子。

不管是穿还是脱，大人的手法都要轻柔，要勤剪指甲，及时磨平，避免在照顾宝宝时划伤宝宝。

## 🌲 给宝贝换尿布

尿布是新生儿和小婴儿必备的护理用品，但合理使用，也颇有讲究。

选尿布：应选用柔软、吸水性强、耐洗的棉织品。如果用旧布制作，可选用纯棉床单、衣服等，并要注意彻底清洗，并用开水煮沸消毒15分钟，充分暴晒后，妥善收纳，以备使用。如果用新布制作，则也要注意清洗、揉搓、消毒、晾晒后再使用。颜色以白、浅黄、浅粉为宜，忌用深色，尤其是蓝、青、紫色的。

用尿布：一个宝宝一昼夜约需20块尿布，平常要关注宝宝，及时给宝宝换尿布。宝宝尿布不宜太厚或过长，以免长时间夹在腿间造成下肢变形，也容易引起污染。在给宝宝换尿布前，先要在宝宝下身铺一块大的换尿布垫，防止在换尿布期间

宝宝突然撒尿或拉屎，把床单弄脏，并一手将宝宝屁股轻轻托起，一手撤出尿湿的尿布。如果是男孩，则要把尿布多叠几层放在会阴前面，如果是女孩，则可以在屁股下面多叠几层尿布，以增加特殊部位的吸湿性。给宝宝换完尿布后，要认真检查大腿根部尿布是否露出，松紧是否合适，进行合理的调整就可以了。

用纸尿裤：现代女性由于经济条件比较好，再加上工作比较忙，所以往往选择给宝宝用纸尿裤。但是专家建议，妈妈们要尽量少给宝宝用纸尿裤。即使用，也要选择知名品牌，还要选择透气性好的，且符合宝宝身材、大小合适的纸尿裤。使用时，要及时更换，以防宝宝出现尿布疹。

清洗尿布：尿布换完后，一定要及时清洗，正确的洗法是，先将尿布上的大便用清水洗刷掉，再用中性肥皂搓在上面，静置30分钟，或用尿布专用洗涤剂，浸泡20～30分钟，然后搓洗。再用沸水烫泡，水冷却后再稍加搓洗，然后用清水洗净晒干即可。如尿布上无大便，只需要用清水洗2～3遍，然后用沸水烫一遍，晒干备用就可以了。洗干净的尿布要妥善收藏，放在固定的地方，避免污染，以备随时使用。

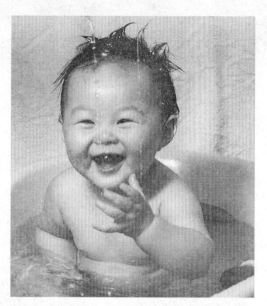

## 🎄 给宝贝洗澡

洗澡时室内温度为24～28℃，水温在38～40℃，可以用肘部试一下水温，只要稍高于人体温度即可。

洗澡前，要将宝宝洗澡所用的物品准备好，如澡盆、毛巾、宝宝专用的清洁用品，如香皂、洗发水、润肤露等，宝宝换洗的衣物、尿布等也要放在随手可取的地方。还要注意把洗澡的屋子加热，试好水，避免宝宝着凉或烫伤！

洗澡时的顺序要注意，可以先亲亲宝宝，告诉他："要舒舒服服地洗个澡了！"然后，轻柔地帮宝宝脱去衣服，迅速裹上浴巾，然后，家长用左拇指、中指从宝宝耳后向前压住耳郭，以盖住耳孔，端着宝宝，用一专用小毛巾蘸湿，从眼角内侧向外轻拭双眼、嘴、鼻、脸及耳后，以少许宝宝专用洗发水洗头部，然后用清水洗干净，揩干头部；洗完头和面部后，如脐带已脱落，可去掉浴巾，将宝宝放入浴盆内，以左手扶住宝宝头部，用右手顺序洗小儿颈部、上肢、前胸、腹部，再洗后背、下肢、外阴、臀部等处，尤其注意皮肤皱褶处要洗净。

如果脐带未脱落，洗澡时不宜将宝宝

直接放入浴盆中浸泡，而是用温毛巾擦洗腋部及腹股沟处即可。注意不要将脐部弄湿，以免被脏水污染，发生脐炎。一旦弄湿了要及时用棉签蘸75%的酒精擦拭即可。然后密切关注宝宝的脐部变化，如出现炎症时，要及时请教医生。

给宝宝洗澡，不必每次都用香皂或浴液，如需要用一定要冲净，以免刺激宝宝皮肤。给女婴清洗会阴时，应从前向后洗。男婴阴茎包皮易藏污垢，也应定时翻洗。新生儿大部分是包茎，洗时用手轻柔地把包皮向上推一推即可。

洗完澡后，要将宝宝用浴巾包好，轻轻擦干，注意保暖。在颈部、腋窝和大腿根部等皮肤皱褶处涂上润肤液，夏天扑上宝宝爽身粉。

 # 新爸爸爱妻计划

 ## 学会给宝贝挑选奶粉

虽然纯母乳喂养对宝贝更好，但是孕妈妈很快就要工作，因此，最好的方式是选择混合喂养，上班不能给宝宝哺乳的时候，可以选择让宝宝喝牛奶等动物奶。

❶ 选品牌。有品牌的大企业生产的奶粉，产品质量较稳定，速溶效果较好，都严格按国家规定添加了营养物质，如维生素A、维生素D、维生素K、维生素C、维生素$B_1$、维生素$B_2$、维生素$B_6$、维生素$B_{12}$、烟酸、叶酸、牛磺酸、亚油酸、二十二碳六烯酸（DHA）、钙、铁、磷等，以适应婴儿不同生长阶段的需要。选择一个认为最适当的品牌后，不一定老换，以免引起宝宝的排斥。

❷ 看溶解速度。把奶粉放入杯中，用冷开水冲泡，真奶粉需经搅拌才能溶解成乳白色浑浊液；假奶粉不经搅拌即能自动溶解或发生沉淀。用热开水冲时，真奶粉形成悬漂物上浮，搅拌之初会黏住调羹；掺假奶粉溶解迅速，没有天然乳汁的香味和颜色。其实，所谓"速溶"奶粉，都是掺有辅助剂的，真正速溶纯奶粉是没有的。

❸ 用手指摩擦。用手指捏住奶粉包装袋来回摩擦，真奶粉质地细腻，会发出"吱吱"声；而假奶粉由于掺有绵白糖、葡萄糖等成分，颗粒较粗，会发出"沙沙"的流动声。

❹ 辨颜闻味。真奶粉呈天然乳黄色，打开包装，有牛奶特有的乳香味，把少许奶粉放进嘴里品尝，真奶粉细腻发黏，易黏住牙齿、舌头和上腭部，溶解较快，且有无糖的甜味。

❺ 看包装。选择奶粉成分标注清楚，制造日期、保质期明确，包装完好的产品。如果发现奶粉包装有明显的漏气、结块儿现象一定不要购买。

**新妈妈育儿经**

##  经验一：新生宝宝不宜喝豆奶

豆奶是以豆类为主要原料制成的，含的蛋白质主要是植物蛋白质，而且豆奶中含铝也比较多，婴儿长期饮豆奶，会使体内铝增多，影响大脑发育。不能只用豆奶喂养婴儿，如因某种原因，一时无牛奶，必须以豆奶喂养时，则需注意适时添加少量鱼肝油，加些糖、钙粉(如葡萄糖酸钙等)、蛋黄、鲜果汁、菜汤等食品，以满足婴儿对各种营养物质的需要。

##  经验二：宝宝溢奶处理

新生儿很容易出现溢奶现象，要防止溢奶，新妈妈一定要注意喂奶时的姿势，轻轻压住乳房防止奶水流得太急，并注意喂奶后将婴儿竖直抱起，靠在自己的肩上，轻轻拍背部，使宝宝打个嗝，把吃奶时吸进胃里的空气排出来就可以了。而且喂奶后养护宝宝的动作要轻柔，不应立刻让宝宝平卧，防止溢奶的发生。

 **新生儿常见疾病防治**

###  新生儿发热的防治

新生儿发热的情况很常见，可能主要是因为气温炎热导致的，也可能是感染疾病，或服用某些药物等导致的。总之，引起新生儿发热的原因有很多。平常要关注宝宝是否发热，若有怀疑，可用体温计放在腋下、口腔或肛门检查。

如果孩子发热，要注意不可随便使用退热药。并且保持生活环境不能太热，不要给宝宝穿着过厚的衣物，如果宝宝发热真的很高，这时可以用物理降温方法进行降温，可将冰袋置于宝宝的前额、枕部，也可用酒精擦浴等来辅助治疗。但在进行

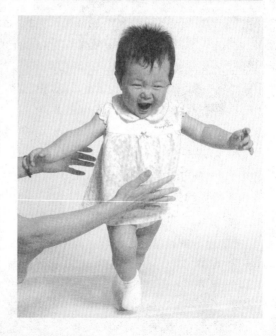

物理降温的同时，要及时去医院进行诊治，防止意外发生。

## 防止新生儿感冒

新生儿感冒需要引起警惕，因为新生儿抵抗力差，若不及时处理，轻则由于鼻塞引起呼吸和哺乳困难，重则并发肺炎，故对初生儿感冒一定要积极防治。

新生儿感冒，预防很重要，卧室要空气流通，禁止患感冒的人接触新生儿，新妈妈如有呼吸道感染时，应少接触新生儿，并在喂奶时戴上口罩。

当宝宝有感冒症状时，不可盲目地给孩子自行"治疗"。一定要注意及时去找医生，在医生的指导下进行治疗。

## 脐炎、脐茸的防治

肚脐是胎儿与母亲连接的"纽带"，是维持胎儿健康平安的重要"生命带"！可是新生儿娩出后，就要剪断并结扎脐带，这时要注意脐部的护理：每天可用消毒棉签蘸75%酒精，擦拭脐带根部；不必包裹纱布，更不要用厚塑料布盖上，再用胶布粘上，这样很容易滋生细菌，酿成脐炎乃至脐茸。一旦脐部有脓性分泌物，有臭味或脐带表面发红，甚至发热时，说明可能已发生脐炎，应及时去医院处理，请求医生诊治。

## 新生儿硬肿症的预防

新生儿硬肿症是寒冷地区早产儿、出生低体重儿的常见疾病，其病因主要与生后保暖差、喂养不足以及出生后1周内患各种疾病有关。此病十分凶险，常因不易抢救而死亡。

防治此病，最主要的就是做好孕期保健工作，防止早产和产伤的发生。如果是在寒冷地区，则一定要做好临产时母子保暖防寒工作。除房间暖和外，还应事先把婴儿的包被预暖，新生儿出生后迅速包裹好。如果发现新生儿皮肤发凉变硬，应请医生诊治，并采取措施积极治疗。

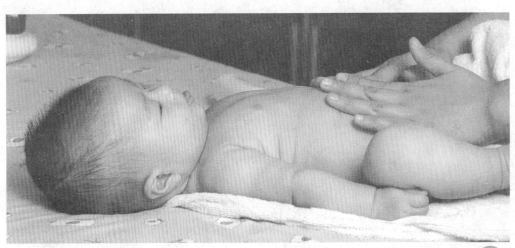

## 新生儿臀红

新生儿的皮肤极为娇嫩，任何不良刺激都可能导致皮肤发生疾患。在夏季闷热的环境中，由于新生儿的屁股长时间地裹着尿布而不及时更换，小屁屁就容易出现红斑、丘疹样的皮损，民间俗称"红屁股"，医学名称为臀红或者尿布疹。新生儿或者婴儿出现"红屁股"时，预防和治疗尿布疹最关键的是要保持婴儿臀部清洁、干燥，新妈妈可采取以下方法进行预防：

❶ 选择合适的尿布和纸尿裤，用布尿布或者纱布尿布，质地要柔软，每次最好先用弱碱性肥皂洗涤干净并暴晒后再用；纸尿裤要选择品质好、质量合格厂家生产的。每次更换尿裤时最好裸露臀部几分钟。

❷ 经常更换尿布。及时更换已污染的尿布，保持宝宝的小屁屁清爽、干燥。宝宝睡醒后通常会尿尿，仔细观察尿布是否湿了，及时为宝宝把一次尿，便可少洗一次尿布。

❸ 在宝宝每次小便后立刻换尿布，大便后立即用清水冲洗屁股，用干爽的毛巾擦干水分，再让宝宝的屁股在空气中或阳光下晾一下，不要马上包上尿片，以使皮肤干燥。

❹ 不要图干净而在婴儿身下垫橡胶、塑料等材质的垫子。

❺ 如果出现红屁股，可使用护臀霜或鞣酸软膏。注意使用时只用很少一点，在宝宝屁股上非常薄地轻轻涂上一层，然后用使用化妆品的手法轻轻拍打周围皮肤帮助吸收即可。

除以上几点外，不要为防侧漏而使用那些橡皮筋很紧的尿裤，将宝宝的屁股紧紧包裹起来，这样不仅会影响局部的血液循环，也容易引起"红屁股"。

## 新生儿耳朵炎症

新生儿耳朵的外耳道狭小，由骨及软骨组成，中耳咽鼓管短宽平直，出生时已有少许羊水残留在耳道内，加上皮脂腺的分泌液，所以较为湿润，易于细菌的生长繁殖。如洗澡时不慎让水流入，或有上呼吸道感染等，则细菌可侵入外耳道及中耳，引起炎症。患儿因疼痛而烦躁不安，严重者可诱发败血症，危及生命。所以，平时在护理时就应注意宝宝外耳道的清洁卫生，可用干棉签轻轻清理外耳道，千万不要深入耳道内。喂奶后要将宝宝抱起拍背，以免吐奶后乳液流入外耳道。洗澡时一定小心不让水流入耳道内。同时，也应注意口腔的卫生和预防呼吸道感染。如发现哭闹不安，则应检查耳朵，看看外耳道是否有分泌液流出，轻按耳屏前方或向上轻拉耳郭，如有疼痛(宝宝哭闹)，则应警惕外耳道炎或中耳炎的发生。

另外还要预防黄水。外耳道内的黄水多数是由于眼泪水、污水和奶液等进入耳内，引起外耳道炎形成的。它有臭气味，外耳道局部可有充血肿胀，有时形成疖肿，小儿常因疼痛而哭闹不安，食欲不振，不一定有发热。若牵引耳郭有剧哭者，十之八九是外耳道问题，一旦脓肿溃破，流出脓液后，疼痛即相应减轻。发现这种情况应去医院耳科检查治疗。

## 🌲 新生儿佝偻病

维生素D缺乏性佝偻病是婴儿常见的疾病之一，是由维生素D不足引起的全身性的钙、磷代谢不平衡而造成的骨骼病变。佝偻病虽然不直接危及生命，但会导致机体抵抗力降低，一旦发生骨骼病变，如鸡胸、X形或O形腿，则会给婴儿身体、心理及精神上都带来严重痛苦。

新生儿出生时，肝脏内储存的维生素D的数量很少，而其最低需要量是每日80~130国际单位（最适宜的量是每日400~600国际单位）。但一般母乳及人工喂养的食品均不能满足其需要，因为人乳每100毫升中含有维生素D仅为0.4~10.0国际单位，牛乳每100毫升中仅含有0.3~4.0国际单位的维生素D。因此，不论是人乳喂养的，还是人工喂养的新生儿，特别是双胎儿、早产儿，都应在出生后2周加强补充维生素D。

要预防新生儿患佝偻病，除补充维生素D外，还应补充钙和磷，因为人乳中钙和磷均不足。牛乳中钙和磷虽多，但因不成比例，不易吸收。

## 🌲 新生儿鹅口疮

鹅口疮俗称"白口糊"，中医学叫"雪口症"，为白色念珠菌感染所致的口炎。多见于新生儿，营养不良、腹泻、长期使用广谱抗生素或激素的患儿。有了鹅口疮的宝宝常表现为嘴巴里有很多像奶斑一样的东西粘在口腔壁上，与吃奶留下的奶很难区别。如果用棉签能擦掉则为奶斑，擦不掉则为鹅口疮了。

鹅口疮是由白色念珠菌感染所致，这些真菌主要来自产妇阴道、带菌的医护人员以及没有经过严格消毒的奶瓶和尿布。如果宝宝的皮肤或口腔黏膜接触到这些被真菌污染过的东西后就会引起局部的感染。

因此，为了预防鹅口疮，新妈妈和婴儿室医护人员应该注意个人卫生，母亲喂奶前应该洗手并用温水擦干净自己的奶头，医护人员每次接触孩子以前也要把自己的手洗干净，每次用奶瓶前要经过沸水消毒。

治疗鹅口疮的方法有两种：一是用2%苏打水溶液少许清洗口腔后，再用棉签蘸1%甲紫（龙胆紫）涂在口腔中，每天1~2次；二是用每毫升含制霉菌素5万~10万单位的液体涂局部，每天3次即可，涂药时不要吃奶或喝水，最好在吃奶以后涂药，以免冲掉口腔中的药物。在使用任何药物前都要向医生咨询。

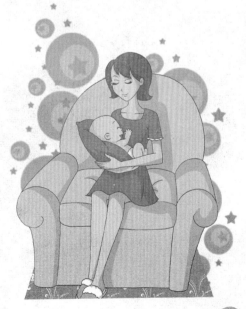

## 🌲 新生儿肺炎

新生儿肺炎，多由感染引起，可能发生在产前、产时、产后。新生儿因免疫功能不全、抵抗力低下，在分娩过程中，经过母亲的产道，吸入羊水或出生后着凉感冒，很容易受到细菌感染，或多由患呼吸道感染的大人们传给新生儿，由感冒引发肺炎。婴儿得了肺炎应立即送到医院治疗，一般采用吸氧、服用抗生素和加强护理等方法，效果都很好。预防新生儿肺炎的措施有：凡母亲产道有感染者应对症治疗；出生时防止羊水吸入；应注意对新生儿的保暖；避免与患有上呼吸道感染的人接触。

新生儿肺炎开始发病时，就表现为不吃、不笑、体温不升、体重不增的"四不"症状，加重后出现发热、哭闹、拒奶、呕吐、吐白沫和气急等症状，严重者可见鼻翼扇动、面色苍白、唇周青紫、呼吸困难、脉搏快速，如不及时治疗，可引起死亡。

## 🌲 新生儿湿疹

新生儿湿疹又名奶癣，是一种常见的新生儿和婴儿过敏性皮肤病，多见于有过敏体质和喂牛奶的孩子。这种湿疹常对称地分布在婴儿的脸、眉毛之间和耳后与颈下。表现为很小的斑点状红疹，散落或密集在一起，有的还流有黏黏的黄水，干燥时则结成黄色痂。虽无大的危险，但宝宝通常会有刺痒感，常哭闹不安，不好好吃奶和睡觉，影响健康。

新生儿湿疹的预防：避免过量喂食，防止消化不良；如果对牛奶过敏，可改用其他代乳食品；哺乳妈妈要少吃或暂不吃牛奶、鲫鱼汤、鲜虾、螃蟹等诱发性食物，多吃豆制品，如豆浆等清热食物；不吃刺激性食物，如蒜、葱、辣椒等，以免刺激性物质进入乳汁，加剧宝宝的湿疹。

新生儿患湿疹后，疮痂患处可用消毒棉花蘸些消毒过的液体石蜡、花生油等油类浸润和清洗，不可用肥皂或用水清洗。局部黄水去净、痂皮浸软后，用消毒软毛巾或纱布轻轻揩拭并除去痂屑，再涂上少许蛋黄或橄榄油。过敏严重者要在医生的指导下用药。

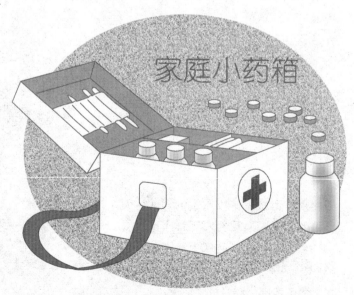

家庭小药箱

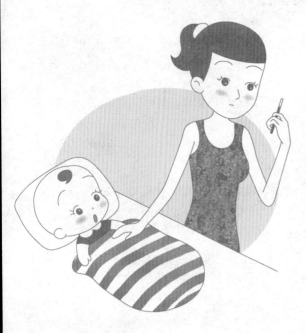

用些葡萄糖冲水喝，糖水的利尿作用可使胆红素加速排出。吃奶不好及饥饿可能使生理性黄疸加重延长。

2.各种急慢性疾病也可使生理性黄疸加重或延长，应积极治疗这些疾病。

3.应注意与迅速出现的严重的病理性黄疸相鉴别，观察黄疸进展情况，出生后黄疸发生的时间、部位、程度变化，有无肌张力低下、嗜睡、吸吮反射减弱、发烧、呕吐等情况。若出现上述表现，切莫延误病情，失去治疗时机。对于病理性黄疸先应明确病理性黄疸的原因，有针对性地去除病因。

## 🎄 新生儿头颅血肿 ➤➤

头颅血肿是新生儿出生后数小时到数天在头颅出现肿块，迅速增大，数日内达到极点，以后逐渐缩小，按之有波动感。血肿多位于顶骨，偶见于枕骨和额骨，以一侧多见，偶发于双侧。因骨膜紧贴该骨的边缘，故血肿不超过骨缝线，患处皮肤正常。血肿开始饱满，在吸收过程中逐渐变软。由于骨膜边缘的钙质沉积，血肿基底周围形成硬块。血肿之下颅骨一般无骨折，但可能为线形骨折。有时产瘤与血肿同时存在，血肿隐于产瘤中，待水肿消失后才显出血肿。头颅血肿是由于分娩时胎头与骨盆摩擦或胎头负压吸引时颅骨骨膜下血管破裂，血液积留在骨膜下所致。头颅血肿根据肿物大小，可在1～4个月内完全吸收，不论血肿大小，尽量不用注射器往外抽，以免造成感染。

## 🎄 新生儿黄疸 ➤➤

新生儿黄疸分为生理性和病理性，新生儿的生理性黄疸并非不正常。如果年长儿及成人发生黄疸就不正常了。足月新生儿一般生后2～3天出现，这时皮肤呈浅黄色，白眼珠以蓝为主微带黄色，尿稍黄但不染尿布，孩子没有什么不适，一般生后2～4天黄疸最明显，1周左右就消退了。新生儿生理性黄疸出现较晚，一般生后3～5天出现，6～8天达到高峰，黄疸的程度也比足月儿重，血胆红素可达256.3毫摩/升（15毫克/分升），而且黄疸消退的时间也比较晚，7～9天开始消退，2～3周才退净。

下面介绍护理生理性黄疸的要点：

1.生理性黄疸不会让宝宝有什么不舒服的，因此发现黄疸不要着急，此期间可

## 🎄 新生儿易患的眼病

新生儿易患的眼病通常有以下几种:

### ➊ 先天性鼻泪管阻塞

鼻泪管阻塞会使泪囊发炎,经常流泪。刚出生2周以内的新生儿,因泪腺还没有发育完全,所以哭的时候不会流泪。如果2周以内的新生儿哭的时候流泪,就可能是先天性鼻泪管堵塞。如果新生儿有以上症状时应及时就诊。

### ➋ 慢性新生儿泪囊炎

有时可继发感染,导致急性泪囊炎。表现为泪囊局部高度红肿,严重时伴有发热,若不及时治疗,数日后可破溃流脓。即使炎症消退,仍会遗留瘘管,经久不愈。早期应全身性应用抗生素或热敷。若局部已发黄,则可切开排脓。

### ➌ 眼炎

新生儿眼炎主要是经过产道时感染,如感染披衣菌。通常在出生后2周开始出现症状,表现为红眼,分泌物多,睁不开眼等。如果感染的细菌是淋球菌,通常在出生后的2~3天就发生,而且进展非常快,甚至有可能把整个角膜溶解,有失明的危险。如果感染包涵体,通常出生后7~10天内发病,表现为双眼睑水肿、结膜充血、眼屎很多,症状较重,但不侵犯角膜,病情较长,数周才愈。患眼炎的孩子应及时就医。

### ➍ 新生儿泪囊炎

如果婴儿一侧眼睛流泪、流脓,内眼角下方有鼓包,应想到是否患上新生儿泪囊炎的可能。其原因多与鼻泪管不通、下端出口被先天性膜组织封闭,或上皮碎屑堵塞所致,也可能存在鼻部先天畸形。在出生时,大部分新生儿鼻泪管膜仍是完整无缺的,至生后3周半,泪腺开始分泌之前自行破裂。如果这一过程未出现,当泪腺开始分泌后,则出现溢泪。分泌物聚集于鼻泪管内,刺激黏膜引起泪囊炎。且其结膜充血,有脓性分泌物,常常可与结膜炎混淆。但泪囊炎一般发病晚,多半是单侧,结膜充血轻,泪囊部可见隆起,压之有脓液自泪小点溢出,可与结膜炎区别。

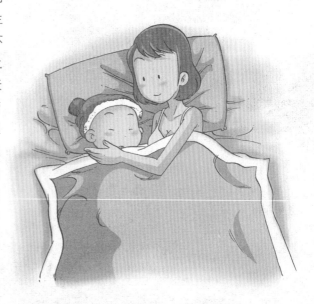

# 新生儿用药易出现的不良反应

药物具有治疗作用，但也有损害健康的毒害作用，医学上称作药物的不良反应。药物对新生儿的不良反应，与成年人相比不完全相同。为使药物发挥其最大的治疗作用，而又力避其害。现将常用药物对婴儿的不良反应介绍如下，以供育儿时参考用：

## 神经系统反应

四环素、肾上腺皮质激素、维生素A、氨硫脲等，可使婴儿脑积液压力增高，甚至脑水肿；抢救新生儿呼吸功能紊乱用的洛贝林（山梗菜碱），可引起运动性烦躁不安及一过性呼吸暂停；因为婴儿钙代谢旺盛，故应用肾上腺皮质激素后，则易引起手足搐搦症；链霉素、庆大霉素、卡那霉素等易使听觉神经受损。

## 消化系统反应

长期应用肾上腺皮质激素可引起消化道溃疡及胰腺炎等；应用氯丙嗪后，易引起麻痹性肠梗阻；无味红霉素可引起胆汁郁积性黄疸；大剂量应用氯霉素、四环素等药物，婴儿比成人更易引起中毒性肝脏损害。

## 心脏血管系统

婴儿用强心药——洋地黄，如果用量偏大，易引起毒性反应，因为婴儿的交感神经相对占优势，心率比较快，因此应用会使心率加快的药物时要慎重。

## 肾脏损害

新霉素、庆大霉素、卡那霉素、链霉素等对肾脏有一定损害，应慎用；大剂量应用维生素D，尤其在肾功能不良时，也容易引起肾钙化。

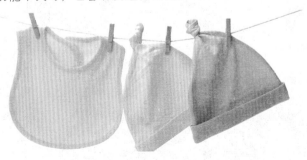

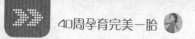

 新妈妈育儿日记

年　月　日　　　　星期　　　　天气:　　　　心情指数:

爱你，宝贝!

**小叮咛**

　　重回职场，对于每一个新妈妈来说，都是一个新的开始，也是一个挑战，如何克服因为怀孕、生产给自己带来的一系列生理和心理的困扰，如何协调同时做好妈妈和职业女性的冲突，如何面对工作中日新月异的变化呢?这是每一位职场女性产后都要面对的问题。

 # 新妈妈重返职场计划表

| | |
|---|---|
| **及时充电，免遭淘汰** | 休产假期间，新妈妈要有身离岗、心不离岗的心态，多关注外界的事物，尤其是关注与自己工作的相关资讯，并及时充电，利用这段时间学习一些与自己工作相关的新知识。这样，才可能让自己在产后更自信地去应对工作，甚至会由于新知识的获得让你在自己原来的工作基础上更胜一筹 |
| **要与单位（同事）保持联系** | 经常和单位同事保持联络，了解单位的近况，以保证你重新上班时不会对单位的新变化感到陌生而无所适从 |
| **安排好家务和孩子** | 上班前，至少半个月到1个月，一定要安排好孩子的看护问题，比如请自己和新爸爸双方的父母来带小孩，或是请有经验的保姆来带。无论谁带，都要注意安全问题，并且在你没有上班前就让其试带，以你发现情况及时改正。总之，要在上班前，把家务和孩子的看护安排好，这样，才能使你在上班时，不用过多地担忧孩子，更认真地投入工作 |
| **要有一颗平常心** | 除了客观因素，社会普遍认为刚生完小孩的女性全部心思都在孩子上身，一般也不敢委以重任。如果你也遭遇此种情况，那么请记住，要随遇而安，放下架子，把自己当作新人，从头努力，相信你的努力和工作业绩，绝对会让你"东山再起" |
| **恢复正常工作生活** | 经过8周的产褥期生活，大部分母亲的身体已恢复到原来状态，在得到医生许可后可以恢复工作<br>回到工作岗位后，不要急于参加观光旅游及海外旅行等外出活动，这些活动最好在产后2个月以后进行 |

**产后计划**

# 3

# 爱生活爱工作：
# 新妈妈重返职场计划

## 给重返职场新妈妈的三大建议

### 学会换个视角看问题

新妈妈重返职场往往会遭遇这么一个问题，那就是老板认为刚生完小孩的女性全部心思都在孩子身上，一般也不敢委以重任，这当然会让新妈妈感到失落。虽然你休息了不短的时间，可能会比同事做事慢一些，甚至一切要从头开始，也可能被安排到自己从不熟悉的部门，但你一定不要失落、自卑。要知道这一次的开始比你刚进入社会时要从容得多，你不仅有工作经验，你还获得了不是每个女人都有的生活阅历，那是你丰厚的心灵积累。不妨换一种角度来思考问题，视人事变动为正常现象，放下架子，把自己当作新人，相信只要是金子总会发光的。这样更有利于学习，尽快适应新环境。

### 学会和同事和睦相处

新妈妈在职场上一样会碰到各种人际关系，比如，青春亮丽的女生、比你大不了多少的老练的上司，你该如何在他们的周围取得一个游刃有余的工作氛围呢？谁可以信任，谁要敬而远之，要多加留意。

从重返职场的第一天开始，就要睁大眼睛观察，并找机会和资深员工交谈，从侧面了解他们的看法。

不要在办公室大谈做妈妈的艰辛，人们不会因为你是新妈妈而忽略同你竞争。

不要因为孩子的问题常常向上司请假，那样你很容易陷入被动状态。

你应该培养幽默、轻松的性格，让同事觉得你是他们中很正常、很令人愉快的一分子。当然，如果遇到非正式场合你也可以应同事的要求，谈谈育儿经验，展示你的亲和力。

### 保证出色的工作效率

一旦正式上班，生活应予结构化，善用行事历、记事本提醒自己，借以确保每天该做的都能完成，不会有遗漏发生。

如果因为宝宝生病要去医院，一定要向公司请假，遵守公司的规定。

孩子放在家里，待在办公室的新妈妈难免会牵肠挂肚，担心孩子怎么样了。可是这个时候你想孩子也没有用，只会使工作更加糟糕。所以上班时不妨专心工作，然后定时打电话询问家人宝宝的情况，或在办公桌上放置照片，以解工作时的思念。在下班的时候你就可以全心做好妈妈，尽情享受生活了。

 ## 做家庭和工作之间的天平

朝九晚五坐班的新妈妈比起全职太太的妈妈来说，有诸多苦处。晚上陪孩子睡觉、给孩子把尿、喂奶的事搅得睡眠不足，早晨像打仗似的匆匆而去。可能一整天都昏昏沉沉，打不起精神。下班回来，真正的工作才开始，陪宝宝玩耍，抱他（她）出去遛弯儿，有的妈妈还要做饭、洗衣服，简直就要崩溃了。

那么，作为一位身处职场的新妈妈，如何保持乐观、积极的心态来面对一切，而不让自己陷入身心交瘁的境地呢？——快乐是战胜这一切的力量。

### 🐰 找个能帮你分担家务事的贴心人

如果父母或公婆愿意帮忙照看孩子，那是最好不过了；如果不能，最好选择生育过的、有带孩子经验的保姆，同时不妨与丈夫商量，让他帮你分担家务。

经常与他们沟通，孩子来了，不是妈妈一个人的事，而是夫妻双方乃至全家人的事。妈妈没有必要把困难和压力都留给自己，亲人也许帮不上实际的忙，但他们可以安慰你，应该让别人了解自己，并对自己放心。

精神上要放松，在老公的支持下，每周至少要抽出一天时间找姐妹们聊天、逛街。给自己足够的精神自由，完全忘记自己是个妈妈。

### 🐰 学会忙里偷闲放松身体

很多新妈妈会抱怨没有时间来照顾一下自己的身体，这个时候就要学会忙里偷闲了。利用午餐后的时间在阳台上伸伸腰或做几节操，让身体尽可能地伸展。也

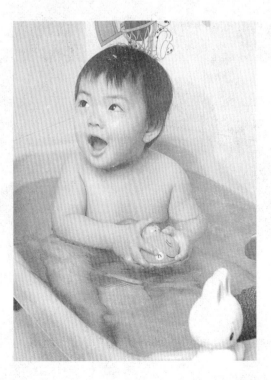

可以推车带宝贝出门走走，看看周边的变化。在家和宝贝一起听听音乐，在宝贝面前做做瑜伽也可以起到放松的效果。等宝贝睡觉了，舒心地享受一个热水浴，也会有不一样的感觉。总之，一定记住留些时间给自己。

## 有效的时间管理

同时担任母亲、妻子、公司职员、子女、儿媳妇等多重角色并不是一件容易的事，因此，很多做了妈妈的职场女性都恨不得一天变成48小时！如何才能有效率地安排妥一切呢？认识到每一个角色的权利、责任和义务是很必要的。因为时间和精力都是有限的，合理地分配时间将是值得考虑的问题。事实上，时间是一种资源，我们可以对它进行有效的管理和利用，使它发挥最大的效率。

首先，你必须学会按事情的轻重缓急来排一张次序表，每天睡前5分钟，你不妨给第二天的生活做一个计划，在头脑中把每件事都安排就绪。这样，新的一天你将赢得比平时更多的时间。最重要的事情要优先处理，再处理次重要的，依次类推。做自己能力范围内的事，不要求自己把每件事都做得尽善尽美。对不重要的事情可以适当排后，降低关注。

不要在一天内给自己安排太多的工作，量力而行，并预留一段时间给自己。即使只有一小段自由的时间，你的心灵也会得到放松与滋养。

# 新妈妈的心理调适计划

## 重视自己的价值

如果此时新妈妈感觉自己没有了当初那种对事业追求的热情，也没有经济压力，那就做个全职妈妈吧。

等孩子上学后，你还可以再进职场。也许你会问："到那时能干什么呢？"不必担心，你可以干任何事。当然，要量力而行，珍爱自己和珍爱宝贝一样重要。宝贝不会期望你做一个拼命的妈妈。

## 不要有了孩子却疏忽了朋友

不要因为忙就冷落了你的朋友，她们

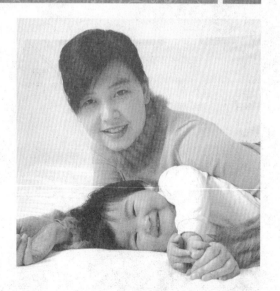

有时可是你的开心果和安定剂。有机会结交一些职场妈妈做朋友，平时关于育儿等经验可以互相交流。孩子生病时也可以得到一些理解和安慰。

## 别把工作带回家

通常需要15～20分钟进行这种转换，下班前列一份明天的工作日程表。你可以利用回家路上的时间清理自己的头脑，听些轻松的音乐，尽量不把工作带回家。

## 身体健康、精力充沛

身体是本钱，有好的身体你才会抵挡心理和生理的压力。无论工作和生活有多忙，每周都应抽出时间锻炼身体，健康的身体是工作和生活的前提条件。与宝贝一起游戏的时候不妨给自己设计一些锻炼身体的动作，让一段时间承担两种功能。

## 勇敢面对工作中出现的困难

职场新妈妈休完产假重新返回社会角色，生活中将增添更多的挑战。面对充满压力的处境，你要对自己说"这并不算是最坏的"或"这是正常现象"。要知道没有过不去的河。及时让自己的负面情绪得到梳理，要多与丈夫及好友沟通，减轻职场压力，得到他们的理解和肯定也是很重要的。

## 降低对自己的期望

新妈妈在重返职场后，往往感到力不从心，很难重回怀孕前的工作效率。这个时候一定要认识到一个人的能力和精力是有限的，一天中只有这么多可以用来工作的时间，只有这么多精力可以用。因此，在工作和生活中要学会降低自己的期望值，把期望值降到你的时间、精力和能力都能达到的水平，这样才不至于在工作中产生沮丧以及灰心的感觉。

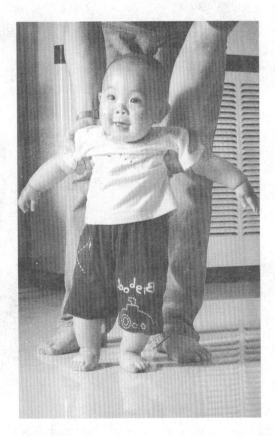

# 附录一 孕期需做的一些检查

| 检查项目 | 意　义 | 检查时机 | 适合对象 |
|---|---|---|---|
| 脊髓性肌肉萎缩症SMA基因检测 | 目前此病尚未有治愈的方法，因此，提早筛查，可避免出现遗憾 | 随时都可做，最好的时机为怀孕10～14周或第一次产检时 | 有脊髓性肌肉萎缩症家庭史者 |
| 绒毛膜穿刺采样 | 可早期发现胎儿染色体异常 | 怀孕9～12周 | 有特殊疾病之家族史者 |
| 颈部透明带筛查先天愚型（唐氏症） | 可早期筛查先天愚型（唐氏症）的可能性，不过，筛查值并非百分之百准确 | 怀孕12～14周 | 怀孕早期的女性 |
| 母血唐氏症筛查 | 通过此筛查可早期发现唐氏症，并及早处理 | 怀孕15～20周 | 怀孕女性都应检查 |
| 羊膜腔穿刺 | 这项检查很重要，可以检查出多种遗传性病症。检查方法是：在腹部超声波的导引下，利用特殊长针，经准妈妈之腹部进入羊膜腔，抽取少量的羊水，进行检测 | 怀孕16～21周 | 35岁以上的高龄产妇前次怀孕有过染色体异常胎儿者母血唐氏症筛查结果显示为高危人群者 |
| 高层次超声波 | 使用更精良的超声波仪器做更仔细、更完整的胎儿状况检测，并针对该产妇的相关遗传疾病、某些器官或部位加以仔细检查及测量 | 怀孕18～24周 | 有需求的准妈妈可向医院预约 |

（续表）

| 检查项目 | 意　义 | 检查时机 | 适合对象 |
|---|---|---|---|
| 妊娠糖尿病筛查 | 多数医院都会建议准妈妈筛查 | 怀孕24～28周 | 产妇最好都能进行此筛查，糖尿病家族史者更需进行此项检查 |
| 胎儿生理评估 | 利用超声波检查，包含羊水量、胎儿呼吸运动、胎动、胎儿肌肉张力、非压力试验等5项检查项目，每个项目正常时给予2分，如果最后结果低于6分，就可能有异议，需进一步检查 | 怀孕第29周 | 产检时发现胎儿生长迟滞的孕妈妈怀疑有胎儿窘迫的情况时 |
| 乙型链球菌筛查 | 此细菌可能造成早产、羊膜腔炎、产后感染、胎儿及新生儿感染等，如发现细菌即可进行治疗。方法是采集阴道及肛门口检体，进行细菌培养，目前有些医院已采用光学惯性分析器（OIA）光学免疫法，可快速检验 | 怀孕第36周 | 建议孕妈妈最好都能做此筛检 |
| 母血先天愚型（唐氏）症筛查 | 通过此筛查可早期发现唐氏症，并及早处理 | 怀孕15～20周 | 怀孕女性都应检查 |
| 胎动测量NST | 可进一步观察胎儿是否发生异常。评估胎儿在胎动时的胎心搏率之加速情形，借以了解胎盘功能是否正常，其判读指标为：（1）胎心搏率加速；（2）胎心搏率基准线之变化；（3）胎动显示情形；（4）子宫收缩情形 | 怀孕28周以上 | 发现胎儿心跳不正常者超过40周尚未有生产迹象者 |
| 体质（基因）检测 | 新生儿一出生就接受保健基因筛查，可以让父母亲更早了解孩子的体质，让孩子避免过敏(如异位性皮肤炎)等问题的病痛困扰。可在新生儿出生时采集2～3毫升的脐带血，通过保健基因筛查来了解体质 | 出生时 | 一般新生儿有家族过敏体质之新生儿 |

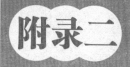

# 附录二　新生儿测评标准

## 身体状况

体重：3 000～3 500克，满月后会增加1千克左右

身长：50厘米

头围：35厘米左右

胸围：33厘米左右

姿势：双手上举，半握拳，肘关节自然弯曲，手腕外展呈W形。两腿分开，脚心向内

尿液：10次左右/天，以后次数会有所减少，但尿量将有所增加。若是宝宝排出红尿时，你不必慌张。这是尿酸盐的原因。一般数日后自动消失

大便：刚出生的胎便呈深褐色或深绿色。母乳喂养后转呈蛋黄色，便软而次数多；非母乳喂养的宝宝，便色发白，大便干硬而次数少

睡眠时间：除去吃（喂奶）和拉（换尿布）以外，其他时间均被睡眠所占用，无白天黑夜之分

呼吸：前3天内，呼吸没有规律，快慢不均匀。偶尔会有呼吸暂停的情况发生。以后恢复正常，一般为40次/分左右。由于宝宝是用腹式呼吸，所以你不可将宝宝腹部绑得太紧

脉搏：刚刚出生时为180次/分，大约1小时后减至140次/分

体温：出生后的宝宝，无法适应较低的室温，所以急需保温。他的中枢神经尚未发育完全，所以体温常常受外界温度的影响

皮肤：肌肉幼嫩，皮下毛细血管隐约可见，所以肤色呈玫瑰色。宝宝出生后，胎脂开始吸收。因皮脂堆积，所以在鼻尖鼻翼之间，会出现黄色小点。千万不能挑破，否则容易感染细菌

生殖器：男孩子的阴囊大小不同，睾丸可降到阴囊内，也有可能仍停留在腹沟处。龟头和包皮会有轻微的粘连。女孩子的小阴唇相对比较大，而大阴唇尚不能遮盖住小阴唇。

## 感官

视觉：宝宝对光亮有反应，但只能看到物体的大致轮廓

听觉：无法辨认声音，但会熟悉妈妈的声音

嗅觉：对强烈的气味表示厌恶

味觉：相当发达。对乳汁和牛奶十分感兴趣

触觉：知冷知热，若是尿片湿了或不舒服会大声啼哭

## 条件反射

首先出现的是惊吓反应：比较大的声音或者你突然抱起宝宝都会使宝宝双手向前伸直，好像要拥抱什么似的

其次是吸吮反应：当你用手或其他物品碰到宝宝小嘴的时候，你会看到宝宝的吸吮动作

第三是握持反应：当宝宝的小手触摸到东西时，会做握拳反应

第四是颈反应：当宝宝仰卧时，脸若朝左，那么左手和左脚都会伸直，而右边的手脚则会弯曲

第五是走路反应：当你撑着宝宝，让他的脚心着地，他会煞有其事地做出走路的姿势

# 附录三 十月怀胎日程表

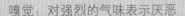

## 妊娠早期

### 1月

- 0~5日是月经最终日
- 在本月中旬妊娠
- 如果没有受孕，本月末的基础体温应下降，但仍保持高温状态
- 没感到妊娠的自觉症状
- 胎儿的器官开始形成，妊娠6个月以前应避免X线照射或服药，预防风疹

### 2月

- 28~35日是月经预定日，没来月经
- 基础体温仍处于高温状态
- 月经如推迟两周左右仍未来，可疑是妊娠
- 开始出现妊娠反应
- 乳头和乳晕发黑，乳房发胀
- 尿频
- 有发困、烦躁等症状
- 接受初诊（检查尿中绒毛膜促性腺激素，35~55日为高潮）

## 3月

- 用超声波多普勒法可听到胎心音
- 妊娠反应最难受的时期
- 乳头、外阴部的色素沉着明显
- 分泌物增多，要注意清洁卫生
- 此时是容易流产的时期，要格外注意
- 避免或控制性生活
- 开始练习孕妇体操
- 职业女性要早些向上级报告

## 妊 娠 中 期

## 4月

- 胎盘完全形成，流产的危险性减少
- 妊娠反应平息，舒服多了
- 食欲旺盛，要注意饮食营养的均衡
- 适度地运动、散步、保持体力
- 申请加入孕妇学校，学习有关知识

## 5月

- 进入稳定期
- 开始感觉胎动
- 开始缠腹带
- 开始对乳头保养和矫正
- 预约住院
- 准备婴儿用品

## 6月

- 大部分人感觉胎动
- 体重明显增加
- 不得不去的外出旅行，可放在这个时期
- 有必要穿着孕妇服装
- 开始准备婴儿用品
- 进行蛀牙的治疗

## 7月

- 24周以后出生的婴儿，有生存的可能性
- 变大了的子宫压迫下半身，容易出现静脉曲张
- 容易便秘、长痔疮，因此要注意饮食
- 这个时期要做一次贫血检查，如再现贫血，应在分娩前治愈

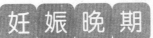

## 妊娠晚期

### 8月

● 胎儿的成长显著，强烈地感觉到胎动
● 胎儿的位置稳定在头位
● 如果感到因子宫收缩而致的肚子疼痛或发胀，要立即休息
● 容易引起妊娠高血压综合征，因此要注意用低盐饮食，并充分休息
● 肚子大，不易看清脚下，步行和上、下楼梯时要特别注意

### 9月

● 子宫底伸展到心口窝的紧下面，已压迫肺、胃、心脏，因此心跳快，呼吸困难，食欲不振
● 尿频
● 开始练习分娩辅助动作
● 准备在家中分娩的人，要在这个月末待在家中
● 做好住院的准备（物品、车的安排、家庭生活等方面）

### 10月

● 由于胎儿和子宫底的下降，胃部畅快，食欲增加
● 压迫膀胱，尿频，分泌物增加，注意清洁卫生
● 不知什么时候临产，所以避免远行
● 充分休息、保证充足的睡眠、营养，积蓄体力

● 严禁性生活
● 检查住院的准备工作
● 如果发现破水或大量出血，要立即住院
● 阵痛的间隔时间如缩短，要尽快洗澡住院

# 附录四 孕期40周身体变化

**1** 尽管在怀孕后的前12周，孕妇的体重不会增加很多，体型也显露不出已经怀孕，但孕妇的体内已经发生了重大的变化。在情感上，开始调整自己，使自己意识到已经怀孕，开始适应不可思议的口味变化。在这期间体重将增加0.9～1.8千克，其中胎儿所增加的重量约有0.65千克。

**第1周** 妇产科医生根据最后一次月经的第一天来确定怀孕期，在产前记录上记为LMP。怀孕期通常持续280天或40周。

**第2周** 在卵巢中开始孕育一个成熟的卵子，卵子被释放出，进入输卵管，这个过程叫"排卵"。排卵的时间通常在下次月经到来之前的第12～16天。

此时阴道分泌物增多，且为无色透明。在排卵时某些妇女甚至会感到轻微的疼痛。

**第3周** 妊娠开始。卵子与一个精子的结合，形成一个独特的细胞，这个细胞将发育成可爱的宝宝。

**第4周** 子宫开始增大、变软，子宫颈充血水肿。

当受精卵植入子宫内膜时可能有意外的流血。

**第5周** 月经没有按照正常的时间来，可以用购买的怀孕测试盒测试，以便证实是否怀孕了。

一旦证实，应马上与妇产科医生预约。

**第6周** 由于激素刺激乳腺，会感到乳房胀痛，乳头突出更加明显。乳晕，也就是乳头周围的那一圈棕色皮肤，颜色加深，由于乳房的血液供应增加，透过皮肤可以看到青蓝色的静脉血管。

**第7周** 开始出现恶心呕吐，即"晨孕吐"或"害喜"，并且感到很疲劳。

心跳速度徒然增快，新陈代谢率增加了25%。

**第8周** 第一次产前检查时间应定于从现在起到12周之间。产前检查包括身体检查、测血压，还有一些常态检查。还可以用超声波来确定预产期。

**第9周** 自从怀孕以后，子宫已经增大了两倍。

尽管从身体外观上还看不出怀孕的迹象，但是自己可感觉到腰带越来越紧。

**第10周** 孕妈妈会因为一点小事而感到烦躁。这是由于体内激素变化而引起的，这种情绪可能因为对怀孕和当母亲的焦虑而加重。

**第11周** 由于血液循环加强，孕妈妈的手和脚会变得更加温暖。也会感到比平时更容易口渴，这个迹象表示身体需要更多的水分。

在这期间体重增加1千克是正常的。有些孕妈妈在第一时期因为呕吐，体重反而会减轻。

**第12周** 医生可能会为孕妈妈做胎儿颈部半透明区超音波扫描检测唐氏症。

如果以前的早上会感觉恶心及呕吐，现在症状会开始减轻。

**2** 在这个时期，那些不舒服的害喜现象开始逐渐消失，并且会感到相当舒服。现在可以看出是个孕妈妈了。在这期间体重将增加5.4千克，其中因胎儿增加的重量约0.9千克。

**第13周** 本周胎儿的重要器官和结构都已完全发育，标志着第一时期的结束。

流产的可能性降低了大约65%。

**第14周** 由于黄体素水平的升高，使小肠的平滑肌运动减慢，使孕妈妈遭受便秘的痛苦。同时，扩大的子宫也压迫肠道，影响其正常功能。解决便秘的最好方法就是：多喝水、多吃含纤维素丰富的水果和蔬菜。

**第15周** 现在会发现自己的衣服变紧了，这时就应该考虑穿孕妇装。至于适合穿什么样的孕妇装，可按自己的实际情况进行选择。

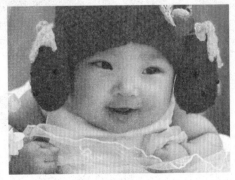

**第16周** 在本周应进行一次产前检查，这时可让孕妈妈用一个带手柄的超音波传声器来听听胎儿的心跳。且要做一次血液检查，以判定胎儿有无唐氏症。

**第17周** 如果以前曾经怀孕过，本周就会感觉到第一次胎动。

尿频现象将会消失。

**第18周** 在这一时期，精力逐渐恢复，并发现性欲增强。这主要是由于体内雌激素大量增加，导致骨盆腔的血流量增多，使性欲提高，且更易达到高潮。在怀孕期间，动作温柔的做爱是相当安全的，如果有什么顾虑，可以向妇产科医生咨询。

**第19周** 新陈代谢加快，血流量也明显增加。

大量的雌激素致使少数孕妈妈的脸上出现黄褐斑和黑斑。

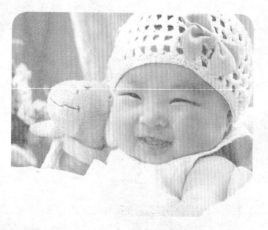

**第20周** 本周做一次产前检查。

如果是第一次怀孕，在20～24周可以感觉到神奇的胎动。

**第21周** 由于体重增加，孕妈妈会比平时更容易出汗，此时要注意及时擦干，预防感冒。

**第22周** 乳房开始分泌初乳，这是婴儿的食物。乳晕小结（在乳晕四周的小结节）开始分泌，孕妈妈此时应使乳头保持滋润，保护哺乳时的乳头。

**第23周** 由于腹部的正常隆起，影响了消化系统。某些孕妈妈会引起消化不良以及胃有灼热感。

少量多餐比一天吃两三顿饭要好些，可以减轻胃灼热感的不适。饭后轻松地散散步将有助于消化。

**第24周** 可在本周做一次产前检查。

如果还没有做骨盆运动，现在可以开始做，以加强骨盆肌肉的紧张力。

**第25周** 随着腹部的增大和沉重，会感到背痛、骨盆受压以及小腿痉挛，还会出现气短、呼吸急促的症状。注意身体的姿势，加上足够的休息将有助于缓解这些情形。

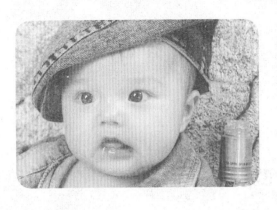

**第26周** 通常在腹部和乳房处开始出现妊娠纹，这是皮肤伸展的标记。

**第27周** 本周为第二时期末，腹部明显隆起，无论以前是否怀孕过，腹部隆起的程度与孕妇的身高、体重、体格以及包围胎儿的羊水量有关。

**第28周** 从现在到第36周，应至少每2周做一次产前检查。

在过去的一个月里，子宫增长大约4厘米，现在向上升至胸廓的底部，使胸廓下部的肋骨向外扩张，感到有些不舒服。

从现在到第32周，需做一次葡萄糖耐量测试检查和确定是否贫血的血液检查。

**3** 在怀孕的最后三个月，从心理上和生理上孕妈妈都会进入一个兴奋而吃力的时期。在最后三个月有些孕妈妈觉得自己很伟大，有一些孕妈妈则感到精疲力竭。临近分娩的焦虑感也很常见。在最后这三个月，孕妈妈的体重一般可增加4.5～5.4千克，其中胎儿的体重是3～3.6千克。

**第29周** 有时负责把腿部血液运回心脏的静脉因压力大而发生静脉曲张。

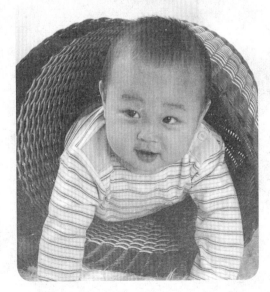

**第30周** 产前检查是解除对分娩担心的好机会。

胎儿不断增加的体重和孕妈妈身体重心的改变会增加背部的肌肉紧张。

**第31周** 孕妈妈可能会发现自己变得非常健忘。随着分娩的临近，孕妈妈越来越关注的是你即将出生的宝宝。

**第32周** 随着怀孕的进程推进，孕妈妈的体重继续增加，而且增加的速度比孕期的任何时候都快得多。

**第33周** 如果这是第一个宝宝，他可能转为头朝下的姿势，为出生做好准备。

一旦宝宝的头朝下了，孕妈妈的呼吸就会容易些，消化不良的症状也会得到改善。

**第34周** 每次产前检查都要测量血压和化验尿液。

可能注意到手上的戒指紧了，或者手脚肿胀。这是因为液体积留，但如果紧身的衣服限制了血液流动，情况会变得更糟。

**第35周** 黄体素松弛素及胎儿的体重作用引起骨盆连接部扩张，为分娩做准备。可能感觉到这些部位有些不舒服。

**第36周** 从现在直到分娩为止，最好每周做一次产前检查。这些检查包括B型链球菌抗体检测。

孕妈妈此时会发现睡觉时做梦增多，而且梦境都非常生动。

**第37周** 在每次产前检查时都要检查胎儿的大小和位置。从现在起，很可能会经历"演练性收缩"，这时子宫收缩变硬，持续大约30秒钟后再松弛下来。这种收缩感觉不到疼痛。

**第38周** 产前检查包括以前每次所进行的常规检查。

在怀孕晚期，分娩来临的焦虑、睡眠不足产生的疲劳和结束怀孕的渴望等多种情绪混杂到一起，使一些孕妈妈陷入忧郁。如果有这种感觉，要将感受告诉妇产科医生，并尽量暂时停止工作。

**第39周** 由于子宫占据了骨盆和腹部的大部分空间，孕妈妈会感到非常不舒服。产前检查时可与医生探讨所有疑虑。

**第40周** 本周该分娩了，但只有约5%的胎儿在预产期出生。多半在预产期前后2周内分娩。

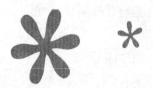